U0301495

西 南 财 经 大 学 人 口 研 究 成 果

四川省统计局
西南财经大学　四 川 省 人 口 与 发 展 数 据 实 验 室 资 助 出 版

社会经济地位影响下
中国老年人口的健康变迁：
基于共患疾病的视角

刘　芹／著

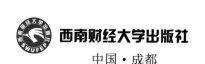

西南财经大学出版社

中国·成都

图书在版编目(CIP)数据

社会经济地位影响下中国老年人口的健康变迁:基于共患疾病的
视角/刘芹著.—成都:西南财经大学出版社,2024.4
ISBN 978-7-5504-6166-6

Ⅰ.①社… Ⅱ.①刘… Ⅲ.①老年人—健康状况—研究—中国
Ⅳ.①R161.7

中国国家版本馆 CIP 数据核字(2024)第 077728 号

社会经济地位影响下中国老年人口的健康变迁:基于共患疾病的视角
SHEHUI JINGJI DIWEI YINGXIANG XIA ZHONGGUO LAONIAN RENKOU DE JIANKANG BIANQIAN:JI YU GONGHUAN JIBING DE SHIJIAO

刘 芹 著

责任编辑:李　才
责任校对:周晓琬
封面设计:墨创文化
责任印制:朱曼丽

出版发行	西南财经大学出版社(四川省成都市光华村街 55 号)
网　　址	http://cbs.swufe.edu.cn
电子邮件	bookcj@swufe.edu.cn
邮政编码	610074
电　　话	028-87353785
照　　排	四川胜翔数码印务设计有限公司
印　　刷	成都市火炬印务有限公司
成品尺寸	170mm×240mm
印　　张	18.25
字　　数	304 千字
版　　次	2024 年 4 月第 1 版
印　　次	2024 年 4 月第 1 次印刷
书　　号	ISBN 978-7-5504-6166-6
定　　价	88.00 元

前　言

　　21 世纪是人口老龄化的时代。目前几乎每个国家或地区都即将或已经迎来老龄型社会，老龄化已经成为一个全球性且不可逆转的现象。我国的人口老龄化正持续加速到来。根据第七次全国人口普查数据，截至 2020 年底，我国 65 岁及以上老年人口数量为 1.91 亿，占总人口的比重为 13.5%，我国即将整体跨入中度老龄化的门槛。随着年龄的增长，老年人在社会上获取资源的多少取决于其健康状况。健康老年人是社会的宝贵财富，是创造第二次人口红利的基石；而老年人健康受损，将给自己、家庭和社会带来沉重的负担。因此"健康老龄化"已成为我国甚至世界范围内应对人口老龄化的重要发展战略，而健康老龄化的顺利实现离不开对老年疾病的积极应对。随着社会经济的发展及人口结构的巨变，疾病模式正在从以传染病和营养不良为主向慢性退行性疾病以及人为疾病转变，目前老年人的多数健康问题都是由慢性疾病导致的，而老年人患有慢性疾病所带来的疾病负担已位居我国疾病负担首位。

　　随着年龄的增长，老年人更可能出现多种慢性疾病共存的现象，即共患疾病。调查显示，中国老年人群中超过 50% 的人患有共患疾病，且随着年龄的增长，共患疾病呈现出疾病种类数增加、病情复杂的态势。共患疾病不仅对个人产生影响，对家庭以及社会也带来较大的疾病负担。因此，对共患疾病进行研究，有助于真正理解老龄化及其对社会造成的影响。普遍健康影响模型认为，以往多采用单一疾病视角对影响疾病的社会因素进行探究，这对于理解特定疾病的决定因素以及发现针对该疾病的有效干预措施是有用和适当的；但是将单一疾病作为研究结果时，其研究视角具有较大局限，可能低估社会因素对健康和疾病的影响程度。因此，我们需要从研究社会因素对单一疾病影响的框架之中走出来，认识到社会因素可能对健康和幸福产生的普遍影响。社会经济地位是一个描述个体、家庭、邻里或一些其他集合体生产或消费社会认为具有价值的商品的能力的概念，可以在生命历程的不同时期，在多维度的测量水平，并通过多样的因果路径影响健康。根据根本原因理论，社会经济地位对健康造成的影响不能通过研究似乎将其与疾病联系起来的机制来消除，被认为是导致疾病的根本原因之一。

鉴于以上理论和实践背景，本书以根本原因理论为基础，结合普遍健康影响模型、社会生态学理论、生命历程视角以及应变稳态负荷框架，从个体和社区两个层面、社会和生物两方机制，探究社会经济地位对共患疾病的双维度、多途径的作用。通过将研究视角聚焦于共患疾病，对多种疾病结局给予多层次和多时点的同步关注，在此基础上探究社会经济地位和共患疾病之间的关系，一方面可以充分认识共患疾病的模式特点和发展趋势，真正理解我国人口老龄化及其对人口健康造成的影响，另一方面可以实现对社会经济地位影响普遍健康的全面理解，从而有助于探究社会决定因素在实现我国人口健康老龄化进程中的关键作用。

刘芹

2024 年 1 月

目　录

第一章　绪论

第一节　研究背景

一、加速的中国人口老龄化新格局

人类从古至今都在经历人口转变。人口转变是社会从传统的工业化前国家转变为高度发达的现代化国家时所经历的生育行为的一系列变化，表现了经历现代化进程的社会从前现代的高生育率和高死亡率转变为后现代的低生育率和低死亡率的过程（Coale，1984；Kirk，1996）。与经济和社会发展相关的生育率和死亡率的变化推动了人口年龄结构的重大变化，即儿童的比例在缩小，而老年人的比例在继续扩大，世界人口正在日益老龄化，且老龄化以人类历史上前所未有的速度加快（Schoeni and Ofstedal，2010）。可以说，21世纪是人口老龄化的时代，几乎每个国家和地区都即将或已经迎来老龄型社会，老龄化已经成为一个全球性的且不可逆转的现象（WHO，2015；陆杰华、郭冉，2016）。而且，老龄化的时机和动态在各国和地区之间存在很大差异，世界上2/3的老年人生活在发展中国家和地区，人口数较发达国家和地区增长更快（Kapteyn，2010）。中国仍属于发展中国家的一员，计划生育政策的推进和社会经济发展的共同作用，使得中国的人口转变较西方发达国家加速进行，呈现出生率下降、死亡率下降、平均预期寿命延长等特点（详见图1-1）（李建新，2000；晏月平、王楠，2019；任远，2020），而快速的人口转变最终导致了中国人口老龄化的速度加快（陈卫，2016）。

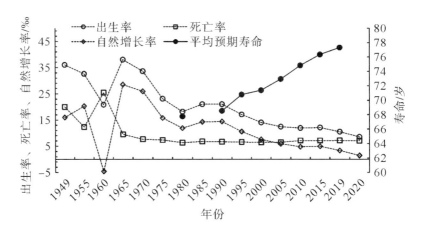

图 1-1　1949—2020 年中国人口出生率、死亡率、自然增长率和平均预期寿命的变化情况

（数据来源：国家统计局）

国家统计局数据显示，1982—2020 年，我国 65 岁及以上老年人口数量和比重持续增长（详见图 1-2），其增长速度逐渐加快。根据 1956 年联合国公布的《人口老龄化及其社会经济后果》所确定的标准，当一个国家或地区 65 岁及以上老年人口数量占总人口数量的比例超过 7% 时，则认为该国家或地区进入老龄化。据此标准，2000 年，中国 65 岁及以上老年人口总数为 8 821 万人，占总人口数的 7%，至此，中国正式迈入老龄型社会。截至 2020 年底，中国 65 岁及以上老年人口数量为 1.91 亿，占总人口数的比例为 13.5%。2020 年 6 月，中国发展研究基金会发布报告，对中国人口老龄化的特点、老龄化带来的挑战以及应对策略进行了介绍。报告认为，中国人口老龄化程度持续加深，老龄化趋势不可逆转，预计到 2035 年和 2050 年，65 岁及以上老年人口数量将分别达到 3.1 亿和 3.8 亿左右，占总人口数的比例分别为 22.3% 和 27.9%（中国发展研究基金会，2020）。

毋庸置疑，中国老年人口数量占世界老年人口总量的 1/5，中国的人口老龄化关系到全球人口老龄化的发展进程。人口老龄化给中国的经济、社会、政治、文化、科技等方面的发展带来了深刻影响，庞大的老年群体对养老、医疗、社会服务等方面的需求的压力越来越大。因此，人口老龄化已成为贯穿中国 21 世纪的基本国情，积极应对人口老龄化是中国的一项长期战略任务。

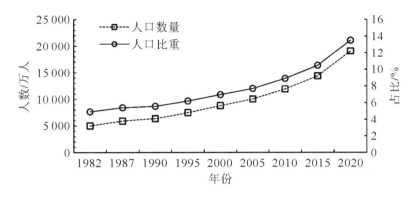

图 1-2　1982—2020 年中国 65 岁及以上人口数量及比重变化情况

（数据来源：国家统计局）

二、健康老龄化与慢性疾病

随着年龄的增长，老年人在社会中获取资源的多少取决于其健康状况；如果伴随寿命延长而来的是脑力和体力的严重衰退，则其对老年人、家庭和社会都是严重的负担（WHO，2015）。1987 年，世界卫生大会将"健康老龄化的决定因素"作为主要研究课题，1990 年世界卫生组织在哥本哈根世界老龄大会上将"健康老龄化"作为一项重要发展战略（邬沧萍、姜向群，1996）。针对中国人口的健康老龄化问题，中共中央、国务院先后印发了《"健康中国 2030"规划纲要》《健康中国行动（2019—2030 年）》等重要文件，强调了健康老龄化的重要性，并系统规划与部署了"十四五"期间老龄健康整体工作，积极推进中国健康老龄化的实施。

健康老龄化的顺利实现离不开对老年疾病的积极应对。随着社会经济的发展和人口结构的巨变，疾病模式正在从以传染病和营养不良为主向慢性退行性疾病以及人为疾病转变。欧姆兰（A. R. Omran）于 1971 年首次提出流行病转变理论，关注健康和疾病模式的复杂变化，以及这些模式与人口、经济和社会决定因素及其后果之间的相互作用，旨在解释流行病学现象和人口变化之间动态关系的全球趋势（Gaylin and Kates，1997；Omran，2005）。欧姆兰将流行病转变过程归纳为三个阶段，即传染病大流行和饥荒期、传染病大流行衰退期以及退行性和人为疾病期；在第三阶段，退行性和人为疾病取代传染病大流行成为发病率和死亡率下降的主要原因，死亡率持续下降，平均预期寿命持续增长（Omran，2005）。2002

年，第二次世界老龄大会特别指出：全世界所有地区正在经历流行病转变，许多发展中国家正面临双重负担，既要防治新型疾病和复发的传染性疾病，又要应对日益严重的非传染性疾病的威胁（UN，2002）。20世纪的前60年左右可以被称为"医疗时代"，而当今世界已经进入了一个"后医疗时代"。在"医疗时代"，卫生政策主要关注如何提供和支付医疗服务；而在"后医疗时代"，某些个人行为（例如吸烟）、社会组织的失败（如孤独）、经济因素（如贫穷）以及物质环境因素（如污染）等对健康造成了危害，而这种危害无法通过药物加以消除，因此将侧重于实现良好的健康和福祉（Kickbusch，1986）。"后医疗时代"的特点可以总结为三个方面：一是健康受到社会和环境因素的较大影响，健康水平的提高大部分靠非卫生部门的努力；二是以"生物—心理—社会"医学模式为指引；三是健康发展以健康促进和行为干预为重点（梁浩材，2005）。"后医疗时代"扩展了医学的社会功能，从观念和方法两个方面提高了人们解决健康问题的自觉性、社会性和整体性（梁浩材，2005）。在这个时代，生活方式改变、心理压力和营养过剩等人为因素成为导致疾病的关键，慢性疾病已成为影响人口健康的主要因素。

世界卫生组织相关报告指出，老年人的多数健康问题是由慢性疾病导致的，失能及死亡在大多数情况下都是由老龄相关的听力、视力、行动能力的丧失，以及心脏病、中风、慢性呼吸系统疾病、癌症、老年痴呆等慢性疾病造成（WHO，2015）。2010年全球疾病负担研究显示，过去20年内，中国人群疾病谱发生快速转变，其时的疾病负担主要由心脑血管疾病、肺癌、肝癌等慢性非传染性疾病导致[①]。老年人慢性非传染性疾病已位居我国疾病负担首位，我国80%的死亡原因为慢性非传染性疾病（Yang et al.，2013）。图1-3展示了1990—2019年我国城市和农村居民主要疾病死亡构成比例的情况，其中慢性疾病的死亡构成比例为患病率较高且疾病负担较重的心脏病、脑血管疾病和呼吸系统疾病三个类别的死亡构成比例之和。从图1-3可以看出，我国由传染病导致的死亡居民人数占所有死亡居民人数的比重于1990年至2005年间急速下降，随后逐年保持平稳状态；相对而言，因慢性疾病死亡的居民人数占所有死亡居民人数的比例保持波动状态，但总体呈现上升趋势。具体来说，2019年，城市和农村因心脏

---

① 中国慢性病防治工作规划（2012—2015年）[EB/OL].（2012-05-21）[2023-12-28].http://www.nhc.gov.cn/jkj/s5878/201205/167d45ff9ec7492bb9a4e2a5d283e72c.shtml.

病、脑血管疾病和呼吸系统疾病而死亡的居民占总死亡人数的比例分别约为 54.6% 和 57.7%。以上数据表明，慢性疾病已成为影响我国居民健康的主要因素。

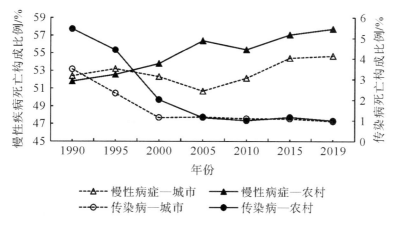

图 1-3　1990—2019 年我国居民主要疾病死亡构成比例

（数据来源：中国卫生健康统计年鉴）

　　中国卫生健康统计年鉴数据显示（详见图 1-4），1993 年，我国城市和农村居民总慢性疾病患病率分别为 285.8‰和 130.7‰，随后呈现先下降后上升的发展态势，2018 年患病率分别为 334.9‰和 352.1‰。而城市和农村 65 岁及以上人口的慢性疾病的患病率远高于总人口的患病率，均于 2008 年到达峰值，分别为 851.8‰和 523.9‰，意味着每 1 000 个城市老年居民有约 852 人患有慢性疾病，每 1 000 个农村老年居民有约 524 人患有慢性疾病。虽然城乡老年居民慢性疾病患病率在 2008 年至 2013 年期间有所下降，但随后逐年上升。因此，我国城乡老年人慢性疾病患病率居高不下，深入认识并积极应对慢性疾病，成为 21 世纪我国老龄健康的重要议题。

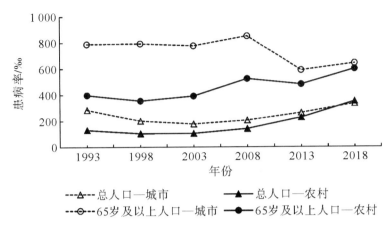

图 1-4　1993—2018 年我国被调查地区居民慢性病患病率

（数据来源：中国健康卫生统计年鉴）

三、社会决定因素的普遍健康影响

世界卫生组织提出，健康的社会决定因素是"人们出生、成长、工作、生活和年龄的状态，以及影响日常生活状态的力量和制度"（WHO，2015）。社会决定因素一度被忽视或仅被视为影响健康和疾病的远端或次要因素，但现在人们越来越多地认识到它是造成健康问题的主要原因，既可以在助长疾病和残疾方面发挥重要的因果作用，反过来也可以促进疾病预防和健康发展（Link and Phelan，1995；Phelan，Link，and Tehranifar，2010；Phelan and Link，2013）。许多例子表明，社会决定因素在流行病的发生和发展过程中发挥了关键作用（Cockerham，Hamby，and Oates，2017）。同时，随着疾病谱的转变，其影响也从传染病延伸到慢性疾病，包括心血管疾病、2 型糖尿病、中风、癌症等（Holtz et al.，2006；Solar and Irwin，2010；考克汉姆，2012）。

以往对影响疾病的社会因素的研究多针对单一疾病，这对于理解特定疾病的决定因素以及发现针对该疾病的有效干预措施是有用和适当的；但是将单一疾病作为研究结果时，其研究视角存在局限，可能低估社会因素对健康和疾病的影响程度（White et al.，2013）。例如，在研究贫穷与缺血性心脏病之间的关系时，那些没有该病的人可能仍然有其他由贫穷引起的疾病，如高血压、糖尿病等，这些疾病的起因均是贫困；在仅研究缺血性心脏病这种疾病的情况下，这些个体被归入"良好"类别，贫穷的累积风险被低估了。因此，社会因素，如过度的压力、贫困等，将导致个体出现一系列的反应，而这些反应可能不只是针对特定的健康状况（Aneshensel，2002，2005）。我们倾向于在单一时间点通过单一机制将社会状况与单一疾病联系起来，忽视了社会因素可能影响健康的多层面和动态过程，从而可能导致对社会因素影响健康的不完全理解和低估（Link and Phelan，1995）。由此可见，我们需要从研究社会因素对单一疾病影响的框架之中走出来，认识到社会因素可能对健康和幸福产生普遍影响（Aneshensel，Rutter，and Lachenbruch，1991；Lynch，Kaplan，and Shema，1997）。因此，通过对多种健康或疾病结局进行关注，我们才能真正全面地理解社会决定因素对健康和疾病的作用。

四、社会经济地位与共患疾病

社会经济地位是一个描述个体、家庭、邻里或一些其他集合体生产或消费社会认为具有价值的商品的能力的概念（Hauser and Warren，1997）。因此，从广义上来说，社会经济地位是一个复杂的、多维度的概念，可以在个人、家庭和社区层面进行测量（Krieger et al.，1997；齐良书、王诚炜，2010）。具体而言，社会经济地位既能体现个体的教育、职业、声望和财富等状态，也可以体现更广泛的环境层面的社会经济状态，如社区人均收入、贫困程度等。因此，社会经济地位可以在生命历程的不同时期，在多维度的测量水平，并通过多样的因果路径影响健康（王甫勤，2012；黄洁萍、尹秋菊，2013；艾斌、王硕、星旦二，2014），其对健康造成的影响不能通过研究似乎将其与疾病联系起来的机制来消除，被认为是导致疾病的根本原因之一（Link and Phelan，1995；焦开山，2014）。

随着年龄的增长，老年人更可能出现多种慢性疾病共存的现象。这种现象被称为共患疾病（multimorbidity）（WHO，2015）。在七个高收入组国家开展的一项大型系统综述研究得出的结论是，50%以上的老年人受到共患疾病的影响，高龄老年人的患病率更是急剧上升（Marengoni et al.，2011）。调查研究显示，中国老年人群中超过50%的人患有共患疾病（Wang et al.，2014；张可可 等，2016；王姣锋 等，2016），且随着年龄的增长，共患疾病呈现出疾病种类增加、病情复杂的态势（刘俊含、闫论、施红，2017）。随着罹患慢性疾病的数量的增加，老年人能力下降的风险逐渐加大（Marengoni et al.，2011；Garin et al.，2014），同时多种疾病的存在可能会导致不同疾病之间、不同疾病治疗建议之间以及不同疾病所需的药物处方之间出现一些交互作用（WHO，2015）。共患某些疾病对人体功能尤其不利。例如，当抑郁症与心力衰竭、关节炎和认知损伤共患后，会出现相互恶化的结局（Tinetti et al.，2011）。多项研究表明，共患疾病对个体功能、生活质量和死亡风险的影响可能会显著大于这些疾病的单个效应之和，对疾病治疗效果和人群预期寿命也会产生较大影响——该影响不仅取决于并发病的数量，也取决于特定疾病的影响及相互作用的方式（Uijen and Van De Lisdonk，2008；Marengoni et al.，2011），因而不应简单地考虑每种疾病各自独立的影响。共患疾病不仅对个人产生影响，给家庭以及社会也会带来较重的疾病负担。对个人来说，共患疾病可导致痛苦、残疾、丧失自理能力和生活质量的下降；对家庭来说，照顾患有多种疾病的人可能需要花费大量的时间和精力，从而影响其工作和生活状态；对社会而言，由于人们在残疾状态中生活时间更长，生产力丧失的同时，医疗卫生资源的消耗及相关费用显著增加（Rice and Laphanta，1988；Incalzi et al.，1992；Picco et al.，2016）。因此，对共患疾病进行研究，有助于真正理解人口老龄化及其对社会造成的影响（周峰、宋桂香、许慧慧，2004；Elisa et al.，2015；常峰 等，2018）。

目前已有研究者对社会经济地位和共患疾病的关系进行研究。在个体层面，总体而言，共患疾病在社会经济地位较低的人群中更加普遍，社会经济地位较低会导致共患疾病的患病率增高、慢性疾病积累速度加快（Uijen and Van De Lisdonk，2008；Marengoni et al.，2011；Wang et al.，2014；侯宜坦 等，2020）。虽然社会经济地位与共患疾病密切相关，但具体的社会经济地位指标与共患疾病的关联结论并不一致（钱焊森、马爱霞，2017；唐艳明，2018；Zhang et al.，2020），需要进一步探究。在环境层面，随着年龄的增长，老年人的个体能力下降，脆弱性增加，对周围的环境更敏感（Lawton，1982；Balfour and Kaplan，2002），加上老年人的生活事件如丧偶、朋友死亡、子女外出等，他们更加依赖社区环境和社区资源（Kubzansky et al.，2005；Cagney，Browning，and Wen，2005），因此老年人比年轻人更容易受到环境的影响（Lawton and Simon，1968）。研究发现，在控制了个人和家庭的社会经济地位的情况下，较好的社区社会经济条件对老年人的健康有促进作用（Robert，1999；Lang et al.，2008a）。

综上所述，探究社会经济地位和共患疾病之间的关联具有重大意义：

一方面，可以充分认识共患疾病的现状和发展趋势，从而真正理解我国老年人口健康发展现状以及多种慢性疾病共存对老年人口健康所造成的影响；另一方面，将共患疾病这种多疾病状态作为健康结局，对多维度（社区和个体）社会经济地位的普遍健康影响进行全面的理解，有助于探究社会决定因素在实现我国人口健康老龄化进程中的关键作用。

第二节 研究问题与研究意义

一、研究问题

针对以上研究背景，本书提出的研究内容主要包括四个部分。下面对各部分的研究进行陈述，并就每部分提出相应的研究问题。

一是探究老年人共患疾病模式现状及其发展趋势。在进行共患疾病的各项研究之前，首先需要对我国老年人的共患疾病模式现状和发展趋势进行充分了解，包括共患疾病的患病率、疾病数量以及共病模式。这一部分要解决的主要问题包括：①我国老年人共患疾病的患病率、疾病数量以及共病模式的现状如何；②随着时间的推移，我国老年人共患疾病的患病率、患病数量以及共病模式是否在发生改变，变化趋势如何；③不同年龄、性别、城乡和社会经济地位的老年人在共患疾病方面是否存在患病率、患病数量及共病模式的差异；④我国不同地区的老年人，其共患疾病的患病率、患病数量及共病模式是否存在空间差异。

二是探究老年人社会经济地位对共患疾病的影响情况及部分中介机制。个体的社会经济地位被认为是健康的根本原因之一，对慢性疾病的发生和发展具有重要影响。共患疾病系反映整体健康的一种指标，通过探究社会经济地位对共患疾病的影响情况，我们可以更加全面地认识社会经济地位对健康的作用。这一部分要解决的主要问题包括：①老年人的社会经济地位是否对共患疾病产生影响（包括对患共患疾病可能性、患病数量以及共患模式的影响）；②随着时间的推移，老年人社会经济地位对共患疾病的影响是否发生变化；③如果二者存在显著关系，那么社会经济地位与共患疾病之间的关系的具体中介机制是什么，社会因素和生物因素在该关系中是否存在多重中介作用。

三是探究社区社会经济环境对老年人共患疾病的影响情况。正如前面所述，随着年龄的增长，老年人的个体能力下降，脆弱性增加，对周围的环境更敏感，更加依赖社区环境和社区资源。在个人和家庭的社会经济地位一定的情况下，较好的社区社会经济条件对老年人的健康有促进作用。因此，本书希望探究社区社会经济环境对老年人共患疾病的影响情况。这一部分要解决的主要问题包括：①不同社会经济环境的社区是否存在老年人慢性疾病患病数量以及共患疾病患病率的差异；②社区的社会经济环境是否对老年人共患疾病产生显著影响，考虑个体的社会经济地位后该影响是否仍然存在；③社区社会经济环境对老年人共患疾病的影响是否与某些社区环境特征相关联；④社区社会经济环境对老年人共患疾病的影响是否与个体特征（年龄、性别、个体社会经济地位）存在显著的交互作用。

四是探究老年人社会经济地位对共患疾病发展轨迹的动态影响情况。随着年龄的增长，老年人共患疾病的数量和类型不断积累，不同个体之间呈现出异质性的发展轨迹。本书将采用追踪数据，以慢性疾病患病数量为共患疾病指标，对老年人慢性疾病患病数量的积累轨迹进行描绘并探究轨迹的分化情况，随后分析个体社会经济地位对慢性疾病患病数量发展轨迹的动态影响情况。这一部分要解决的主要问题包括：①随着年龄的增长，我国老年人慢性疾病患病数量的发展轨迹是否存在异质性，不同的轨迹类型是否受到人口社会特征和社会经济地位的影响；②慢性疾病患病数量的平均发展轨迹如何，其起点或累积速度是否存在显著的队列效应；③对于不同人口社会特征和社会经济地位的个体，其慢性疾病患病数量的发展轨迹是否存在起点或累积速度的差异。

二、研究意义

（一）理论意义

本书以共患疾病为主要健康结局，探究个体和社区的社会经济因素对共患疾病的影响机制，希望从以下三个方面对理论视角进行拓展：①在健康结局方面，以往以疾病为健康结局的研究通常重视以单一疾病为中心的疾病特异性视角，关注疾病的近端风险因素，将社会因素放在远端、次要的位置。换句话说，以往研究者仅开始意识到社会因素对健康结局的关键作用，因此本书以共患疾病为健康结局，将社会因素放在首要关注地位，以探究其对健康的普遍影响情况。普遍健康影响模型最初于 20 世纪 90 年代在心理学领域提出，在社会学、人口学和流行病学等学科还未得到较多的应用，本书尝试将普遍健康影响模型与社会学、人口学和流行病学的健康相关理论和研究方法结合起来，将其应用于影响健康的社会因素的研究之中，以扩展该模型的应用领域。②在社会经济因素方面，对可能影响健康的社会经济因素进行双维度的探究，将个体嵌入更大的社区环境之中，将个体和社区的社会经济因素联合起来，同时对社区社会经济环境影响健康的具有争议性的假设提供实证检验，以期采用新的数据为理论辨析提供证据支持。③在中介机制方面，不仅要探究社会经济地位影响健康结局过程中的社会机制，还要进一步明确生物机制，探究社会经济地位等社会因素如何进入人体的分子、细胞和组织从而使得健康产生社会阶层的差异。总体来说，就是对中介的社会机制和生物机制进行共同探究，将人口学、社会学、流行病学和医学相关学科结合起来，建立健康研究的跨学科桥梁。

（二）实践意义

一是，识别共患疾病的脆弱群体，为政策的针对性实施提供建议。以往对疾病的风险因素进行研究，主要是为了明确脆弱人群或者健康人群的特征，以期有针对性地采取措施进行疾病预防。随着对疾病治疗的认识从"治已病"发展为"治未病"，识别哪些人更可能发生疾病虽然很重要，但是也不能忽视寻找健康人群的重要性，通过探究为何有一部分人保持了较高水平的健康，并学习其保持健康的方式，可以实现更加积极的健康促进。因此，探究不同人口特征和社会经济地位的人群在共患疾病患病数量和患病模式方面的差异，可以促进识别共患疾病的易感群体以及健康群体，以便未来能够有机会有针对性地进行政策干预，最终实现缩小健康不平等的阶层差异。

二是，明确个体社会经济地位和社区社会经济环境对共患疾病的双重作用，为具体干预措施的实施提供参考。如果社区社会经济环境和健康之间的联系仅仅反映了个人层面的关系总和，我们就可以选择通过针对个体而非社区来改善健康；然而，如果社区因素对其居民的健康做出了某种独特的贡献，那么在考虑个体社会经济地位差异的同时，必须对社区因素进行干预，才能更有效地实现增进人口整体健康的目标。

第三节　本书结构

本书使用中国健康与养老追踪调查（China Health and Retirement Longitudinal Study，CHARLS）2011—2018 年的横截面数据和纵向追踪数据，采用多种统计方法，从共患疾病的视角，探究社会经济地位影响下中国老年人口的健康变迁情况。

本书共分为八章。具体内容如下：

第一章为绪论，首先简要阐述了我国加速的人口老龄化新格局，随后介绍了健康老龄化的概念及其与慢性疾病的关系，并讨论了社会决定因素的普遍健康影响，最后引出本书的主要研究对象，即社会经济地位与共患疾病。在进行研究背景介绍后，本章进一步介绍了本书的研究问题与研究意义等总体信息。

第二章为文献回顾与评述。本章阐述了社会经济地位影响健康的理论基础，并对社会经济地位和共患疾病的概念与测量进行了总结与讨论，然后针对本研究所关注的问题，就个体和社区两个层面的社会经济地位对共患疾病的作用机制与实证研究分别进行阐述，从而针对本研究的核心问题从理论、机制到实证梳理出清晰的文献脉络。最后，本章对目前研究的主要进展进行了归纳，提出现有研究存在的局限。

第三章为研究设计。本章主要介绍了本书的研究思路和研究框架，并对采用的数据来源及数据处理方法进行了介绍，随后对共患疾病、社会经济地位、中介变量以及其他控制变量等本研究所需使用的相关变量的操作方法进行介绍，最后简要介绍了本书各研究部分所采用的研究方法。

第四章至第七章为实证研究部分。具体而言，第四章探究老年人共患疾病模式现状及其发展趋势，第五章探究老年人社会经济地位对共患疾病的影响及部分中介机制，第六章探究社区社会经济环境对老年人共患疾病的影响情况，第七章探究老年人社会经济地位对共患疾病发展轨迹的动态影响情况。各章节分别使用了不同年份的 CHARLS 数据以及差异性的研究方法，从社区和个体双重视角，探究我国老年人的社会经济地位对共患疾病的影响机理，并结合纵向视角分析了社会经济地位对共患疾病发展轨迹的动态影响情况。

第八章为总结与展望。本章首先归纳了本书所得出的四个方面的主要研究结论，随后对本书的创新与不足进行了讨论，最后提出未来的研究方向。

第二章　文献回顾与评述

第一节　社会经济地位影响普遍健康的理论基础

一、根本原因理论

20 世纪 90 年代，流行病学对疾病危险因素的认识取得了较大的进展，它倡导人们通过戒烟、增强锻炼以及健康饮食减少疾病的发生（Link and Phelan，1995）。社会因素，往往作为疾病的远端原因，受到的关注较少，但对所谓近端的风险因素的过度关注，可能存在两方面的不足：一是只处理风险因素机制的方法不完全有效，因为没有消除将人们置于风险之中的根本因素；二是确定风险因素实际上可能并不会消除差距，反而导致差距扩大（Link and Phelan，1995；Phelan et al.，2004）。因此林克（B. G. Link）和费兰（J. C. Phelan）于 1995 年提出了根本原因理论，并在最初的理论中阐述了两个概念框架，即情景化风险因素（contextualizing risk factors）和疾病的根本原因（fundamental causes of disease）。

情景化风险因素，即将个体的风险因素置于具体的情境之中，了解个体是如何接触到这些风险因素的。这意味着研究者必须使用解释框架去理解为何人们会暴露于危险因素或保护因素，并确定个体危险因素与疾病相关的社会条件。如果没有对导致风险的环境的理解，降低风险的责任就留给了个人，政府部门就不会采取任何措施来改变将人们置于风险之中的更基本的因素（risk in risk）。因此情景化风险因素要求研究人员既要探索风险的来源，也要询问基于个体的风险因素是否是环境依赖的，因为影响健康结局的风险因素只在一系列特定的社会条件下起作用（Link and Phelan，1995）。

疾病的根本原因，即一类对健康造成的影响不能通过研究似乎将其与疾病联系起来的机制来消除的原因，其中社会经济地位被认为是导致疾病的根本原因之一。以往研究显示，社会经济地位与许多疾病结果之间存在一种持久的甚至是日益增加的联系（Pappas et al.，1993），但这种联系的风险因素发生了变化；随着一些风险因素被消除，新的风险因素又会出现。随着新的风险因素变得明显，社会经济地位较高的人更容易了解这些风险，并拥有资源，同时他们能够采取保护措施来避免这些风险。因此，尽管风险因素发生了根本性的变化，社会经济地位对疾病的影响依然存在，因为更深层次的社会学进程正在发挥作用（Link and Phelan，1995）。

林克和费兰（2010）总结了疾病的根本原因的四个方面的机制：①疾病的根本原因影响多种疾病。根本原因与多种疾病有关，例如社会经济地位与心脏病、中风和许多类型的癌症有关。目前对健康和疾病的研究存在缺陷，我们倾向于在单一时间点通过单一机制将社会状况与单一疾病联系起来，忽视了社会因素可能影响健康的多层面和动态过程，从而可能导致对社会因素影响健康的不完全理解（Link and Phelan，1995）。一个原因可以影响多种健康结果，一些社会因素会让个体变得脆弱，且不针对某种疾病，而是针对广泛的疾病。因此，对一个社会因素与某一种具体的疾病之间的关系调查的用处有限，其没有将社会因素的全部影响记录下来，同时还可能忽略根本原因和总体疾病之间存在的持久关联。②疾病的根本原因通过多种风险途径影响这些疾病。社会学家利伯森（S. Lieberson）（1985）认为，多种机制可能有助于因果关系保持持久，因为当一种机制的效果下降时，另一种机制的效果就会显现或变得更加突出。此外，这些影响机制涉及多个变量，无法用单一变量来完全解释二者之间的关系。③根本原因出现的必要条件在于，随着时间的推移，人类疾病、疾病风险、关于疾病的知识或治疗的有效性会发生变化。在静态的系统中，当已知的干预社会原因与疾病之间的风险的因素被阻断时，社会原因与疾病之间的关联将同步弱化，只有在疾病、风险、风险知识和治疗方法发生变化的动态系统的背景下，根本原因才可能出现（Link and Phelan，1995）。④这种持续联系的原因和基本社会原因的基本特征是：它们涉及获得资源的机会，这些资源可用于避免风险或在疾病发生后尽量减少其后果。这里的资源包括金钱、知识、权力、威望以及社会支持、社会网络等，因为它们可以应用于非常不同的情况，林克等称之为灵活资源（flexible resources）。疾病的一个根本社会原因涉及决定人们在多大程度上能够避免发病和死亡风险的资源（Link and Phelan，1995）。因此，社会经济地位与可预防的死亡之间的关系密切，而与不可预防的死亡之间的关系较弱，证实了社会经济地位是死亡的一个根本原因（Link and Phelan，2010）。

总体而言，根本原因理论表明：疾病的根本原因通过多种机制影响多种疾病的结果，即使时间推移或干预机制发生变化，也与疾病保持联系；同时该理论强调了灵活资源在造成健康不平等方面的重要作用及重要资源的获取途径。根本原因理论出现后，一些研究者也提出了不同的观点。比如：马默特（M. G. Marmot）（2004）认为，社会等级中较低的位置所带来的压力是社会经济地位与健康关联的来源。高德弗里森（L. S. Gottfred-son）（2004）提出，智力是推动社会经济地位形成和明智地管理个人健康的关键灵活资源。赫克曼（James J. Heckman）（2006）提出，责任心、毅力和时间范围等非认知特征从根本上决定了社会经济地位的获得和健康状态。但与根本原因理论所强调的不同，这些理论指向的是不同的过程和不同的灵活资源。林克和费兰（2002）指出，根本原因理论只是一个中层理论，并非唯一的或最具有解释力的理论，因此在研究中需要整合根本原因理论与其他中层理论（如压力理论、生活方式理论等）来解释健康差异问题。

二、普遍健康影响模型

以往在进行影响疾病的社会因素研究时，使用的传统解释性模型通常是特定疾病模型（disease-specific models），以确定特定健康状况的风险因素，这对于理解特定疾病的决定因素以及针对该疾病的有效干预措施是有用的和适当的（White et al.，2013）。然而，社会因素对健康的影响是非特异性的（Cassel，1976），可能并不针对某一种疾病，而是一种普遍的、累积的健康影响，因此只关注单一的结果分析过于狭隘，可能低估了贫困等社会因素对健康和疾病的真实作用，从而使我们无法全面了解社会因素对健康的影响（Aneshensel et al.，1991；Link and Phelan，1995；Aneshensel，2005；White et al.，2013）。

以往的研究表明，社会暴露，如过度的压力、贫困、不稳定的住房或社会混乱等会导致个体健康出现一系列反应，这些反应可能不只是特定的健康状况（Cassel，1976；Aneshensel et al.，1991；Aneshensel，2005）。普遍健康影响模型（generalized health impact，GHI）是在社会结果模型（social consequences model）基础上发展而来，其检测社会暴露如何影响整体健康，探究社会暴露的整体累积效应（Aneshensel，2005；White et al.，2013）。普遍健康影响模型主要应用于心理健康研究（Aneshensel et al.，1991；Horwitz，White，and Howell - White，1996；Aneshensel，2005），而较少应用于社会学和流行病学等其他学科。

通过与特定疾病模型进行对比，普遍健康影响模型主要存在以下三个方面的特征。一是普遍健康影响模型研究社会因素的后果或普遍影响，其出发点是社会因素，而不是疾病（O'Campo and Urquia，2012）。普遍健康影响模型将社会因素放在关键位置，模型中的社会因素以关键自变量出现；而特定疾病模型关注疾病，模型中的社会因素主要以控制变量出现。虽然存在思想上的差异，但是在实际的统计分析中，社会因素是作为自变量还是控制变量无法体现出差别。二是普遍健康影响模型认为疾病的发生是社会的正常副产品，而特定疾病模型认为疾病的存在是一种病态的表现，是社会或病理因素的功能紊乱。因此在研究方法上，普遍健康影响模型侧重关注社会中的位置如何以有害于人们健康的方式塑造日常体验（Aneshensel，2005）。三是普遍健康影响模型的健康结局是多种结局，而特定疾病模型关注单一健康结局。但需要注意的是，要纳入所有的健康结局是不明智的做法，纳入模型的多种健康结局均应该是与研究中的社会因素具有关联的（Aneshensel，2005）。

普遍健康影响模型可能尚不能称为一个完整的理论，但它揭示出以往对单一健康结局的研究可能低估了社会因素的真实作用，为我们提供了一种以社会因素和整体健康为中心的关键思想。

三、社会生态学理论

生态学（ecology）最初由德国生物学家赫克尔（E. Haeckel）定义，他认为生态学是研究有机体与其周围环境（包括非生物环境和生物环境）的相互关系的科学（Hawley，1986）。从生物学的早期起源开始，生态学范式已经在几个学科（如人类学、社会学、心理学、经济学和公共卫生）中得到了发展，为理解人类与其物质和社会文化环境的交互性质提供了一个总体框架（Stokols，1992），如贝克（R. Barker）（1968）提出环境心理学（environmental psychology），关注人类行为发生的社会环境和物理环境。

社会生态学（social ecology）最初于 1970 年由美国社会学家布克金（M. Bookchin）在其著作《生态学与革命思想》中提出。相对于早期的人类生态学，社会生态学更多关注人与环境关系的社会、制度和文化背景，其研究范围包括构成人类栖息地的社会环境和物理环境（Oishi and Graham，2010）。

社会生态学理论提出后，学者们开始逐渐完善相关理论和模型。1977年，美国心理学家布朗芬布伦纳（U. Bronfenbrenner）（1989）在前人的基础上提出社会生态系统的理论、概念及方法论框架，将个体的社会生态系统划分为五个子系统（即微系统、中系统、外系统、大系统和长期系统），运用生态学理论来阐述人的发展和环境之间的关系。穆斯（R. Moos）（1980）从社会生态学视角，定义了四类环境因素，即物理环境、组织环境、人的集合体以及社会气候。同时，学者们也开始将生态理论应用于健康和健康促进的研究，提出了相关的理论模型。麦克莱罗伊（K. R. McLeroy）等（1988）提出健康行为的生态模型，确定了对健康行为的五种影响来源，即个人内心的因素、人际过程和主要群体、制度因素、社区因素和公共政策。斯托克斯（D. Stokols）提出健康促进的社会生态模型，阐述了该模型的四个基本假设：健康行为受到物理环境、社会环境和个人属性的影响；在认识环境作用的同时需要处理环境的多维性和复杂性；人与环境的相互作用发生在个体、家庭、文化群体等不同层面；人们会影响自己的环境，而环境的改变也会同时影响健康行为（Stokols，1992；Stokols et al.，2003）。

综上所述，健康研究中社会生态视角的特点主要可以归纳为以下六个方面：健康的不同维度是相互关联的，并与社会环境和物理环境中的不同条件相联系；个体和社区健康取决于人或人口的多个方面以及环境的多个方面；健康是人与环境相互适应的质量的结果；某些个人或环境条件对健康产生不成比例的影响；物理环境和社会环境是相互依赖的；对健康的全面理解源于多学科方法（McLeroy et al.，1988；Moos，1980；Stokols，1996；Grzywacz and Fuqua，2000）。生态模式的一个显著特征是对人和环境的平等、共同的关注（Hawley，1986），生态学视角的研究要求对个人或社区健康的理解有一个相互依存的、多维的、多层次的、相互作用的观点，对多个层面进行干预并导致改变发生，才能实现最有效的健康干预（Grzywacz and Fuqua，2000）。目前学者们提出的健康决定因素的概念框架，均考虑到了人和环境的共同作用。达尔格伦（G. Dahlgren）和怀特海德（M. Whitehead）（1991）提出了健康的社会决定因素彩虹模型，考虑了个人因素、社会和社区网络以及更广泛的社会、经济、环境的普遍条件，描绘了个体、环境和疾病之间的关系。WHO 健康决定因素全球委员会提出的健康决定因素概念框架，重视人们出生、成长、生活、工作和衰老的环境，重视宏观政策和环境等结构性驱动因素对个人健康公平性的影响（Solar and Irwin, 2010）。泛美卫生组织（Pan American Health Organization, PAHO）（2019）提出的健康和健康公平的社会决定因素概念框架，同样重视结构驱动因素对日常生活条件的影响，这些结构驱动因素既包括政治、社会、文化和经济结构，也包括自然环境、土地和气候变化等。

学者们曾提出社会生态学模型存在的一些局限。最主要的局限在于缺乏可以用来创建可检验假设的理论和概念（Bubolz and Sontag, 1993; Green et al., 1996）。这一局限可能部分源于社会生态学的跨学科性质——既将公共卫生的社区范围、预防策略和流行病学取向与医学的个人层面的治疗和治疗策略联系起来，又将行为科学和社会科学的研究重点融合进生态学视角（Stokols, 1992），因此从表面上看没有系统的理论用于假设的提出和检验。但是，跨学科的性质既是缺陷，也是优势。社会生态学研究可以应用多个特定学科的中层理论来创建关于不同层次的人与环境相互作用之间的联系和导致健康结局的具体假设。例如城市生态理论和社会解体理论描述了社区的社会经济特征是如何与社区的居民流动程度、种族异质性、社会组织和社会凝聚力联系在一起的（Kornhauser, 1978; Sampson and Groves, 1989; Sampson and Morenoff, 1997）；社会资本理论强调了社会关系、社会组织、互惠规范和公民参与在促进社会友善方面的重要性（Coleman, 1988; Putnam, 1993）。以上理论对于研究社区环境对健康结局的影响十分重要。此外，生态模型因其"综合性"受到批评；批评者认为社会生态学家们在健康模型中纳入了过多的因素，却没有为干预因素分配优先秩序，导致出现"万物影响万物"的状况（Green et al., 1996）。这对于健康实践来说毫无用处，因为我们不可能干预所有与健康有关的环境因素。这就需要研究者们通过实证研究不断探索对健康不平等产生重要影响的个人和环境的关键特征，找出干预的重点。

总体来说，社会生态学通过提供跨学科的理论和视角，使人们对健康有更全面的了解，并可以为生活在复杂环境中的真实人群提供更有效的健康干预打下基础，因此在健康的实证研究中，应该考虑个人和环境因素的同等重要性。

四、生命历程理论及队列效应

生命历程（life course）是在人的一生中通过年龄分化而体现的生活道路（Elder，1985）。生命历程理论萌芽于托马斯（W. L. Thomas）和兹纳涅茨基（F. Znaniecki）（2000）对移民问题的研究著作《身处欧美的波兰农民》（1918—1920）；他们在书中第一次运用生活史、生活记录和情境定义的方法研究了社会变化和移民的生活轨迹，开了用生活史来研究个人和社会互动的社会过程的先河。20世纪50年代后，随着现实生活中许多重大事件，如经济危机、朝鲜战争、"文化大革命"等的出现，大量社会学家逐渐将注意力转向个人生命状态与社会变迁的关系研究。生命历程研究由此发展起来，其代表人物埃尔德（G. H. Elder）系统阐述了生命历程理论的四个核心原则，为后续研究指明了方向（Elder and Johnson，2003a；Elder，Johnson，and Crosnoe，2003b）。

目前生命历程理论在流行病学、社会学和人口学等学科得到了广泛的应用，各学科以其核心思想为基础，发展出了差异化的定义和内涵，"生命历程"也由此成为一个"包罗万象"的术语，用来指个人经历的各个方面（Alwin，2012）。在社会学中，生命历程理论的核心在于对制度化生命历程的强调，即认为社会制度决定了人生中角色、活动和社会路径的顺序（Kohli，2007）。同时，社会学强调生命历程理论对时间性的把握，认为只有把握事件的时间性，才有可能获得对事件的本质性认识；该理论的创新及其生命力集中体现在对时间的深入理解方面（石智雷、吴志明，2018）。而人口学是一门事件学科，关注出生、死亡和迁移等人口事件的发生和发展；人口学家逐步发展统计技术（如潜变量模型、分层线性模型、事件史分析等），用于研究生命历程下的人口事件，尤其关注生命转变和轨迹的发展（Alwin，2016）。

随着生命历程理论的逐渐完善，研究者开始将目光转向对健康的研究。衰老过程从生命开始就存在，由分子和细胞损伤的积累速度所驱动（Kuh，2007）。生命历程理论通过将妊娠期、儿童期、青春期和成年期的身体和社会暴露与晚年健康和疾病风险的变化联系起来，探究老龄健康的生物和行为途径（Kuh et al.，2014）。总体来说，在应用生命历程理论对老龄健康进行研究的过程中，涉及的领域主要有三个：一是探究早期或童年经历（包括经济地位、受虐经历、挨饿经历等）对老年期健康的影响（沈可，2008；石智雷、吴志明，2018；石智雷、杨雨萱，2019；焦开山、包智明，2020）；二是纵向探究老龄健康的发展轨迹及其分化情况（巫锡炜、刘慧，2019；吴炳义 等，2019）；三是从整个生命周期研究健康不平等的发展机制（裴晓梅、王浩伟、罗昊，2014；王伟进、曾毅、陆杰华，2014）。生命历程理论结合生命历程流行病学、社会学、人口学等学科，采用不同的理论模型对以上研究问题进行探究，而对队列效应的讨论是其中的一个重要方面。

队列效应（cohort effect）表示出生年份不同，或经历某一事件的时间不同而造成的对个人或群体的影响（吴炳义 等，2019）。瑞德（N. B. Ryder）（1965）认为，出生队列是社会变迁的载体，只有通过对出生队列进行研究，才能真正理解社会变迁。从生命历程的角度来看，不同出生队列因为经历了不同的时期，宏观的社会因素将直接作用于队列，从而与个体的生命轨迹交互作用，不同队列的个体之间的生命历程也因此发生分化，最终导致健康结局的差异。对不同出生队列的个体成长轨迹进行对比，就可以部分发现宏观历史背景和制度安排的变迁和发展趋势（焦开山、包智明，2020）。因此，队列效应也是生命历程理论的一种反映，研究者时常将其与年龄效应和时期效应一并研究，以区分三者的独立效应（吴炳义 等，2019），或者考察不同出生队列老年人健康轨迹的差异（李婷、张闫龙，2014）。

第二节　社会经济地位的概念及健康研究中的测量

一、社会经济地位的概念

社会经济地位（socioeconomic status，SES）是一个综合性概念。诺克（S. L. Nock）和罗西（P. Rossi）（1979）将 SES 定义为将社会资源的客观分配转化为对相对可取性的有意义的感知。米勒（C. W. Mueller）和帕斯尔（T. L. Parcel）（1981）认为 SES 是一个家庭或个人在社会等级结构中的相对地位，基于他们对财富、威望和权力的获取或控制。豪泽尔（R. M. Hauser）和沃伦（J. R. Warren）（1997）则指出 SES 是指个体、家庭、邻里或一些其他集合体创造或消费社会认为具有价值的商品的能力。奥克斯（J. M. Oakes）和罗西（P. H. Rossi）（2003）将 SES 定义为（现实的和潜在的）获取所需资源的不同途径。以上定义均部分阐述了 SES 的内涵。总体而言，社会经济地位是一个集合概念，包括以资源和声望为基础的衡量标准；其中，基于资源的衡量标准是指物质、社会资源和资产，包括收入、财富和学历，资源不足称为贫穷或资源被剥夺；基于声望的衡量标准是指个人在社会等级中的排名或地位，通常根据人们获得和消费商品、服务和知识的机会进行评估，并与他们的职业声望、收入和教育水平相联系（Krieger，Williams，and Moss，1997）。

同时需要注意，在豪泽尔和沃伦的定义中，SES 不仅仅是个体层次的概念，也可以代表家庭、邻里或其他集合体创造或消费商品的能力。因此对于社会经济地位的理解不应局限于个体层面，应该将其含义扩展至家庭经济能力、社区经济环境乃至国家财政实力层面上。

二、健康研究中社会经济地位的测量

不同的社会经济因素可能在生命过程的不同时期，在不同的水平，并通过不同的因果路径影响健康。目前已有较多研究者对社会经济地位与健康的关系进行研究，但研究结果存在较大的差异，原因可能包括：SES 的测量缺乏精确性和可靠性；难以采集个人的 SES 数据（如收入）；SES 在个体一生中存在动态性；对妇女、儿童、退休和失业人员的分类不同；个人 SES 指标之间相关性较差或缺乏；对研究结果的不准确或误导性解释。选择测量 SES 的最佳变量或方法，部分取决于测量指标与研究人口和研究结果的相关性（Shavers，2007）。因此，健康研究中如何在不同水平、不同时期选择适当的 SES 指标，需要进一步讨论。下面分别从个体层面和社区层面讨论社会经济地位和社会经济环境的主要测量方法。

（一）个体社会经济地位的测量

个体社会经济地位的测量包括单一指标和综合指标两种测量方式。

1. 单一指标

SES 是一个综合性概念，单一变量无法展示其多维性和复杂性，因此需要用多个指标进行衡量（Pampalon and Raymond，2000；Martens et al.，2002；Matheson et al.，2012）。其中最重要、最常用的传统指标是教育水平、职业和收入。

教育（education）是在成年早期获得的，表现为知识和其他非物质资源。在测量方式上，教育可以作为连续变量（完成教育的年数），也可以作为分类变量（如完成小学、高中、大学等学历）来衡量，而采用学历可能较教育年限更有实际意义（Krieger，Williams，and Moss，1997）。教育对健康的影响机制在于，教育是从父母的 SES 到自己成年的 SES 的重要转变，是未来就业和收入的一个强有力的决定因素，反映了早期生活环境对成人健康的长期影响（Solar and Irwin，2010）。此外，通过教育获得的知识和技能可能会影响一个人的认知功能，使他们更容易接受健康教育信息，保持健康的生活方式，并使他们能够更好地与保健服务提供者沟通并获得适当的保健服务（Ross and Mirowsky，1995；Yen and Kaplan，1999；Solar and Irwin，2010）。在调查中，教育指标容易收集，同时可以与后期健康不存在反向因果关系（Yen and Kaplan，1999）。其局限在于以下四个方面：一是测量受教育年限或学历无法反映一个人所接受的教育质量；二是在不同的种族和性别中，教育的经济回报差异巨大；三是教育程度相对稳定，无法反映 SES 的动态变化情况；四是忽视了正规教育外的其他教育（如职业培训等）对 SES 的重要影响（Braveman et al.，2005；Shavers，2007；Solar and Irwin，2010）。

以职业（occupation）为基础的社会阶层关系到人的社会结构，反映了人在社会等级中的位置，象征着地位和权力，以及与有偿工作相关的物质条件（Galobardes et al.，2006）。使用职业变量对 SES 进行测量的最大问题就是如何对从事某一特定工作的人进行分类。一般通过一套详细的规则来划分社会阶层，这些规则使用诸如职业头衔、所需技能、收入回报和领导职能等信息，例如 1913 年英国制定职业分类模式，按照技能等级将职业划分为专业、中级、熟练非手工、熟练手工、部分熟练手工、非熟练手工，被证明是发病率或死亡率不平等的有力预测（Solar and Irwin，2010）。目前大多数研究用一个人目前或长期从事的职业来描述他们成年后的 SES（Solar and Irwin，2010）。职业对健康的影响机制表现为：①通过影响收入（获取物质资源的能力）对健康产生影响；②通过社会地位获取与健康相关的资源和特权；③工作压力和控制权等通过心理社会过程影响健康；④通过工作环境影响健康，如有毒环境暴露（Shavers，2007）。职业指标的一个最重要的限制是，其不适用于目前没有工作的人，包括家庭妇女、退休者、孩子、失业人群等（Galobardes et al.，2006）。此外，鉴于不安全和不稳定的就业越来越普遍，了解一个人当前的职业的价值可能不大（Solar and Irwin，2010），同时职业指标和健康之间可能存在反向因果关系（Duncan et al.，2002）。

收入（income）是经济指标，主要来自有偿就业。收入为个人和家庭提供了必要的物质资源，决定了他们的购买力（Solar and Irwin，2010）。收入并不是一个简单的变量，它由多个部分组成，包括工资收入、股息、利息、子女赡养费、转移支付和养老金等，同时可以通过多种方式表现，包括总收入、净收入、家庭净收入、家庭人均收入等（Kunst and Mackenbach，2000）。虽然个人收入体现个人的物质特征，但家庭收入可能是一个有用的指标，因为家庭成员可以共享消费和资产积累的许多要素的好处（Solar and Irwin，2010）；但是家庭资源的分配并不公平，女性在家庭资源共享方面存在劣势（Pahl，1990；Volger and Pahl，1994；Daly et al.，2002）。有学者认为收入通过心理社会、物质等多种宏观和微观的路径影响健康（Macinko，2006）；而伽罗巴德（B. Galobardes）等（2006）认为，收入主要通过对物质资源的直接影响来影响健康，而物质资源反过来又受到因果链中更接近的因素（如行为）的调节。总体来说，收入影响健康的机制包括：购买更好的物质资源，获得可直接或间接改善健康的服务，通过提供与社会参与相关的外在物质特征，培养自尊以及获取社会地位等。收入指标的局限在于：①收入在人的一生中具有累积效应，而且它是最能在短期内改变的 SES 指标，这也意味着收入具有较大的波动性；②收入指标较为敏感，数据收集过程中应答率低；③收入指标内容广泛，难以全面收集；④无法反映可用的财政资源，忽视了终身被剥夺或特权的累积影响；⑤收入指标和健康之间存在反向因果关系（Robert and House，1996；Shavers，2007；仲亚琴，2014）。

综上所述，教育和职业指标存在稳定性，而经济类指标在研究中的敏感性更强（Duncan et al.，2002）。每一个指标都体现了 SES 的不同方面且各具优劣，因此，最好同时使用多个指标而不是一个指标（Kunst and Mackenbach，2000；Braveman et al.，2005）。需要强调的是，这些指标虽然互相存在关联，但不可互换（Shavers，2007）。例如，虽然教育和收入的标准测量是相关的，但这些相关性通常不足以证明可以使用教育作为收入的代替指标。此外，虽然收入和教育可能是评价中年社会经济地位的良好指标，但它们可能不是老年 SES 的恰当指标（Robert and House，1996）。

因此，以往研究者所观察到的 SES 与健康的关系随着年龄的增长而减弱（又称年龄中和效应）（郑莉、曾旭晖，2016），即健康不平等随着年龄增长存在缩小的趋势，但这或许仅仅反映了所使用的特定 SES 指标的局限性（Kaplan and Haan，1989）。收入作为老年人社会经济地位的指标尤其受到批评。收入的下降往往与退休有关，仅用当前收入作为 SES 指标可能会掩盖老年人一生中所经历的经济地位水平，同时也不能充分代表一个人在老年时所能获得的当下的经济资源（Kaplan et al.，1987）。从这个角度看，只看当前的收入，就忽略了终身被剥夺或享有特权对老年人健康的累积影响（Robert and House，1996）。职业作为老年 SES 指标也与收入存在同样的问题。因此，教育、职业和收入这三个经典的 SES 测量指标存在优势的同时也有着不可忽视的局限，可能无法全面且恰当地衡量所有人群尤其是老年人群的 SES。但值得庆幸的是，教育、职业和收入具有时间和空间的扩展性，在数据允许的情况下，可以根据研究对象的特征和研究目的的需要，采用不同的测量方式综合且适宜地体现个体的 SES。

2. 综合指标

以上提到的单一指标均只反映了 SES 的一个方面，因此有学者认为应该将 SES 的多个维度综合起来，开发测量 SES 的综合指标。现存的综合指标主要分为两大类：一类是对物质和社会剥夺进行测量，另一类是对社会地位或职业声望进行测量。

前者如 WIS 量表（Wealth Index Scale，WIS）——主要以家庭所占有的财富对 SES 进行测量，将家庭所拥有的物品分为必需品、有用品和非必需品，根据家庭对上述物品的占有情况将家庭分为上层、中上层、中下层、下层上以及下层家庭（Patel et al.，2007）。后者包括 Duncan 社会经济指数（socioeconomic index，SEI）、社会声望指数（index of social prestige，ISP）、Kuppuswamy 评价方法等。SEI 是一个综合职业声望、教育和收入的指标，将教育水平作为职业声望和收入的基础。邓肯（O. D. Duncan）（1961）基于职业声望测量所得的各类职业声望得分，通过相应职业的收入和教育水平建立回归方程，然后计算职业声望得分，从而代表了综合社会地位。ISP 产生自霍林希德（A. B. Hollingshead）和雷德利克（F. C. Redlich）（1958）开发的三因素社会声望测量量表，随后发展为基于职业和教育的社会声望指数，通过构建职业和教育的分数分配指数，加总构成社会声望指数。Kuppuswamy 评价方法将教育、家庭月收入和职业综合起来反映 SES，将综合指标分为上等到下等的 7 个层次来表示 SES 状况（Kuppuswamy，1981）。李春玲（2005）根据我国的职业声望情况，对 SEI 进行了改进——在原始的 SEI 方程中加入权力因素、部门因素以及社会歧视因素，计算了 161 种职业的 SES 指数，并归纳了 24 个 SES 等级群体。此外，有研究者以资本为基础，对 SES 进行测量。CAPSES（Capital SES）量表为奥克斯（J. M. Oakes）和罗西（P. H. Rossi）（2003）基于资本的 SES 计算方法，其以物质资本、人力资本和社会资本作为基础评估 SES。物质资本一般指占有的物质资源，人力资本指个人的能力特征，社会资本指每个人的社会网络和结构。

综合指标虽然能较为全面地反映 SES 的情况，但由于主要是通过统计分析方法来综合指标，因此缺乏现实意义。同时，尽管综合衡量在某些研究中可能有助于分类，但无法分别探究特定的社会经济地位因素如何影响健康。而且开发指标的数据来源于特定人群，当应用人群发生改变，指标的适用性存疑。

总体来说，无论我们使用多少种 SES 测量指标，都无法完全表达 SES 的含义，因此研究时应该在尽力使用现有数据的基础上，承认指标的局限性，并在社会经济因素可能影响健康的合理解释路径的背景下加以选择，同时在研究中系统地考虑潜在重要的、未测量的社会经济因素可能如何影响结论（Braveman et al.，2005）。

（二）社区社会经济环境的测量

在对社区的社会经济环境进行测量之前，需要明确的一个问题是社区的定义和测量范围。国外研究中通常使用"community"或"neighborhood"来表示社区，但要具体定义社区是存在困难的。帕克（R. Park）（1916）将当地社区定义为"自然区域"（natural areas），认为它是居住在一个受生态、文化、政治力量影响的空间内的人和机构的集合。萨特斯（G. D. Suttles）（1972）改进了这个观点，认为社区不应该被看作一个单一的实体，而应该看作一个逐渐具有包容性的住宅群体的等级结构，换句话说，可以将社区看作生态单元。学者阿内森塞尔（C. S. Aneshensel）（2009）和梁樱（2008）将社区定义为居住在特定地理区域内且彼此邻近的一群人。这一定义包含了三个维度，即空间维度、结构维度和社会维度的意思：空间维度指社区在地理区域上的物理界限，结构维度指居住在社区中的个体居民的组成特征，而社会维度指社区内人际互动的性质，受到社区规范与文化等因素的影响。要对社区特征进行研究，必须在实践层面上为社区划定一个清晰的界限，才能对该指定范围内的社区和居民特征进行研究。在西方社会中，通常采用政府管理的定义来划分社区，如人口普查街区（census tract）、选区（electoral ward）或者邮政编码（ZIP code），从而将人口普查的数据与社区联系起来（Kawachi and Berkman，2003a）。虽然这样有利于充分利用人口普查的数据，但是也存在一些问题，如果社区单位不符合将社区环境与健康联系起来的因果因素的实际地理分布，则这些单位可能是不适当的，例如一些公共卫生的研究可能不基于地理上定义的居住地（Pickett and Pearl，2001）。大多数关于测量社区因素变量的最合适的地理亚单元的讨论都集中在区域内部的同质性上（homogeneity）（Krieger，1992），但一个社区在影响其居民的生活方面并不一定是同质的，区域的同质性反而完全排除了对环境效应的研究（Pickett and Pearl，2001）。虽然人口普查数据在中国每十年收集一次，但很少有研究者使用这个数据来测量社区社会经济环境对健康的影响，所以中国的社区研究一般不采用人口普查区的划分方法，而是以政府定义的县、乡、社区或村落等作为社区进行相关的调查研究（Wen and Gu，2011）。

研究者在确定了自己所研究的社区的适宜范围后，就需要选取恰当的指标对社区社会经济环境进行测量。社区层面的变量要么从个体层面的变量中分离出来，要么是仅在社区层面可以测量的整体变量——前者如家庭收入中位数，后者如休闲娱乐设施的数量（Von Korff et al.，1992a；Macintyre，Maciver，and Sooman，1993；Diez-Roux，1998）。根据变量是否与个体水平变量相关，可以将社区水平的变量分为两种基本类型，即派生变量（derived variables）和整体变量（integral variables）。派生变量（也称分析变量或集合变量），通过汇总群体中个体的特征（均数、比例或分布情况）来表示社区特征，如未完成高中教育的人士的百分比、家庭收入中位数、收入分布标准差；整体变量（也称基本变量或全局变量），描述了不是由其成员特征衍生的群体特征，例如政治制度、医疗保健的可用性、娱乐设施、道路条件等（Diez-Roux，1998）。有研究者将环境变量独立出来，以区别于派生变量和整体变量，例如社区某种污染物（Morgenstern，1995）。迪兹-鲁克斯（A. V. Diez-Roux）（1998）指出派生变量被假设能够代表整体效应；而麦金泰尔（S. Macintyre）等（1993）认为，研究应该直接关注社区整体的经济、文化和政治特征。因此，人口普查数据所构成的派生变量是个人数据的集合，这些数据可能不能充分体现社区社会经济环境的多维性质（Macintyre and Ellaway，2002），需要使用整体变量来测量特定的社区特征、暴露程度等，如获得服务和设施的机会、犯罪和破坏行为等（Kawachi and Berkman，2003a）。

每一个社区变量只能反映社区社会经济特征的一个方面，分别使用多个单一指标可能会导致共线性或混乱的结果，特别是当目的是反映一个潜在概念（如社区的社会经济地位），而不是检查每个组成部分的独特贡献时（Pickett and Pearl，2001）。为了解决这个问题，研究者开发了几个复合指数。目前国际通用的两个指标为 Townsend 指数和 Carstairs 指数。它们根据具有某些特征的居民比例反映地区的社会经济状况。前者采用的是失业人口比例、拥有汽车的人口比例、过度拥挤比例和住房所有权比例，后者采用的是男性失业比例、过度拥挤比例、拥有汽车的人口比例以及低社会阶层比例（Townsend，Phillimore，and Beattie，1988；Carstairs and Morris，1991）。它们适用于根据一个地区贫困人口的比例来分配资源，或描述当地人口的社会组成。需要注意的是，这些指数反映一个地区的经济剥夺程度，因此需要避免被错误地用来推断一个人或一个家庭的贫困程度（Macintyre and Ellaway，2000）。除了以上两种综合指标以外，研究者还根据不同地区的情况采用其他综合指标，如法国剥夺指数（the French deprivation index，FDep）。研究者基于 2009 年法国全国人口普查数据，利用 4 个人口普查变量并采用主成分分析法生成生态剥夺指数。这 4 个人口普查变量包括家庭收入中位数、15 岁及以上人口中的高中毕业生比例、蓝领工人在活跃人口中的百分比、失业比例（Rey et al.，2009）。然而，综合指标也存在缺陷：首先，它们很难构建和验证，并且可能掩盖变化，即两个得分相同的地区，各组成部分的数值可能不同（Gilthorpe，1995；Gordon，1995）；其次，指数具有有限的外部效度或跨时间和空间的效用（Talbot，1991；Dolan et al.，1995），所以在使用时需要细致评判其是否适用于当前时间、地点和人群。表 2-1 汇总了研究中常用于测量社区社会经济环境的指标。

表 2-1　社区社会经济环境测量常用指标汇总

类别	具体指标
职业	16 岁及以上的工人阶级就业人口百分比；16 岁及以上的失业人口百分比；第三产业就业人口百分比和失业人口百分比（Takeuchi et al.，2012）

表2-1(续)

类别	具体指标
收入	家庭年收入中位数；年收入低于年收入中值一半的家庭百分比；年收入在最高收入类别的家庭百分比；有利息、股息或租金收入的家庭百分比；基尼系数；国民生产总值（GDP）；收入最高的 1/5 人群与收入最低的 1/5 人群的收入中值之比（Bernstein et al.，2000）
贫困	家庭收入低于贫困线的人口百分比；家庭中低于贫困线 50% 的人口百分比；家庭收入至少高于贫困线 200% 的人口百分比
财富	业主住房价值 30 万美元或更高的人口百分比；价值低于 5 万美元的自住房屋的人口百分比；租房人口百分比；拥有汽车人口百分比；业主自住房屋单位价值中位数
教育	25 岁及以上没有完成高中学业的成年人百分比；25 岁及以上完成大学教育的成年人百分比；平均受教育年限
居住	每间屋子有×人以上住户的百分比（家庭拥挤率）；过去 5 年住在同一座房子里的人口百分比（居住稳定性）（Subramanian et al.，2006）
人口	社区人口密度；城市人口比例；户主为女性的家庭户比例（Leclere et al.，1998）
服务 & 安全	接受公共收入援助的家庭百分比（社会救助）；每 1 000 人口医院床位数（医疗服务）；社区娱乐设施数量（生活服务）；犯罪率
综合指标	① Townsend 指数：由失业人口比例、拥有汽车的人口比例、过度拥挤比例和住房所有权比例组成（Townsend，Phillimore，and Beattie，1988） ② Carstairs 指数：由男性失业比例、过度拥挤比例、拥有汽车的人口比例以及低社会阶层比例组成（Carstairs and Morris，1991） ③ 法国剥夺指数（the French deprivation index，FDep）：由家庭收入中位数、15 岁及以上人口中的高中毕业生比例、蓝领工人在活跃人口中的百分比、失业比例组成（Rey et al.，2009） ④ 地区贫困指数（the area deprivation index，ADI）：对社区社会经济劣势的综合衡量，涵盖了多个社会经济领域，包括教育、收入、就业和住房质量等（Singh，2003；Xie，Hubbard，and Himes，2020） ⑤ 贫困社区指数（the distressed communities index，DCI）：由 7 个指标构成，包括 25 岁没有高中文凭的人口的百分比、生活在贫困线以下人口的百分比、壮年期（25~64 岁）失业的成年人口百分比、可居住房屋的空置率、平均收入比、2011—2015 年工作岗位数量变化百分比、商业机构数量变化百分比（Gellci et al.，2019）

注：收入、财富、拥挤率等变量在使用时需要根据具体国家或地区的财政及居住情况进行调整。

第三节　共患疾病的概念与测量

一、共患疾病的概念

前面提到，个体出现多种慢性疾病共存的现象，称为共患疾病（WHO，2015）。而目前对共患疾病的概念存在争议，大部分研究认为共患疾病是指"个体同时存在两种及以上疾病的状态"，下面就概念的发展进行简述与讨论。最初关注共患疾病的研究者主要使用的词是"comorbidity"。1967年，费因斯坦（A. R. Feinstein）（1970）第一次使用这个术语，将其阐述为"由其他疾病引起的相关疾病"，强调了疾病之间的关联性。1989年，"comorbidity"成为正式的医学主题词（medical subject headings，MeSH），也成为国际上通用的术语。而"multimorbidity"出现于20世纪90年代，是对"comorbidity"概念的补充。目前使用较多的定义是"共患疾病是指在一个人身上同时发生多种慢性或急性疾病和医疗状况"（Van Den Akker et al.，1996）。虽然两者目前都没有国际统一的定义，但通过研究者使用定义的情况，也能大致明确其相同和不同之处。两个概念都强调了两种及以上疾病共同存在的状态，区别在于疾病之间的关系："comorbidity"的定义强调疾病之间的关联，而"multimorbidity"不刻意强调疾病之间的因果关系，而仅表明疾病的共存状态。由于较多研究者在研究过程中不涉及疾病间关联的辨析，因此并不刻意区分这两个概念，在研究中通常混合使用。

鉴于不同的术语可能造成理解上的差异，有研究者建议在统一术语的基础上对定义进行三个类别的分类：①简单共患疾病（simple comorbidity/multimorbidity）——同时发生的疾病，无论是否巧合；②联合共患疾病（associative comorbidity/multimorbidity）——疾病之间存在关联但不明确其因果关系；③因果共患疾病（causal comorbidity/multimorbidity）——存在明确的病理生理关联的疾病共同发生（Van Den Akker et al.，1996）。可以看出：以上三类共患疾病的关系是递进的，后两种共患疾病均符合第一种共患疾病的描述，而第二种显示出统计上的关联，第三种显示出因果关联。有学者增加了第四类——基于某种疾病的共患疾病（即一种疾病的存在是另一种疾病发生的必要条件，如糖尿病和糖尿病性视网膜病变）

（Schellevis et al.，1993）。

除了疾病关联的多样性问题，共患疾病中对"疾病"概念的准确界定也存在问题。疾病（disease）是通过客观测量、症状或两者同时诊断出来的健康状况，并且存在一个独特的诊断代码来描述它们（Willadsen et al.，2016）。危险因素（risk factor）被定义为与疾病或死亡概率相关的条件或测量结果（Nexoe，Halvorsen，and Kristiansen，2007），如肥胖、高血压和高脂血症等。症状是患者对疾病的感知，是对扰乱身体和精神的功能或结构的任何表达（Bentzen，1995），如背痛、头痛和视力障碍等。目前对较多共患疾病的研究通常共同或交替使用疾病、危险因素、症状甚至健康状况术语，并不刻意进行区分。因此，在共患疾病定义中，广义的疾病概念包括疾病、危险因素和症状，而狭义的疾病概念仅指符合医学诊断的疾病。例如，高血压、脂质代谢紊乱、肥胖等属于危险因素，将这些情况视为疾病在医学上是有争议的，但是它们与健康和死亡密切相关，因此有研究将其纳入共患疾病分析之中（Schram et al.，2008）。

目前疾病关联的多样性和"疾病"概念的复杂性导致共患疾病的定义尚未统一，而准确定义共患疾病是进行操作的重要前提。本书认为，既然要研究社会因素对多种健康结局的普遍影响，那么采用广义的疾病概念，不限制疾病的具体范围，将较多的疾病、危险因素和症状均纳入最为有效，同时不限制疾病之间的关系，给予研究者较大的操作空间。

二、共患疾病的测量

（一）简单疾病计数

简单疾病计数是共患疾病研究最常用的测量方法，即根据人群或患者的自我报告、医疗数据或行政数据等，在前期确定的疾病列表中按照分界点的要求计算疾病个数，主要应用于共患疾病人口统计学特征和健康结果的相关测量（Salisbury et al.，2011；Prazeres and Santiago，2015）。该法虽然看似简单，但在进行计数之前的工作十分复杂，需要提前确定疾病类型、疾病数量、疾病列表和分界点等。有研究表明，当使用简单疾病计数方法预测死亡率、医疗利用情况或身体功能时，其结果和使用复杂测量方法的预测结果一致（Perkins et al.，2004；Groll et al.，2005；Bari et al.，2006）。但是，简单疾病计数法存在以下问题。首先，简单疾病计数法不考虑疾病之间的差异，将各种疾病同等对待，但是不同疾病对个人和社会有不同影响。例如，抑郁相较于高血压可能对个人生活质量或功能有更大的影响（Walker et al.，2016），心脏病可能使患者增加入院次数和医疗费用，消耗更多的卫生服务资源（Diederichs，Berger，and Bartels，2011；Fortin et al.，2012）。因此，在有条件的情况下，应该根据疾病的某种健康结局（如死亡率和医疗服务利用）进行加权，才能更加符合实际情况。其次，在计算患病率时，不同研究通过简单疾病计数得出的共病患病率差异较大，因为这种计算方法容易受到疾病列表数量的影响——以往研究显示纳入计算的疾病数量越多，得出的共患疾病的发生率越高（Van Den Akker et al.，2001）。

（二）综合指标

共患疾病测量的综合指标，主要通过权重测算形成。目前主要有以下三种加权的方法。第一种方法基于自我报告信息，对于每种疾病，研究参与者被要求详细说明疾病的严重程度，通过计算个体自我报告疾病负担量得出各种疾病的权重（Crabtree et al.，2000；Sangha et al.，2003）。例如，马伦戈尼（A. Marengoni）等（2008）要求被访者报告每种疾病是否影响日常活动，给予从"1"（"完全没有"）到"5"（"完全影响"）的评分，从而评估疾病对日常生活造成的损害。第二种方法是根据疾病对不同健康结局的影响得出权重。例如，Charlson Comorbidity Index 共纳入 19 种疾病，根据每一种疾病一年内的相对死亡风险进行加权（Charlson et al.，1987）；另有研究以慢性疾病对入院情况（Byles et al.，2005）和医疗费用（Shwartz et al.，1996）的影响进行权重计算。第三种方法是研究者定义特定的标准并将其作为权重计算方法。例如，Chronic Disease Score 从医疗记录或者健康保险数据中获取处方药物类型，据此判断疾病严重程度，实现对疾病的分类加权（Von Korff et al.，1992b）。表 2-2 列举了研究者测量共患疾病常用的综合指标（注：同一类型的指标仅列举最经典或最常用的指标）。

表 2-2 共患疾病测量常用综合指标汇总

指标	指标简述
The Charlson Comorbidity Index（CCI）	为测量共患疾病的总预后负担而制定，以死亡率作为权重制定标准。通过目标人群相关疾病的 1 年死亡率数据得出相对危险度（relative risk，RR）值，按照拟订的权重标准，给出了 19 种疾病的权重，计算权重总和（Charlson et al.，1987）

表2-2（续）

指标	指标简述
Cumulative Illness Rating Scale (CIRS)	根据临床相关的 13 个身体系统构建，以各系统疾病的严重程度作为权重制定标准，从"无损伤"到"威胁生命的损伤"分为五类，赋值 0~4 分，计算权重总和（Linn B S，Linn M W，and Gurl，1968）
Adjusted Clinical Groups（ACG – Case Mix System）	利用行政管理记录（如保险记录、医疗记录）获取信息，通过计算机程序中相关预测模型，进行发病率、死亡率和健康资源利用情况的预测，需要购买定制软件才能使用。共 25 000 个诊断，计算由计算机完成，具体方式不明（Starfield and Kinder，2011）
Duke Severity of Illness Checklist (DUSOI)	衡量共患疾病的严重程度。对于每个健康问题，从四个领域（症状、并发症、无治疗预后和治疗预期）进行等级评估。该指数不给出疾病列表，各诊断均在以下四个方面评 0~4 分：症状水平、并发症、无治疗预后、治疗预期。结果显示为单一诊断严重程度和总体严重程度两种方式（Parkerson et al.，1993）
The Index of Co-Existent Disease (ICED)	基于二维结构的测量方法。用于测量疾病的严重程度和身体损伤情况，在以死亡率和残障为结果的研究中较为适用，包括疾病严重度（IDS）和身体损伤（IPI）两个子量表；结合 IDS 和 IPI 的交互得分，得到 ICED 的四个等级（Greenfield et al.，1993；Greenfield et al.，1995；Miskulin et al.，2001）
Chronic Disease Score（CDS）	使用药物类别作为慢性疾病存在的代用指标，根据用药情况由专家设定权重。共 17 种疾病的用药列表；每一种疾病根据用药情况给予不同的权重，计算权重总和（Von Korff et al.，1992b）
TheIncalzi Index	利用共患疾病以及年龄与共患疾病的相互作用进行预后的预测，以死亡率和年龄作为计算权重的标准；包括 52 种疾病和 3 个年龄段，按照疾病种数和年龄段赋予不同的权重，计算权重总和（Incalzi et al.，1997）

相对于简单疾病计数，通过权重计算的共患疾病测量方法无疑更有优势，它可以帮助我们有效预测疾病结局和医疗资源的使用情况等（Hanley et al.，2010）。但加权的综合指标受到人群、疾病和结局的影响，也存在着较多问题。首先，许多加权指标都是基于特定的人群开发的，已经确定的权重可能并不适用于其他人群，需要针对新的人群进行调整。例如 Charlson Comorbidity Index 是针对住院患者开发的，在初级保健人群中使用则需要重新进行调整和验证（Charlson et al.，2008）。但是如果使用每一个综合指标都根据人群重新调整权重，无疑会增加研究的困难。其次，一些综合指标采用闭合疾病列表，限制了纳入疾病的种类和数量，如果数据中的疾病种类和数量与指标列表中的不一致，则无法采用该综合指标进行计

算，例如 The Functional Comorbidity Index 仅纳入 18 种疾病（Groll et al.，2005）。最后，综合指标基于不同健康结局制定权重，不存在一个通用的综合指标用于多种健康结局的测量（Byles et al.，2005），而大量的测量指标在丰富研究成果的同时也造成了研究的复杂性和不可比。

（三）测量方法的选择

在选择测量方法之前，需要明确测量应该有一个前提，即共患疾病为何以及怎样对其他变量产生影响。因此，共患疾病测量方法的选择应主要基于测量方法对现有数据的适用性，以及所关心的健康结局（Huntley et al.，2012）。换句话说，可用数据的类型决定了测量方法的选择，包括数据中疾病的范围以及是否有关于疾病的严重程度和结局指标的信息。例如，如果研究数据来源是人群调查或者招募患者调查，并且存在个体对疾病严重程度的判断，此时使用 CIRS 就较为合适。CCI 和 ACG 可以利用患者的医疗记录计算得出，这些测量方法适用于基于电子医疗记录或行政数据的研究。而 DUSOI 需要对每个健康问题进行等级评估，不能对大量数据进行自动化处理，同时需要手册和培训以确保可靠性。

总体来说，相较于简单疾病计数，经过验证的加权指标可能提供更多的疾病信息，因此更加适用于对共患疾病的测量。有条件的话，建议使用对共患疾病进行加权测量的综合指标，但在数据受到限制、考虑多种结果或多类人群的情况下，使用简单疾病计数是适当的（Johnston et al.，2019）。

第四节　社会经济地位对健康的影响及其机制

目前较多研究证实了社会经济地位与老年人的发病率和死亡率相关。林克（B. G. Link）和费兰（J. C. Phelan）（2010）指出"疾病不会直接从收入、教育或职业地位流入人体"，因此社会经济地位与健康之间存在一系列的中介机制，其中存在生物机制，同样也涉及行为和环境暴露的其他机制。具体来说，这些机制可能包括不良健康行为（Lantz et al.，1998）、更高水平的生活压力（Seeman et al.，1996）以及难以获得医疗服务（Mead et al.，2001）等。以上作用机制可以从社区和个体两个层面进行具体分析。

一、个体社会经济地位对健康的影响及其机制

（一）个体社会经济地位对健康的影响

社会经济地位反映了人一生中所处的社会环境，是个体在社会中地位的表达，教育、收入、财富和职业等个体社会经济特征是最有力的健康决定因素之一，对健康产生直接或间接的影响（Adler and Newman，2002；Kondo，2012），也是健康状况不佳的准确预测因素（Kivimäki et al.，2020）。

收入是社会经济地位的重要指标之一，可以最直接地衡量物质资源的构成。收入提高有助于改善人们的健康状况（Grossman，1972；Preston，1975）。收入与健康具有"剂量-反应"关系，通过影响广泛的物质环境对健康产生直接影响。收入影响健康的具体机制包括：购买更好的物质资源，获得可直接或间接改善健康的服务，通过提供与社会参与相关的外在物质特征服务，培养自尊和提升社会地位等（Galobardes et al.，2006）。教育是从父母的社会经济地位向自己成年的社会经济地位转变的重要驱动力，是未来就业和收入的一个强有力的决定因素，反映了早期生活环境对成人健康的长期影响（Solar and Irwin，2010）。此外，通过教育获得的知识和技能可能会影响一个人的认知功能，使其更容易接受健康教育信息、保持健康的生活方式，并使他们能够更好地与保健服务提供者沟通并获得适当的保健服务（Ross and Mirowsky，1995；Yen and Kaplan，1999；Solar and Irwin，2010）。职业可以通过影响收入和社会地位影响与健康相关的资源和特权获取，而职业中产生的控制权等可以通过工作压力以及工作环境对健康产生影响（Shavers，2007）。具体来说，拥有较好的职业可以获取更高的收入，从而个体有能力去获得有利于健康的资源，可以较少接触环境中的有毒、有害物质，同时对工作更高的控制权可以减少工作压力。马默特（M. G. Marmot）等（1984）对英国公务员的患病率和10年内死亡率的研究发现，随着职务的升高，公务员的死亡率持续下降。

个体社会经济地位对慢性疾病的发生和发展会产生重要影响。研究发现，社会经济地位影响多种慢性疾病的致死率和发病率（Adler et al.，1994；Marmot，2006；Ahnquist，Wamala，and Lindstrom，2012）。社会经济地位较差的群体的疾病发病率和残疾率有所增加（Dalstra et al.，2005；Stringhini et al.，2018），且随着人口老龄化的进展，这一群体的疾病负担

也在增加（United Nations，2015）。对欧洲人群的研究发现，高教育水平与较低的慢性疾病患病率之间存在相关性（Nagel et al.，2008），且拥有大学学历的人的寿命也比那些受过中等教育程度低的人要长（Jakab and Marmot，2012）。一些学者对比蓝领工人和白领工人的高血压率后发现，前者的高血压风险较高，同时表现出较高的心理生理压力水平（Lundberg，1999；Clougherty，Souza，and Cullen，2010）。而对中国人群的研究发现，社会经济地位与慢性疾病之间的关系存在争议。例如，韩婷婷（2017）采用中国健康与养老追踪调查（CHARLS）2013年的数据探究社会经济地位与中老年人健康的关系，发现社会经济地位越高的中老年人，其自评健康水平和心理健康水平越高，行动能力越强，但社会经济地位与慢性疾病数量之间不存在关联。汤淑女和简伟研（2013）采用中国家庭动态跟踪调查（CFPS）2010年的截面数据进行回归分析后发现，主观社会地位很高或较高者、受教育程度很低或较高者、低收入群体患慢性病的可能性较大。范涛等（2012）采用2009年中国健康和营养追踪调查数据（CHNS）进行研究后也发现高收入群体自报慢性疾病的患病率更高。而夏翠翠和李建新（2018）发现，在中国并非社会经济地位高的群体的慢性病患病风险更低，其关系因不同的慢性病类型而异，即社会经济地位较高的群体容易患心血管类慢性疾病，而社会经济地位较低的群体更容易患慢性呼吸系统疾病。因此，由于各研究使用的指标和数据存在差异，因此对社会经济地位与慢性疾病之间的关系还有争议。

（二）个体社会经济地位影响健康的中介路径

1. 社会机制

关于社会经济地位与健康之间的关系存在两种社会机制的争论，即健康选择论和社会因果论（Elstad and Krokstad，2003）。健康选择论认为，健康决定社会经济地位，而不是社会经济地位决定健康；健康对社会经济地位的获得产生强烈的影响，从而形成一种社会流动模式，通过这种模式，不健康的个体沿着社会阶梯向下流动，健康的个体向上流动（Haas，2006；洪岩壁、刘精明，2019）。关于健康和社会流动性的文献表明，健康状况会影响随后的社会流动性，但在不同的生命阶段，证据并不完全一致，同时关于健康选择可能对健康梯度产生影响的证据也不确定（Blane，Davey-Smith，and Bartley，1990；West，1991；Blane et al.，1994；Bartley et al.，1994）。社会因果论则认为，个人的健康水平受到社会结构因素的限制，即个人在社会结构中的位置决定了其健康水平，社会经济地位越差的人健康状况越差（Dahl，1996；王甫勤，2012）。有学者通过分析认为，社会因果论的解释力要强于健康选择论（王甫勤，2011）。根据社会因果论，社会经济地位通过一系列起中介作用的社会因素决定健康，通过在不同的社会经济地位群体中分布不同的、更具体的健康决定因素，对健康和疾病产生间接影响（王甫勤，2012）。而这些具有中介作用的社会因素（如物质因素、行为因素、心理因素等）在不同社会经济地位的群体之间分布不均，诱发健康问题高发或低发，最终导致健康差异的出现。

物质因素与物理环境中损害健康的条件有关，主要包括与物理环境相关的决定因素，如住房、生活资源、工作环境等。这些物质因素既提供了卫生资源，又包含着健康风险，影响方向根据其质量而定（Solar and Irwin，2010）。健康不平等是由不同的暴露和经验积累决定的，而这些暴露和经验的来源是物质世界。因此，有研究者认为，物质因素可能是最重要的中介因素，物质生活水平对于社会经济地位较低的人来说具有直接的影响，导致差异性的暴露和差异性的脆弱性（Solar and Irwin，2010）。住房是主要的物质因素之一，其若干方面均对健康具有直接影响，如住房拥有权或使用权、住房类型、住房结构、室内条件（包括温度、湿度、室内污染程度、生活设施）等（王海涛、范向华，2005；Swope and Henández，2019）。住房的拥有权和住房类型代表了家庭的财富以及邻里环境，居住于富裕的社区一般意味着居住者拥有较好的住房条件，其健康受到社区环境的影响（Robert，1998；李礼、陈思月，2018）。住房中的生活设施，如是否有室内厕所、是否有干净的饮用水、是否有供暖设备或空调等，是日常生活中物质环境好坏的表现，其与疾病的发生与否有着直接的联系（王海涛、范向华，2005；孙慧波、赵霞，2018；李礼、陈思月，2018）。具体而言，缺乏干净的自来水可能增加感染疾病的风险，缺乏室内厕所可能增加老年人跌倒的风险（Lenz，1988）。在老龄健康的研究中，由于老年人较多不从事工作，因此暂时不考虑工作环境中的物质因素所带来的健康影响。

随着后医学时代的到来，个体行为对健康的影响更加关键，吸烟、不健康饮食、缺乏体育锻炼等个体行为是影响健康的重要因素，与慢性疾病的发生具有直接的联系（Asaria et al.，2007）。吸烟与健康关系密切，2002年世界卫生报告指出，影响健康的前 10 大危险因素中，吸烟排在第 4 位

（WHO，2002）。国内外研究表明，吸烟、烟草暴露与肺癌关系最为密切（WHO，1997；Pirozynski，2006），并且可能提高慢性呼吸系统疾病、心血管疾病等的发病率（Kaerlev et al.，2002；Haveman-Nies，De Groot，and Van Staveren，2003）。饮酒可引发60多种危害健康的疾病和威胁生命安全的事件，增加全球4%的疾病负担（Room，Barbor，and Rehm，2005）。过量饮酒可能导致一系列的健康问题，包括神经系统疾病、心血管疾病、肝脏疾病和恶性肿瘤等（卓家同，2010）。在饮食方面，高盐、高脂饮食可使血压和血液浓度升高，提高血糖含量，增加心脑血管疾病和糖尿病的发病危险（柳剑、蓝绍颖，2006；熊春林，2013）。日常锻炼在促进心理健康和认知健康，降低心血管疾病、糖尿病的患病率等方面均具有积极作用（Leith and Taylir，1999；Hu et al.，2005；杨云 等，2009）。健康生活方式是健康相关行为的具体模式，这一模式建立在人们对现有可能性的选择之上。生活方式既是个人行动的表现，也受到社会经济地位等社会结构的制约。因此，不同社会经济地位的群体具有不同的行为习惯和生活方式。例如：社会经济地位较低的群体喜欢足球，而社会经济地位较高的群体喜欢网球；社会经济地位较低的群体喜欢廉价、有营养且分量足的食物，社会经济地位较高的群体则更多选择清淡、美味和低热量的食物（考克汉姆，2012）。社会经济地位越高的人越倾向于拥有和维持健康的生活方式，进而拥有更好的健康水平（王甫勤，2012）。社会经济地位较低的群体更可能选择不健康的饮食，参与更少的体育活动，从而导致健康的损害（Laaksonen et al.，2008；Borodulin et al.，2012）。

影响健康的心理社会因素主要是压力。压力即被强化了的心理——身体对刺激源的反应。这种反应能够诱发个体的恐惧和焦虑，处于压力之中会影响个体的生理和心理健康（Marchand et al.，2005；Lorenz et al.，2006；考克汉姆，2012）。急性和慢性压力可能是导致多种疾病的触发器，通过激活交感肾上腺髓质系统（SAM system）以及下丘脑-垂体-肾上腺轴（HPA axis），让身体做好准备应对遇到的威胁，并在威胁过去后使身体恢复稳定状态；而长期处于压力之中可能使机体应激不良，导致心理、认知和躯体疾病的发生（Turner et al.，2019）。埃里克森（H. R. Eriksen）等（1999）提出"持续应激理论"，认为应激系统长期、高频、反复地激活而缺乏休息将导致机体处于慢性的强负荷中而引发疾病。有证据表明，长期处于工作压力之中可能是冠心病和其他身体疾病的危险因素（Robertson，

Benzeval, and Whitley, 2015），高工作压力者未来发生冠状动脉事件的风险是低工作压力者的 1.23 倍（Kivimäki et al., 2012），经济压力也是预测心脏疾病的重要因素（Rosengren et al., 2004）。关于心理压力导致疾病的具体生物机制将在应变稳态负荷框架部分进行介绍。压力过程理论认为，社会压力的过程可以看作三个主要概念域的结合：压力的来源、压力的中介和压力的表现（Pearlin et al., 1981）。一个人的社会经济地位在压力过程中扮演着重要角色，不同社会经济地位的人群面临着不同的压力源，同时拥有不同的应对资源和策略，拥有较多应对资源的个体对压力的易感性较低（肖敏慧、王邃遂、彭浩然，2019）。换句话说，一个人经历的压力水平、应对压力的资源以及对社会情境的控制水平因社会经济地位的不同而不同，转化或缓冲压力后果的能力决定了身体承受压力后果的程度（Evans, Barer, and Marmot, 1994；考克汉姆，2012）。因此，弱势群体在其生命历程中会经历更多的不安全、不确定的压力事件，且缺乏应对压力的资源和能力，导致其更容易出现健康问题（Solar and Irwin, 2010）。

2. 生物机制

人们对探索介于社会经济地位和个体健康或疾病之间的关系的生物学机制越来越感兴趣。以往研究表明，个体社会经济地位的差异在死亡率上至少可以部分解释为对应生物风险因素水平的差异，如血压、胆固醇或体重（Marmot et al., 1991；Winkleby et al., 1992；Lynch et al., 1996）。有学者认为，社会暴露如何进入人体的分子、细胞和组织，从而产生具有社会差异性的健康结局的过程还没有明确，而这样的遗漏可能导致在对健康问题进行干预时错过潜在的干预点。因此，社会学、公共卫生和生物学的研究者应该将数据分析与社会科学和生物科学相结合，以探究社会暴露与健康结局之间的社会途径和生物途径（Blane et al., 2013），而应变稳态负荷框架的提出则是探索生物途径的一种重要尝试。

目前，越来越多的证据支持这样一种观点，即慢性生活压力，无论是环境的还是心理社会的，都会导致生理失调、心理和生理健康状况不佳、慢性疾病发生以及寿命缩短，对脆弱或处境不利的个人而言尤其如此（Cohen et al., 2007；Groer et al., 2010）。当早期预警信号或生物特征得到重视时，大多数慢性疾病均可预防，从而改善健康结局（Gruenewald et al., 2009）。应变稳态和应变稳态负荷的概念为多学科研究人员提供了一个框架，用于研究压力介质在应激遭遇中的保护作用和慢性或反复应激暴露的有害影响（McEwen and Stellar，1993），其理论构建有助于我们理解不断变化的社会和环境因素如何影响生理功能，如何在社会经济地位、性别、种族/民族等方面形成健康差异（Beckie，2012）。

斯特林（P. Sterling）和艾埃尔（J. Eyer）（1988）提出了应变稳态（allostasis）的概念。麦克尤恩（B. S. McEwen）和斯德勒（E. Stellar）（1993）则描述了应变稳态负荷（allostatic load，AL）的概念并建立了理论框架。生物学上的稳态（homeostasis）是指生物体的内环境保持可变但相对稳定的状态，即机体内部的生理变量保持某一特定值（李东明、李圣轩、吴跃峰，2011）。而外界环境是不断变化的，机体需要调整自己相对稳定的生理状态来适应外界环境的变化，即应变稳态——一种调节生物功能与符合环境需求并保持生理稳定性的过程（Sterling and Eyer，1988）。简单来说，应变稳态是指生物体通过应变稳态调节介质（如激素、免疫因子等）发生动态变化以达到内环境稳定的状态的过程（McEwen and Wing-field，2003；Romero，Dichens，and Cyr，2009）。因此，稳态是维持生命的系统，应变稳态是当环境和生命状态发生变化时保持其平衡的系统（李伟、张俊权、王生，2007）。应变稳态负荷指在生命周期中，由于对应激性生活需求的反应，应变稳态的反复激活和失活循环所导致的累积的、多系统的生理失调。换句话说，应变稳态负荷指在压力情况下，当应变稳态反应被反复激活时，身体所经历的"磨损和撕裂"（wear and tear）（McEwen and Stellar，1993；McEwen and Wingfield，2003）。虽然人体系统具有对外界环境改变的适应性，但长期过度激活身体反应系统会导致过度补偿最终自我崩溃，导致疾病发生（Juster，McEwen，and Lupien，2010）。

图 2-1 展示了应变稳态负荷框架。下丘脑-垂体-肾上腺（hypothalamic - pituitary - adrenal，HPA）轴和交感-肾上腺-髓质（sympathetic-adrenal-medullary，SAM）系统是应变稳态构建的基石。当暴露在压力环境中时，这些系统被激活，释放相应的化学介质（Beckie，2012）。应变稳态过程开始于初级介质（primary mediators）的释放，通过细胞活动对组织和器官产生作用，称为初级效应。这些初级介质包括去甲肾上腺素（NE）、肾上腺素（EPI）、皮质醇以及硫酸脱氢表雄酮（DHEA-S）等（McEwen，2003）。当激素分泌偏离健康反应的方式，即反复激活的、非习惯的、长时间的和不充分的这四种反应时，就会出现应变稳态负荷（McEwen，2006；McEwen and Gianaros，2011）。在试图补偿失调的应

激激素的过程中，初级应变稳态效应导致代谢、炎症和心血管生物标志物系统失调的二级结果（secondary outcomes）（Juster，McEwen，and Lupien，2010）。最后，应变稳态发展到应变稳态超负荷（allostatic overload）阶段，导致三级结果（tertiary outcomes），即健康结果的临床表现，如心血管疾病和死亡等（McEwen and Stellar，1993）。

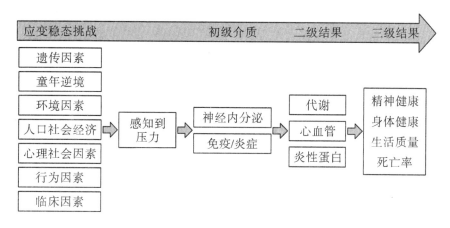

图 2-1　应变稳态负荷框架（简化）

（图片来源：Beckie，2012）

传统模型无法在生物医学和心理社会压力的研究领域之间架起桥梁，无法解释慢性疾病作为健康结果的不同社会风险和环境风险，也无法解释健康方面的种族差异和性别差异。因此，对于跨学科研究人员来说，应变稳态负荷是一个富有成效的组织框架，可以用于解释将应变稳态的挑战或压力源与不良健康结果联系起来的中介作用机制（Beckie，2012）。例如，多德（J. B. Dowd）和戈德曼（N. Goldman）（2006）探究了社会经济地位和慢性压力的生物标志物之间的关系，并测试这些生物标志物是否解释了社会经济地位和健康结果之间的关系。胡 等（Hu et al.，2007）利用中国台湾地区中老年人的横断面数据，探究应变稳态负荷是否可以解释社会经济地位和健康两者之间的关系。西曼（T. E. Seeman）等（2004）研究了生物失调的累积指数在多大程度上可以解释在一组老年人中观察到的社会经济地位在死亡率上的差异，结果显示生物风险的累积指数解释了高社会经济地位人群与低社会经济地位人群死亡率差异的 35.4%。

二、社区社会经济环境对健康的影响及其机制

公共卫生学和社会学都有关注环境因素的传统。就其本质而言，公共卫生学基本上是生态的，将环境和社区特征与健康和疾病联系起来（Catalano，1979；Brockington，1979）；而城市社会学关注城市的环境、社会结构、社会组织等对个体生活产生的影响，城市生态学和社会解体理论等将社区社会经济特征与社区居民的流动程度、种族异质性、社会组织和社会凝聚力联系在一起进行讨论（Kornhauser，1978；Sampson and Groves，1989；Sampson and Morenoff，1997）。21世纪开始，世界范围内的疾病谱发生转变，慢性疾病的重要性日益增加，人们对致病因素的关注重点从环境因素转移到行为和生物学特征等个体层面的因素上来，导致风险因素逐渐"个体化"，个体层面的因素被认为是导致疾病发生的真正重要因素，生活方式和行为被视为个人自由选择的问题，与塑造和约束它们的社会环境分离（Duncan，Jones，and Moon，1996）。对个体风险因素的过度关注阻碍了对宏观水平或群体水平变量对个体水平健康结果影响的研究（Susser M and Susser E，1996a，1996b；Diez-Roux，1998）。在此背景下，社区因素对健康的影响的研究被忽略，还源于以下三个原因：首先，由于容易导致生态谬误，人们对使用生态数据持谨慎态度（Schwartz，1994；Macintyre and Ellaway，2000；Pearce，2000）；其次，统计和调查方法的发展极大地提高了研究人员分析和使用有关个体数据的能力；最后，研究者认为社区的属性实际上就是居民特征构成的，因此社区因素对健康的影响可能代表的是居民特征之间的差异，而不是真正的环境效应，所以环境效应的有效性和普遍性仍有待商榷（Macintyre et al.，1993；Pickett and Pearl，2001）。综上，对生态谬误的恐惧和对个人水平数据和测量的过度依赖，导致对健康决定因素采取过度个人主义的方法（Macintyre and Ellaway，2000）。

人不是简单地空降到社区的，很少有个人特征真正脱离社会环境而存在的情况，看似环境无涉的个人选择受到了环境的制约（Kawachi and Berkman，2003b）。因此，抛开对环境的关注而专注于个体风险因素，可能无法真正理解各种健康决定因素的作用。社会经济地位既复杂又处于动态，其对个体健康状况的影响分析应该在不同的层次上进行（Krieger，Willianis，and Moss，1997；Blas and Kurup，2010）。由于长期待在社区，

社交网络减少，身体功能减退，活动减少，老年人往往更依赖于他们当前居住社区的服务和设施，所以更容易受到周围环境的影响（Lawton and Simon，1968；Glass and Balfour，2003；Yen，Michael，and Perdue，2009）。因此，社会经济地位对老年人健康的影响分析不能忽视社区层面的因素。下面对社区社会经济环境对个体健康的影响、解释框架和作用机制等问题进行汇总讨论。

（一）社区社会经济环境对个体健康的影响

虽然还存在争议，但越来越多的实证研究结果表明，社区因素和个体健康之间存在关联（Diez-Roux，2001；Ellen，Mijanovich，and Dillman，2001；Pickett and Pearl，2001；Sampson and Morenoff，2002；O'Campo，2003）。随着理论和方法的逐渐发展，关于社区与健康的研究范围迅速扩大，社区社会经济条件与健康之间的关系得到深入的研究（Riva，Gauvin，and Barnett，2007；Diez-Roux and Mair，2010；Arcaya et al.，2016）。多项研究表明，健康状况不佳在一定程度上是宏观社会经济不利因素带来的结果（Robert and House，2000；Pickett and Pearl，2001；Ross and Mirowsky，2001），社区社会经济环境在个体健康中扮演了重要的角色（Kawachi and Berkman，2003b；Subramanian et al.，2006）。

研究者采用分层统计分析技术进行研究并发现，即使在对个体的社会经济状况进行调整后，社区社会经济状况仍与各种健康状况（如自评健康、心理健康）和与健康相关的行为（如吸烟、体育活动）独立相关（Humphreys and Carr-Hill，1991；Diehr et al.，1993；Duncan，Jones，and Moon，1996；Kim，2008；Algren et al.，2015）。摩根斯坦（H. Morgenstern）（1985）认为，虽然疾病的发展是一种个体的生物现象，但某些重要的疾病决定因素可能不能完全在个体水平上发挥作用。研究表明，较低的社区社会经济地位预示心血管事件的发生，生活在弱势社区与冠心病发病率增加相关（Diez-Roux，2001；Petersen et al.，2006；Shishehbor et al.，2008）。因此，生活在社会经济环境较差社区的人的健康状况可能较差，因为他们往往生活在某种程度上损害健康的地区，这种影响与个人无关（Macintyre et al.，1993）。老年人更容易受到周围环境的影响，环境在老年人的负面健康结果中已成为一个额外的风险因素。研究发现，尽管对个人或家庭的社会经济地位进行了控制，但社区社会经济条件对老年人的健康状况仍具有独立作用（Cagney，Browning，and Wen，2005；

Wen, Cagney, and Christakis, 2005；Wen, Hawkley, and Cacioppo, 2006；Lang et al., 2008a，2008b；Yao and Robert，2008）。

（二）社区社会经济环境对个体健康独立影响的解释框架

罗伯特（S. A. Robert）认为，社区社会经济环境通过两个主要途径影响个体健康：一是通过塑造个人的社会经济地位，间接对个体健康产生影响；二是通过直接影响居民共享的社区的物理环境、服务环境和社会环境，直接影响健康的个体特征、条件和个人经历。第一个途径表明，不同社会经济环境下的社区所呈现的机会和制约因素可以决定个人的教育成就、就业前景和收入水平（Jencks and Mayer, 1990；Garner and Raudenbush, 1991；Foster and McLanahan, 1996），对健康产生直接影响；第二个途径表明了社区社会经济环境如何独立于个体社会经济地位对健康产生影响，以及社区的物理环境、服务环境和社会环境如何将社区社会经济背景与个人健康独立联系起来（Robert，1999）。下面主要对第二种途径的三种解释机制进行阐述。

社区的物理环境主要指社区内所有居民共享的环境，包括自然环境和生活环境，其中自然环境包括当地的温度、湿度、阳光和气候条件等，生活环境包括空气和水的质量、垃圾处理的方式、住房质量等（Robert，1999）。空气和水的质量以及有毒废物的倾倒和焚烧炉的位置都可能因社区的社会经济特征而不同（Bullard, 1990）。社会经济地位较低的社区可能使用未经处理的地表水，不处理垃圾或随意倾倒、焚烧垃圾，导致更严重的空气或水污染，影响所有居民的健康（Smith, Tian, and Ihao, 2013）。例如，研究发现，空气污染尤其是臭氧层空气污染会加剧慢性阻塞性肺病的症状，可能会对中枢神经系统正常功能的运作产生不利影响，从而增大患老年痴呆、中风、心血管、呼吸道等多种疾病的概率，最终影响整体健康状况（Block and Calderón-Garciduenas, 2009）。同时社会经济水平较低的社区可能提供不太健康的住房、工作场所和娱乐选择，导致居民更容易接触铅涂料、石棉和虫害等毒素，形成健康损害（Troutt, 1993）。

社区的服务环境指社区居民获得充分或高质量服务的机会，主要包括生活服务（购物、交通、娱乐等）和医疗服务，均受到社区社会经济环境的影响（Robert，1999）。在社会经济地位较低的社区，治安、消防和卫生等市政服务可能不够充分，影响所有居民的健康和安全（Wallace R and

Wallace D, 1990）。同时，社会经济条件较差的社区往往缺乏体育活动设施（Gordon-Larsen et al.，2006；Powell et al.，2006），较少有机会获得负担得起的健康食品（Horowitz et al.，2004；Moore and Diez-Roux，2006；Powell et al.，2007），所以人们往往需要离开他们的社区，才能获得更便宜和更高质量的食物。社会服务（如集体聚餐、老年人中心、心理健康服务和家庭服务）的存在、质量和获得程度也可能因社区的社会经济特征而不同；即使一些居民能够支付，但整个社区的低社会经济环境决定了该社区不可能拥有高质量的社会服务，或者缺乏相应的交通设施从而阻碍居民获得高质量社会服务的机会（McDermott ant Turk，2019）。医疗服务可及性是指能够接触所需的医疗服务，包括当地配备的医疗机构的数量、医疗技术水平、居住地距医疗机构的距离、就诊时间、人均医生数和床位数等（苗艳青，2008；杨慧康，2015；谢红梅、潘杰，2016）。贫困地区提供初级保健的水平低于富裕地区——每个医生有更多的病人、拥有更少的设备，每个病人可用的时间更少（Wyke，Campbell，and Melver，1992）。贫困社区的医疗服务资源难以满足居民的医疗保健需求，居民患病后难以得到救治的风险增加（Pappas et al.，1997；Catalano and Pickett，2000）。相反，社会经济条件较好的社区拥有丰富的资源，例如配备了更大的绿色空间、充足的娱乐设施、高品质的食品、高质量的医疗和社会服务（Andersen et al.，2002；Ellaway，Macintyre，and Bonnefoy，2005；Dubowitz et al.，2008；Wen and Zhang，2009）。

　　社区的社会环境包括该社区关于政治、经济、种族、宗教的历史特征和当前特征，规范和价值观，社区融合程度，犯罪和其他对个人安全的威胁程度以及社区支持网络等（Macintyre et al.，1993）。社会经济水平低或收入分配不平等程度高的社区往往存在较高的实际或感知犯罪水平（Hsieh and Pugh，1993），这可以直接和间接地影响所有居民的健康。具体来说，实际的犯罪可以通过身体伤害直接影响健康，而对犯罪的恐惧可以通过增加压力促进社会隔离，阻止促进健康的散步锻炼以及阻止那些意欲获得社区服务但又害怕的人在社区自由活动等方式间接影响健康（Macintyre et al.，1993；Sooman and Macintyre，1995）。社区内收入不平等会产生相对剥夺感，导致居民之间的社会凝聚力和信任度降低，从而对健康产生影响（Kawachi and Kennedy，1997a；Kawachi et al.，1997b；Kawachi and Berkman，2003b；Wen，Hawkley，and Cacioppo，2006）。此外，人们的行为受到周围人的规范或价值观的影响，因此，生活在社会经济状况较差的社区可能会对一个人的促进健康的态度和行为产生负面影响，因为与社会经济地位较高的邻居相比，这些邻居不太可能有增进健康的行为（Crane，1991）。比如，生活在社会经济环境较差的社区，居民吸烟的可能性更大（Kleinschmidt，Mills，and Elliott，1995）。

（三）社区社会经济环境对个体健康的影响：组成效应与环境效应

前面我们提到，目前已经有较多研究表明，社区社会经济环境与个体健康存在独立关联，但一些研究者对此提出怀疑，认为任何社区对个体健康的影响结果都是由其组成成分（即居民的特征）构成的，因此社区居民健康结果之间的差异往往被视为可以解释的社会阶层或居民的剥夺程度。例如，居住在绿树成荫、地位较高的社区的居民的健康状况较好，是因为住在那里的人受过良好教育、具有较高的收入（Macintyre et al.，1993）。因此出现这样一个疑问：社区社会经济环境与个人健康之间的关联是否仅仅反映了个人社会经济地位与个人健康之间的关系，或者说反映了这样一个事实，即社区社会经济背景影响社区环境的特征，这些特征影响了居民的健康。这两种解释之间的区别在政策影响方面至关重要。如果社区社会经济环境和健康之间的联系仅仅反映了个人层面的关系总和，我们可以选择通过针对社会经济地位较低的个人而不是针对社会经济地位较低的社区来改善健康；然而，如果社区因素对其居民的健康做出了某种独特的贡献，那么必须对社区因素进行干预才能实现改善个人和人口整体健康的目标。

许多研究试图区分各种健康结果的地区差异是由居住人口的组成，还是由没有被个人属性所捕捉到的地区特征造成的——前者被称为组成效应（compositional effects），后者被称为环境/背景效应（contextual effects）。组成效应认为个体之间的差异解释了在不同地区观察到的差异，即穷人在任何地方都会早逝，富人无论住在哪里都会活得更长；环境效应认为社会或物理环境的某些特征会影响暴露于其中的人的健康，即富人可能在任何地方都能活得很长，因为他们有个人资源来应对各种环境，但穷人可能在资源不足的社区死得特别早（Congdon，1995；Jones and Duncan，1995；Langford and Bentham，1996；Macintyre and Ellaway，2000）。对环境效应的主要批评之一与被称为"个体层面模型的错误设定"有关，即观察到的环境效应可能缘于忽略了与结果和被调查群体特征相关的个体层面变量（Blalock，1984；Diez-Roux，1998）。一些研究得出结论，称在排除关键个体预测因素后，居住社区对健康行为或健康没有影响。例如有研究者指出，一旦将个人的贫困水平考虑在内，居住地区的总体贫困水平对健康相关行为（Duncan，Jones，and Moon，1993）或精神健康（Duncan，Jones，and Moon，1995）的影响很小。尽管如此，大多数研究者倾向认为，环境的影响可能是真实的，而不仅仅是统计上的假象（Macintyre and Ellaway，2000；Pickett and Pearl，2001），在考虑了多种组成特征后，环境效应依然存在。如迪兹-鲁克斯（A. V. Diez-Roux）等（1997）发现，在控制了个人社会经济特征（教育、职业、收入和房屋价值）后，美国四个社区的社区特征可以用来预测冠心病的患病率和危险因素。

但是，要彻底区分组成效应和环境效应可能存在困难。首先，组成效应和环境效应之间的区别可能不像乍一看那么清晰，人们一般将个人特征视为独立于当地环境的，但个人特征与社区特征往往互相关联。例如，个人社会经济地位在一定程度上是成长环境的产物，而不是本质上的个人属性，即一个人所在社区的社会经济特征可能会影响他的教育水平、收入和职业（Jencks and Mayer，1990；Foster and McLanahan，1996）；反过来，个人的社会经济地位可能会影响他能够居住的社区类型（Macintyre and Ellaway，2000；Macintyre，Ellaway，and Cummins，2002；McDermott and Turk，2019），因此存在选择效应。其次，个体特征有可能是社区和健康因果关系分析的中介变量，因此在多元分析中引入个体特征后，社区和健康之间的关联减少或消失，但并不等同于环境效应不存在（Yen and Kaplan，1999）。因此，区分组成效应和环境效应的困难主要在于，缺乏可以帮助研究者判别如何将居住地与健康行为或健康联系起来的明确的理论，以及可能形成变量选择和解释的基础（Macintyre，Ellaway，and Cummins，2002）。因此，在分层分析中，当我们加入表示个体特征的指标时，如果社区因素与健康结局之间的关系变弱或者消失，那么我们无法判断这种结果是否意味着环境效应其实是组成效应，或者说组成效应实际上是环境效应，没有理论能够解释，困惑依然存在。此外，理论的缺乏常常导致出现这种情况：选择变量来描述一个地区时，更多的是选择"现成的"可用性变量，而不是通过仔细的理论考虑指导变量选择（Mitchell et al.，2000）。麦金泰尔（S. Macintyre）等（2002）将环境效应称为"黑匣子"（a black box），它以某种我们尚未探明的方式影响某些群体的健康、与健康有关的行为或健康风险的某些方面。

在了解了社区社会经济地位对个体健康影响的解释机制后，我们初步认为：虽然不知道程度如何，但环境效应是存在的，因为存在一些无法用个体层面特征来表达的社区特征，它们对个体健康产生影响。例如，前面所提到的社区的较差的空气质量，以及焚烧垃圾不规范所导致的空气污染，将通过呼吸系统对人体健康产生直接危害（Bullard，1990；Smith，Tian，and Zhao，2013）。因此，有研究者建议直接弄清可能促进或损害健康的当地社区的特征，而不是简单地使用综合普查类型的数据来描述社区特征（Macintyre and Ellaway，2000）。当然，在理解与健康相关的社会环境的角色时，需要同时考虑到社区社会经济环境和个体社会经济地位，忽略任何一个都会导致不完全的模型偏误：在缺乏个体水平的信息时，社区水平的变量可能部分或完全作为个体特征的代理；而没有考虑到社区层面的因素时，个体特征的影响可能被错误理解（Pickett and Pearl，2001）。

（四）社区社会经济环境与个体特征的交互作用

使用多层次模型的研究中，一项重要的任务是明确社区的社会经济环境和个体特征之间的交互作用。个体特征主要包括年龄、性别和个体社会经济环境。

年龄和性别可能在两方面调节社区社会经济环境对个人健康的影响状况。首先，年龄和性别可能会影响一个人接触社区物理环境、服务环境和社会环境的程度（Robert，1999）。例如，由于劳动力参与程度的差异，儿童、老年人和妇女与工作年龄的成年男子相比，平均会花更多的时间与社区环境积极互动并暴露于各种社区环境。此外，随着年龄的增长，老年人的活动能力下降，对耗费体力的活动参与较少，对社区环境产生更多依赖，更容易受到社区环境的影响。其次，不同年龄和性别的人群对社区的物理环境、服务环境和社会环境的需求存在差异，因此当社会环境发生不利变化时，对那些对社区资源需求更大的人具有更大的影响（Robert，1999）。具体而言，社区社会联系不强，医疗和社会服务差，对那些服务需求很少、能够在其他地方寻求社会支持的人来说，意义可能不大，而社区中功能性的社会支持对更加依赖社区服务和社会支持资源的社区成员（如儿童、妇女、老年人）的健康尤其有害。早期研究发现，在控制了个人的社会经济地位后，与年轻人和中年人相比，社区社会经济水平和老年人死亡率之间的联系较少或不存在（Haan，Kaplan，and Camacho，1987；Anderson et al.，1997；Waitzman and Smith，1998a，1998b）；相反，罗伯特（S. A. Robert）（1999）发现，与年轻人相比，一些社区社会经济特征可以用于对中年人和老年人健康的更好预测，而且在中年和老年期，社区社会经济特征有时比个体社会经济指标更能预测健康。如前所述，与男子相比，社区社会经济特征对妇女的生活和健康可能特别重要，对没有外出工作的妇女来说尤其如此。迪兹-鲁克斯（A. V. Diez-Roux）和他的同事（1997）发现，对于白人女性来说，即使在控制了个人的社会经济指标后，生活在弱势社区的女性患冠心病的概率也会加大，而对白人男性的影响要小得多。另有研究者发现，将自己归为家庭主妇的英国妇女，如果生活在没有社会经济保障的社区中，她们的健康状况尤其差（Sloggett and Joshi，1998）。同样，在苏格兰西部，女性的身体质量指数与社区剥夺指数呈线性关系，而男性则没有（Davey-Smith et al.，1998）。

除了个体的年龄和性别外，一个人所在社区的社会经济环境对健康的最终影响可能受其自身的社会经济地位调节，即使社区的社会经济环境可能影响所有或大多数居民的健康，这些影响的性质也可能因个人的社会经济地位不同而有所不同（Robert，1999）。一些研究发现，在预测健康和死亡率时，社区社会经济环境和个人社会经济地位之间没有统计上显著的交互作用（Diez-Roux et al.，1997；Sloggett and Joshi，1998）；其他研究也发现了显著的多层次互动，但具体的研究结果存在差异。有研究者发现，与高收入人群相比，生活在英格兰贫困地区对低收入人群的健康并不是特别有害；在贫困地区，低收入人群和高收入人群的健康状况都很差，但高收入人群的健康状况在次贫困地区得到明显改善，而低收入人群的健康状况并没有明显改善，这导致次贫困地区不同社会经济地位的个体之间存在更大的健康状况差距（Sloggett and Joshi，1998）。而另一些研究与上述研究的结论存在差异，这些研究者在对阿拉米达县的研究中发现，收入低的人在社会经济状况最好的普查区有最高的死亡率风险（Yen and Kaplan，1999）。这些研究为其他研究（Jones and Duncan，1995；O'Campo et al.，1997）提供了证据，表明社区社会经济环境和个体社会经济地位之间存在一些影响健康的交互作用，但两者交互作用的具体形式和意义尚不明确。

因此，社区社会经济环境对健康的影响与个体特征可能存在交互作用，导致两者的关系更加复杂，表明社区社会经济环境对健康的影响可能并不是一种单一方向的、普适性的影响，其具体的关联模式在不同的亚群体之间可能存在差异。

第五节　国内外社会经济地位影响共患疾病的实证研究简述

国内对共患疾病的研究较少，主要是进行共患疾病的现状研究，仅有少量研究对共患疾病的影响因素进行了初步探讨，尚缺乏有针对性地探究社会经济地位与共患疾病之间的关系的实证研究。国外从 20 世纪 90 年代开始关注共患疾病，最初主要聚焦于探索共患疾病的现状和发展轨迹，近十年来探究共患疾病和社会因素二者的关系的研究逐渐得到重视。目前已经有较多国内外学者探究社会经济地位与共患疾病之间的关系，下面对近年来的相关实证研究的研究内容及主要结论进行简要描述。

目前国内外探究社会经济地位与共患疾病二者的关系的相关研究主题主要集中于以下五个方面：一是探究社会经济地位对是否患有共患疾病、共患疾病数量、共患模式和共患分布的影响；二是探究社会经济地位对共患疾病发展轨迹的影响；三是从生命历程的角度，探究儿童期社会经济地位对共患疾病的影响；四是探究社会经济地位影响共患疾病路径中的中介机制；五是探究社区的社会经济环境与共患疾病之间的关系。

大部分研究均得出同一结论：社会经济地位与共患疾病密切相关，共患疾病在社会经济地位较低的人群中更加普遍，即社会经济地位低会导致共患疾病的患病率增高、慢性疾病积累速度加快（Uijen and Van De Lisdonk，2008；Marengoni et al.，2011；Wang et al.，2014）。例如，Dekhtyar 等（2019）分析 2001—2010 年瑞典国家老龄化和护理研究（SNAC）纵向数据并发现，受教育程度高的人群在六十岁以后疾病积累速度较慢。Jackson 等（2015）分析 1998—2010 年澳大利亚妇女健康纵向研究数据，同样发现较低的社会经济地位是导致慢性疾病积累的主要因素。虽然从总体来看，社会经济地位较低会导致共患疾病的患病率增高、慢性疾病积累速度加快，但具体的社会经济地位指标与共患疾病的关联结论并不一致。在收入方面，Agborsangaya 等（2012）对加拿大患者调查数据的分析发现，家庭收入较低与共病患病率上升独立相关。而 Alaba 和 Chola（2013）等采用 2008 年南非国民收入动态调查（SA-NIDS）数据，发现收入与是否患有共患疾病存在强正相关关系，即收入越高，患共患疾病的可能性越大。Andrade 等（2010）采用负二项回归模型分析身体和精神共患疾病的社会人口决定因素，发现家庭年收入与共患疾病的发生无统计上的关联。在教育方面也存在结论不一致的问题，如 Puth 等（2017）分析 2012 年全国电话健康访问调查数据时发现，不同教育水平的共病患病率差别很大：受教育程度高的人群要晚十年左右才达到受教育程度低的人群的患病水平。Agborsangaya 等（2012）发现，在调整了其他因素后，受教育水平并不是共患疾病的强预测因素。国内研究者探究社会经济地位与共患疾病的关系时，结论也存在争议。唐艳明（2018）分析 2014 年中国老年健康影响因素跟踪调查（CLHLS）数据时发现，学历较高的老年人患有共患疾病的风险大于学历较低的人群，而其他研究者在采用不同年份中国健康与养老追踪调查（CHARLS）数据分析时得出受教育程度与患有共患疾病的可能性呈负相关关系（Zhang et al.，2020）或无影响的结论（钱焊森、马爱霞，2017）。此外，有研究者探究了成年人社会经济地位与共患疾病关系的中介机制。如 Nagel 等（2008）采用欧洲癌症和营养前瞻性调查（EPIC）随访数据，调查了受教育程度和共患疾病之间的关系，同时也考虑了可以解释这种关系的中介因素。结果发现，共病患病与受教育水平显著相关，且体质指数（BMI）是这种关联最重要的预测因子。然而，作者认为，即使是完全调整后的模型也不能完全解释共患疾病中的社会经济不平等现象。

社区社会经济环境方面，研究者发现较差的社区社会经济环境与较高的共患疾病患病率有关。Barnett 等（2012）对 2007 年苏格兰 314 个医疗机构患者数据进行分析时发现，与最富裕地区的人群相比，最贫困地区人群发生共患疾病早 10~15 年，社会经济贫困尤其与包括精神健康障碍的疾病共患相关。Chamberlain 等（2020）根据 2015 年罗切斯特流行病调查数据探究地区层面的社会经济状况，即地区剥夺指数（ADI），是否与共患疾病相关，并分析在对社会经济状况的个体测量进行调整后，这种关联是否持续存在，结果发现较高的 ADI 与共患疾病风险增加有关，并且这种关联在个人教育水平调整后得到加强。这表明社区环境加大共患疾病发病风险的作用超过了个人的社会经济地位。Orueta 等（2013）同样根据地区剥夺指数开展研究，发现共病患病率在贫困地区高于富裕地区，最贫困地区和最富裕地区的这种差异在各年龄组中均可见到，其中女性比男性更加明显。其他研究采用不同的社区剥夺指数探究社区社会经济环境与共患疾病的关系，均得出一致结论，即居住于社会经济环境较差的社区与患有共患疾病风险的增加有关（Macleod et al.，2004；Mercer and Watt，2007；Walker，2007；Salisbury et al.，2011）。

第六节　文献评述

以上阐述了社会经济地位影响健康的理论基础，并对社会经济地位和共患疾病的概念与测量进行了总结与讨论，然后针对本研究所关注的问题，就个体和社区两个层面的社会经济地位对共患疾病的作用机制与实证研究分别进行阐述，从而对本研究的核心问题从理论、机制到实证梳理出清晰的文献脉络。本研究的主要研究目标有两个：一是明确共患疾病的现状与发展趋势，二是探究共患疾病与社会经济地位的关系。文献评述也主要围绕这两个方面进行。下面首先归纳目前研究的主要进展，然后提出现有研究所存在的局限。

研究的主要进展可以总结为理论进展、实证进展和方法进展三个方面。

在理论进展方面，目前已有较多的社会学和流行病学理论关注社会因素（尤其是社会经济地位）与健康和疾病的关系，如根本原因理论、普遍健康影响模型、社会生态学理论、生命历程理论等。根本原因理论认为社会经济地位是影响个体健康和疾病的根本原因，奠定了社会经济地位在健康研究中的重要地位，同时为社会经济地位与疾病的关系的研究提供了理论指导。普遍健康影响模型虽然还不足以称为一个理论，但是它提出了以往研究过于关注单一疾病作为结果分析的弊端，倡导对多重健康结局的关注，这也为我们研究共患疾病提供了一个理论参考。社会生态学理论强调对人和环境的平等关注，将个体健康置于更大的环境之中进行考量，从而将研究视角连点成线，促使研究结构更加丰富。而生命历程理论则将研究视角从当下纵向延伸开来，以探究疾病的动态发展轨迹，同时强调研究中考虑队列效应的重要性。

在实证进展方面，目前共患疾病已得到较多的国内外研究者的关注，其实证研究的主要内容包括以下五个方面，即共患疾病现况研究、共患疾病组合或发展轨迹研究、共患疾病影响因素研究、共患疾病结局研究以及共患疾病管理研究。研究者们在共患疾病的概念辨析、测量工具开发、内在因果机制探索等方面取得了骄人的研究进展。在社会经济地位与共患疾病的关系研究方面，研究者们利用多种数据资源，在个体层面和社区层面均基本得出二者具有显著关联的结论，但由于数据来源、测量指标和统计方法存在差异，二者关联的方向在不同的研究中并不一致。在影响机制方面，研究者认识到"疾病不会直接从收入、教育或职业地位流入人体"，社会经济地位对健康和疾病的影响路径中可能同时存在着社会机制和生物机制，但囿于数据以及学科的局限，对社会机制和生物机制共同进行探究的研究十分有限。

在方法进展方面，共患疾病实证研究方法除描述性统计分析外，主要通过多种统计模型进行共患疾病与其他因素的相关关系或因果关系探究。根据研究内容的不同，目前常见的研究模型为线性回归模型、Logistic 回归模型和 Probit 模型等。随着研究数据的丰富，研究者们将共患疾病的研究视角从个体扩展到群体，从当下扩展到生命历程，因此对共患疾病研究的统计方法持续进行丰富。例如：针对疾病数量的计数性质，使用负二项回归模型和零膨胀回归模型；针对疾病面板数据的分析，使用固定效应、随机效应或混合效应模型；针对疾病重复测量纵向数据，使用广义估计方程；进行因果机制探究时，使用中介分析、路径分析和结构方程模型；在同时分析个体和社区层面的数据时，使用分层回归模型；等等。可以说，随着对共患疾病的研究的深入，社会学、人口学、流行病学等学科的研究者们根据研究目的的需要，在不断对研究方法进行完善；而与此对应的是，数据来源的不断丰富和统计方法的持续改进也使得共患疾病的各种创新研究理念落地成为可能。

通过对前述研究的梳理，我们发现当前研究仍然存在以下局限，可以进一步探究。

一是我国对共患疾病缺乏关注，研究仍处于起步阶段。据前所述，我国老年人共患疾病的患病率较高，且共患疾病给个体、家庭和社会均带来巨大的疾病负担，应该得到研究关注。国外近十年来对共患疾病的研究热度上升，确立了诸多综合性共患疾病测量指标，并通过多种统计方法对共患疾病进行了患病现状、共病组合、发展轨迹、影响因素、结局影响和疾病管理等多方面的研究。而我国对共患疾病的研究起步较晚，目前研究的内容主要停留在对共患疾病的患病率、患病特征进行描述性分析，少数研究采用多元回归模型对共患疾病的社会影响因素进行初步探究，因此从研究内容和研究方法上来看都存在着较大的不足。目前全国代表性追踪数据的逐渐丰富为深入研究共患疾病提供了条件。

二是社会经济地位与共患疾病的关系尚不明确。从个体层面来说，以往对社会经济地位与共患疾病的关系的分析结论存在较大差异，尤其是使用不同的社会经济地位单一指标时；同时，以往研究大多采用西方国家的数据，反映西方人群的特征，这些结论是否适用于中国人群尚未可知。从社区层面来说，目前学界在社区层面因素对健康影响的研究中仍然存在着组成效应和环境效应的争论，对社区社会经济环境与个体特征之间交互效应的结论也尚未达成共识。从以上两个层面来说，社会经济地位和共患疾病之间的关系需要采用我国的全国性代表数据进行进一步的探索。

三是对社会经济地位影响健康和疾病的中介机制探究不足。据前所述，社会经济地位影响健康或疾病的路径之中存在着一系列的中介机制，包括社会机制和生物机制两个方面。但目前的研究主要关注社会机制，缺乏对生物机制的充分认识，尚未将社会机制和生物机制置于同一个框架内进行分析。此外，社区社会经济环境对个体健康的作用路径尚不清晰，缺乏更细致的讨论，需要进一步探究。

第三章 研究设计

第一节 研究思路与框架

本书希望从社区和个体双重视角，探究我国老年人的社会经济地位对共患疾病的影响机理，并结合纵向视角分析社会经济地位对共患疾病发展的动态影响。具体的研究思路如下：

首先，对老年人共患疾病的模式特点和发展趋势进行探究。在进行社会经济地位与共患疾病二者关系的探究之前，需要对我国老年人共患疾病的模式特点和发展趋势（包括共患疾病的患病率、疾病数量以及共病模式）进行具体了解，以明确在当前情况下我国老年人共患疾病的主要特点如何，不同社会群体（年龄、性别、城乡和社会经济地位）的共患疾病状况是否存在差异，以及共患疾病随着时间的推移呈现何种趋势、随着空间的变化呈现何种分布。

其次，从个体层面探究老年人社会经济地位对共患疾病的影响情况及部分中介机制。在明确我国老年人共患疾病的模式特点及发展趋势的情况下，从个体层面对社会经济地位是否以及如何影响共患疾病进行探究，随后进一步分析社会因素和生物因素的多重中介机制。

再次，从社区层面探究社区社会经济环境对老年人共患疾病的影响。在这一部分，首先明确不同社会经济环境的社区是否存在老年人慢性疾病患病数量以及共患疾病患病率的差异；然后在控制个体的社会经济地位的情况下，辨析社区社会经济环境对老年人患共患疾病是否存在独立影响，并探究该影响是否与某些社区环境特征存在关联。

最后，采用纵向数据探究老年人共患疾病的发展轨迹以及个体社会经济地位对发展轨迹的动态影响。一方面，对老年人共患疾病的发展轨迹进行描绘，并探究轨迹的分化类型及其影响因素；另一方面，拟合老年人共患疾病的生长曲线，并探究出生队列效应下个体社会经济地位对共患疾病发展轨迹的影响情况。

根据以上研究思路，绘制出本研究的主要分析框架（见图3-1），其中实线单向箭头代表影响作用，虚线双向箭头代表交互作用。

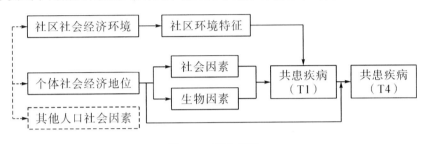

图 3-1 研究框架

从研究框架来看，本书主要从个体和社区两条路径关注社会经济地位对共患疾病的影响及其机制，并考虑两个层次社会经济地位的交互作用情况。在个体社会经济地位影响共患疾病的路径中，考虑社会因素和生物因素的多重中介作用，并探究个体社会经济地位对共患疾病发展轨迹（从T1到T4）的动态影响情况；在社区社会经济环境影响共患疾病的路径中，进一步考虑社区环境特征的影响。同时本书控制了基本的人口社会因素，并考虑社会经济地位与部分人口社会因素的交互作用。

第二节 数据来源及处理

一、数据来源

根据前述的研究思路，本书所采用的数据需要符合以下五个方面的特征：一是以老年人为主要调查对象，二是具有慢性疾病的相关调查内容，三是同时具有个体层面和社区层面的数据，四是具有生物指标相关数据，五是具有多年的纵向追踪数据。而中国健康与养老追踪调查（CHARLS）数据满足以上五个条件，因此本书主要使用CHARLS 2011—2018年的相关数据进行分析。

CHARLS是由北京大学国家发展研究院主持、北京大学中国社会科学调查中心与北京大学团委共同执行的大型跨学科调查项目，旨在收集一套代表中国 45 岁及以上中老年人家庭和个人的高质量微观数据，用以分析我国人口老龄化问题。CHARLS 全国基线调查于 2011 年开展，于 2011 年、2013 年、2015 年和 2018 年分别在全国 28 个省（自治区、直辖市）的 150 个县 450 个社区（村）开展调查访问，至 2018 年全国追访完成时，其样本已覆盖总计 1.24 万户家庭中的 1.9 万名受访者。此外，CHARLS 于 2011 年收集了 450 个社区的各类信息，包括基本信息、基础设施、人口情况、迁移情况、医疗健康状况等；2011 年和 2015 年采集部分受访者的血液，进行了生物指标收集，其中 2011 年检测了 11 847 名受访者的血液样本，2015 年检测了 13 420 名受访者的血液样本；每年调查均对受访者进行基础体检，收集血压、身高、体重等身体信息（赵耀辉 等，2013）。

本书拟使用 CHARLS 2011 年的社区数据，60 岁及以上受访者 2011 年的血检数据、体检数据以及 2011—2018 年各年份的家户横截面数据。本书将根据不同的研究目的、针对各研究内容使用不同年份和类型的数据，数据的具体使用说明见表 3-1。

表 3-1 各研究内容拟使用数据说明

	研究内容	使用数据
1	共患疾病现状及发展趋势研究	2011—2018 年的家户数据（横截面数据）
2	个体 SES 与共患疾病的关系及机制探究	2011 年的家户数据、血检数据和体检数据 2011—2018 年的家户数据（横截面数据）
3	社区 SES 与共患疾病的关系及机制探究	2011 年的家户数据和社区数据
4	个体 SES 对共患疾病发展轨迹的动态影响	2011—2018 年的家户数据（纵向数据）

二、数据处理

本书的数据处理主要包括数据加权处理和缺失值处理两个方面。其中缺失值处理根据各部分研究内容和统计方法的不同存在差异，因此在后续各章节的数据处理部分进行介绍，在此不进行详述。而后续分析中各章节统计分析的加权使用同一套数据权重，因此在此部分进行介绍。下面介绍本书采用的数据加权方法。

CHARLS 调查在全国 28 个省（自治区、直辖市）150 个县区的 450 个社区或村居开展。第一阶段进行县级抽样,抽出 150 个县级单位,然后以行政村或社区作为初级抽样单位(PSUs),采用 PPS(规模比例概率)抽样,每个县级单位抽选 3 个 PSUs,共抽取 150 个村或社区,然后进一步进行家户抽样和个体抽样(赵耀辉 等,2013)。CHARLS 的权重数据库中给出了 4 种类型的权重,分别为家庭权重、个体权重、生理指标权重和血检权重(在血检数据库中),且各类权重均给出了未校正无应答和校正无应答后的权重。个体权重以家庭权重为基础,在所属家庭被抽中的情况下,除以个人被抽中的概率;而生理指标权重以个体权重为基础,调整未参加体检的人群比例。本书根据统计分析的需要,选取个体层面校正家庭和个体无应答权重作为权重调整的基础抽样权重(basic sample weight)。

为了使数据能够更加准确地代表全国的老年人口,本书在基础抽样权重的基础上,进行事后分层权重(post stratified weight)和比例校正权重(proportional correction weight)的调整。调整事后分层权重,使得所使用数据的老年人口结构在"年龄-性别-城乡"分布上与普查数据更加一致。事后分层权重的计算公式如下:

$$w_{\mathrm{psw}} = \mathrm{PP}_{rc} / \mathrm{PS}_{rc} \tag{3-1}$$

其中 PP_{rc} 为总体中分"年龄-性别-城乡"后第 r 行第 c 列的人口数占总人口数的比重,PS_{rc} 为样本中分"年龄-性别-城乡"后第 r 行第 c 列的人口数占样本总人口数的比重。其中 2011 年和 2013 年采用 2010 年人口普查中 CHARLS 所涉及的 28 个省(自治区、直辖市)的人口数据作为总体,2015 年和 2018 年采用 2015 年 1% 人口抽样调查中 CHARLS 所涉及的 28 个省(自治区、直辖市)的人口数据作为总体。

由于经过基础抽样权重和事后分层权重加权后的总人口数与样本实际总人口数存在一定的偏差,因此需要进行比例校正权重再次加权调整。w_{pcw} 为实际样本总人口数除以经过基础抽样权重和事后分层权重加权后的样本总人口数。因此,最终权重为基础抽样权重、事后分层权重与比例校正权重的乘积。公式如下:

$$w_{\mathrm{final\_w}} = w_{\mathrm{bsw}} \cdot w_{\mathrm{psw}} \cdot w_{\mathrm{pcw}} \tag{3-2}$$

第三节　变量操作化

一、共患疾病

共患疾病是本研究的主要因变量，本研究将从以下三个方面对其进行操作化。

（一）慢性疾病列表的确定

一种疾病通常可以使用不同程度的名称来表示。在疾病计数时，部分研究使用较具体的疾病名称，而另一些研究选择使用同源疾病组合名称来代表该疾病。例如在一些研究中，癌症被视为一种疾病，而另一些研究则区分不同类型的恶性肿瘤，并在计数时将它们算作不同的类别（Incalzi et al.，1997；Huntley et al.，2012）。因此，一些非常具体的、密切相关的疾病可能就会被作为组合合并起来，如动脉粥样硬化、心绞痛和心力衰竭等合称为心脏疾病（Diederichs，Berger，and Bartels，2011）。

人群健康调查的数据通常不会采用过于专业的术语，可能主要使用抽象程度较高的疾病名称，如癌症和心脏疾病。由于本研究使用的是针对中老年人群的健康调查数据，因此收集的疾病信息主要为疾病集合信息。CHARLS 调查主要采取受访者自报"是否有医生曾经告诉过您患有某种疾病？"的方式收集疾病信息，共列举 14 种慢性疾病[①]。患者回答"是"即为患有该种疾病，回答"否"或"不知道"则认为未患有该种疾病。从CHARLS 的疾病列表可以看出，这 14 种慢性疾病每一种并不只是单一慢性疾病，而是由多种慢性疾病组成的、抽象程度较高的慢性疾病类别。本研究将不进行疾病类型的再处理，保留原调查中所使用的 14 种慢性疾病类别。

（二）共患疾病分界点的确定

根据定义，共患疾病通常被认为是个体同时患有两种及以上疾病的状态，但在操作化的过程中，可能存在不一样的看法。有学者认为应该将共

---

①　CHARLS 调查中列举的 14 种慢性疾病包括：高血压、血脂异常、糖尿病或血糖升高、癌症等恶性肿瘤、慢性肺部疾患（如慢性支气管炎、肺气肿、肺心病）、肝脏疾病、心脏病（如心梗、冠心病、心绞痛等）、中风（含脑梗和脑出血）、肾脏疾病、胃部疾病或消化系统疾病、情感及精神问题、记忆类疾病（如老年痴呆、脑萎缩、帕金森综合征）、关节炎或风湿病、哮喘。

患疾病数量提高到三种及以上，原因在于老年人同时患有两种及以上慢性疾病的患病率非常高，而三种慢性疾病的标准被认为是更有效的分界点，而不是通常的两种慢性疾病的标准（Van Den Akker et al.，2001；Van Den Bussche et al.，2011）。类似地，Fortin 等（2012）也认为，使用两种及以上疾病来识别比例如此之高的共患疾病患者，将导致特异性的缺乏。而三种及以上疾病能够提供更大的差异性，便于更好地识别出具有更多卫生需求的人群，因此至少有三种疾病可以被认为是衡量共患疾病的更好方法（Harrison et al.，2014）。

本研究对 CHARLS 2011 年横截面数据中 60 岁及以上受访者共患疾病的患病情况进行了初步统计，发现同时患有列表中两类及以上慢性疾病的受访者的占比约为 46.0%，同时患有三类及以上慢性疾病的受访者的占比约为 24.5%。因此采用"同时患有三种及以上慢性疾病即为共患疾病"作为共患疾病的判断标准，可能导致符合条件的案例数量较少，影响后续分析；而分界点选择为"两种及以上"时老年人占比合适，既能够对是否患有共患疾病的老年人起到较好的区分作用，也能够保证一定数量的案例用于分析。在本研究中，将共患疾病操作化为"同时患有两种及以上慢性疾病"可以体现出差异性，因此将共患疾病分界点确定为"两种及以上"。

（三）测量方法的确定

由前述可知，共患疾病的测量方式较多，包括简单计数和综合指标法。简单计数是共患疾病研究最常用的测量方法，即根据已确定的疾病列表，按照分界点的要求计算疾病数量。而共患疾病测量的综合指标法主要指通过发病率、死亡率、疾病严重程度或残障情况等赋予疾病权重并进行计算的方法。相对于简单计数，综合指标包含了更加丰富的疾病信息，能更全面地反映人群的患病情况，可以帮助有效预测疾病结局和医疗资源的使用情况等（Hanley et al.，2010）。而本书无法采用综合指标，原因主要有以下三个方面：其一，由于现存有关共患疾病综合指标的问卷主要基于西方人群开发（Linn B S，Linn M W，and Gurl，1968；Charlson et al.，1987；Parkerson et al.，1993），本研究的对象为中国人群，因此可能存在不同种族人群异质性的问题，无法直接使用现有的综合指标权重进行计算；其二，CHARLS 原始问卷中并未收集受访者疾病严重程度的相关数据，如果采用我国其他来源的反映疾病严重程度的数据（如中国卫生统计年鉴中的疾病死亡率数据、全球疾病负担中中国的伤残调整寿命年数据等）则可能存在问题——一是两种数据来源的人群的年龄、性别等分布存在差异，死亡率或疾病负担数据能否直接转化为权重应用存疑，二是将人群层面的疾病严重程度的综合情况转化为权重应用于个体层面来表示疾病的严重程度，实际上并不能反映个体真实的疾病严重程度，反而可能造成偏误；其三，本研究的疾病列表中的每一种疾病实际上是一类疾病的综合（如心脏疾病包含了心绞痛、心力衰竭等疾病），因此无法按照单一疾病的严重程度来确定权重。综上所述，由于数据的局限性，采用共患疾病的综合指标可能存在问题，同时简单计数的方法也被较多研究所采用，且有研究表明，当使用简单疾病计数预测死亡率、医疗利用情况或身体功能时，其效果和复杂测量方法所得效果一致（Perkins et al.，2004；Groll et al.，2005；Bari et al.，2006）。因此本研究拟采用简单计数作为共患疾病的测量方法，按照疾病列表中的疾病类别计数。

综上，本研究采用 CHARLS 问卷中 14 种疾病的疾病列表，以两种形式作为共患疾病的测量变量进行分析：一是二分类变量，即是否患有共患疾病（慢性疾病患病数量≥2 类）；二是连续变量，即慢性疾病患病数量。

二、社会经济地位

社会经济地位是本研究的关键自变量，下面从个体层次和社区层次分别阐述所选取的社会经济地位变量。

（一）个体层次

前面提到，教育、职业和收入是社会经济地位测量的常用指标，但当研究对象为老年人时，可能需要对相关变量尤其是职业和收入变量进行调整。

在职业方面，职业指标的一个最大的限制是，它们不适用于目前没有工作的人，包括家庭妇女、退休者、孩子、失业人群等（Galobardes et al.，2006）。而根据我国国情，60 岁及以上老年人部分处于退休状态，而一些老年人仍然保持着工作状态（尤其是农村老年人）（赖妙华，2017）。因此如果根据老年人目前的工作状态测量老年人的社会经济地位，结果可能不太准确，例如老年人不工作并不代表社会经济地位低，而继续工作的老年人也不代表其社会经济地位高。因此，本书采用老年人的第一份工作的类型作为职业指标，原因在于：一是以往职业较为固定，流动性较低，因此初始职业与其未来的社会经济地位紧密相关；二是第一份工作为早年确认，不会受到后期老年慢性疾病的反向影响。

在收入方面，收入可能不是衡量老年人社会经济地位的恰当指标。退休往往与收入的下降相联系，仅用当前的个体收入作为 SES 指标可能会掩盖老年人一生中所拥有的经济地位水平，同时也不能充分代表一个人在老年时所能获得的当下的经济资源（Kaplan et al.，1987）。由于本研究的对象为 60 岁及以上老年人群，部分老年人已停止工作，没有工作收入，靠退休金、养老金或子女给予的钱财养老，因此个体收入可能无法反映老年人此时的经济情况。因此，虽然个人收入可以体现个人的物质特征，但家庭收入可能是一个有用的指标，因为家庭成员共享消费和资产积累等许多要素的好处（Solar and Irwin，2010）。因此，本研究采用家庭人均年收入水平代替老年人的个体收入，以衡量老年人的经济水平。

基于此，本书拟采用以下指标表示老年人个体的社会经济地位：受教育程度、第一份工作的类型以及家庭人均年收入水平。受教育程度分类为文盲、小学和初中及以上；第一份工作的类型包括农民、政府/事业单位、企业/机构和个体户/其他；家庭人均年收入水平是将问卷中家户工资收入和个人获得的转移收入、家户农业纯收入、个体经营或开办私营企业纯收入以及家户政府转移支付收入这四个方面的家户收入统合起来，除以家庭人数所得，并按照数值的四分位分布情况划分为四个等级。其中受教育程度和家庭人均年收入水平在不同的章节将交替使用分类变量和连续变量形式，具体情况将在对应章节分别进行说明。

（二）社区层次

目前较多的国外研究主要使用人口普查数据构建社区的社会经济环境指标（Townsend，Phillimore，and Beattie，1988；Carstairs and Morris，1991；Rey et al.，2009），本书主要采用 CHARLS 的社区调查数据展开，因此在指标的使用方面与以往研究存在差异。本研究拟从社区文化水平以及社区收入水平两个方面来反映社区的社会经济水平，具体指标包括高中文化程度成年人口比例和人均年纯收入。在后续的分析中，本书将这两个变量按照数值的四分位分布情况划分为四个等级，即低文化/收入水平、中低文化/收入水平、中高文化/收入水平和高文化/收入水平。社区高中文化程度成年人口比例和社区人均年纯收入这两个变量在不同的章节可能交替使用分类变量和连续变量形式，将在对应章节进行具体说明。

本书个体层面和社区层面的社会经济地位变量操作化情况汇总

见表 3-2。

表 3-2 社会经济地位变量操作化情况汇总表

层次	变量内容	变量赋值	
个体	受教育水平	受教育年份	
		文盲=0，小学=1，初中及以上=2	
	第一份工作	农民=0，政府/事业单位=1，企业/机构=2，个体户/其他=3	
	家庭人均年纯收入	家庭人均年纯收入（对数）	
		低收入=0，中低收入=1，中高收入=2，高收入=3	
社区	社区文化水平	社区高中文化程度成年人口占比	
		低文化水平=0，中低文化水平=1，中高文化水平=2，高文化水平=3	
	社区收入水平	社区人均年纯收入（对数）	
		低收入水平=0，中低收入水平=1，中高收入水平=2，高收入水平=3	

三、中介变量

（一）个体层次

个体层次的中介变量包括社会因素和生物因素。

1. 社会因素

社会因素的相关变量从物质因素、行为因素以及心理因素三个方面进行描述。

物质因素，与经济困难的条件以及物理环境中损害健康的条件有关，主要包括与物理环境相关的决定因素，如住房、消费潜力、生活资源、工作环境等（Solar and Irwin，2010）。本研究主要使用住房和生活资源相关指标来反映。调查中与健康具有直接关联的住房和生活条件指标包括是否有室内厕所、是否有自来水、是否有室内洗澡设施、做饭是否使用无污染燃料、室内温度是否适宜；以满足条件的数量作为物质因素的指标，构成居住条件变量，每满足一项则计 1 分，总分为 0~5 分，分值越高说明物质条件越好。

行为因素，如吸烟、不健康饮食、饮酒、缺乏体育锻炼等，是健康的重要决定因素，影响慢性疾病的发生和发展（Kaerlev et al.，2002；Room，

Barbor, and Rehm, 2005；Asaria et al., 2007；熊春林，2013）。本研究主要使用的行为因素变量主要考虑吸烟和饮酒两个方面，并进行不同的处理：在中介机制分析部分，将吸烟（从不吸烟=0，曾经吸烟=1，仍然吸烟=2）和饮酒（从不饮酒=0，少量饮酒=1，大量饮酒=2）两个变量的值综合为"非健康行为"一个变量，取值范围为0~4分，分数越高表明行为越不健康；在其他分析部分，吸烟和饮酒均处理为二分类变量，即是否曾经吸烟（否=0，是=1）和是否饮酒（否=0，是=1）。

心理因素，比如长期处于紧张、焦虑、孤独等情绪，会对个体健康产生慢性压力，引发机体病变（Marchand et al., 2005；Lorenz et al., 2006；Turner et al., 2019）。本书主要使用调查中的10项CES-D抑郁量表对受访者的情绪进行评估，每一项从"很少"到"大多数时间"赋值0~3分，其中第5项和第8项反向编码，总分为0~30分，分值越高表明抑郁程度越高。

2. 生物因素

生物因素的相关变量主要用人体的应变稳态负荷（allostatic load，AL）指数来表示，由人体相关的生物标志物组成。AL指数最常用的组成指标是在MAC研究（MacArthur Studies of Successful Aging）中使用的10个指标，包括收缩压、舒张压、腰臀围比、总/高密度脂蛋白胆固醇、血浆高密度脂蛋白、糖化血红蛋白、血浆硫化脱氢表雄酮、尿皮质醇、去甲肾上腺素、肾上腺素（Seeman et al., 1997）。克里明斯（E. M. Crimmins）等（2003）修改了最初的10个指标，将总胆固醇、甘油三酯、最大呼气流速、纤维蛋白原、肌酐清除率、高半胱氨酸等反映多系统功能的指标列入其研究中，增加了反映呼吸、肾脏等系统功能的指标。而塞普垃基（C. L. Seplaki）等（2005）认为，构成AL指数的生物指标可以分为三级：一级指标反映应激相关交感神经系统、HPA轴和炎症反映的激素类因子，主要由肾上腺素、去甲肾上腺素、多巴胺、皮质醇、硫化脱氢表雄酮（DHEA-S）、胰岛素样生长因子-1（IGF-1）和白细胞介素-6（IL-6）组成；二级指标指一级指标对组织器官影响的系统水平的结果，主要由平均收缩压、舒张压、总胆固醇、高密度脂蛋白、甘油三酯、空腹血糖、糖化血红蛋白、体重指数（BMI）和腰臀围比组成；三级指标即发生的疾病。

目前应用最广泛的是四分位数法——对应变稳态负荷赋分，即根据各指标检测结果，取节点并使其大于上四分位数或小于下四分位数；当一个指标达到节点，应变稳态负荷增加 1 分，最高分为生理指标个数，最低分为零分（李伟、张俊权、王生，2007）。CHARLS 调查于 2011 年对部分受访者进行了血液检测和体质检查。综合常用应变稳态负荷指标以及 CHARLS 所测量的相关指标，本研究将采用表 3-3 中所展示的 10 种生理指标构建 AL 指数，以反映受访者的生理健康状况。

表 3-3　应变稳态负荷指标及节点

序号	生理指标	指标体系	节点
1	收缩压	心血管功能指标	≥3/4
2	舒张压	心血管功能指标	≥3/4
3	腰高比	代谢和脂肪沉积指标	≥3/4
4	总胆固醇	脂质代谢指标	≥3/4
5	高密度脂蛋白	脂质代谢指标	≤1/4
6	糖化血红蛋白	血糖代谢指标	≥3/4
7	最大呼气流速	呼吸功能指标	≤1/4
8	C-反应蛋白	心血管疾病风险因子	≥3/4
9	血肌酐	肾脏功能指标	≥3/4
10	血尿酸	高分解代谢、痛风和肾脏功能指标	≥3/4

本研究的个体层次中介变量，即社会因素和生物因素相关变量操作化情况汇总见表 3-4。

表 3-4　社会因素和生物因素相关变量操作化情况汇总表

类型	变量内容		变量赋值
社会因素	物质因素	居住条件	0~5 分
	行为因素	吸烟	否=0，是=1
		饮酒	否=0，是=1
		非健康行为	0~4 分
	心理因素	抑郁得分	0~30 分
生物因素	AL 指数		0~10 分

（二）社区层次

根据前面综述的内容可知，社区社会经济环境影响个体健康的解释因素包括社区物理环境、服务环境和社会环境（Robert，1999）。由于在分析中，每个社区内部包含的个体案例数太少，而且社区层次可能无法准确概括一些资源的配备情况（如医疗卫生资源），因此将社区的基本信息统合起来，将社区层次基本分析单位提升到县级水平（共 150 个县），但为了便于叙述和解释，还是使用"社区"一词，表明个体所生活的环境。

由于本研究中社区层次的变量为县级水平，因此社区环境特征变量主要为每个县随机抽取的 3 个社区或村的社区变量的平均水平。其中社区服务环境变量主要包括社区生活服务和医疗服务的情况，前者主要包括公共设施平均种类数以及休闲活动机构/场所平均种类数，后者主要包括医院平均数量和基层医疗机构平均数量，以上指标均为每个县级单位下面的 3 个村或社区的平均值。其中公共设施含学校、邮局、银行等，休闲活动机构或场所包括健身器材、棋牌室、舞蹈队等；医院包括综合医院、专科医院以及中医院，基层医疗机构数量含社区卫生服务中心、社区卫生服务站、乡镇卫生院、村诊所/医务室以及药店。

而社区物理环境和社会环境方面，由于每个社区所收集的变量都是二分类形式（如是否有净化的自来水、是否有柏油路/水泥路等），如果仅采用 3 个社区的平均值，则缺乏实际意义，因此本阶段对社区物理环境和社会环境的 3 个社区的集合变量进行重新处理，将 2 个及以上社区均具备的特征处理为"某种特征良好"或"具有某种特征"（赋值为 1），而将 1 个及以下社区具备的特征处理为"某种特征较差"或"不具有某种特征"（赋值为 0，参照组），以此作为县级层面社区物理环境和社会环境特征的参考。社区环境特征变量的集合处理及赋值情况详见表 3-5。

表 3-5 社区环境特征变量的操作化情况汇总表

社区环境特征	原调查内容	变量集合处理	变量赋值
物理环境	是否有柏油路/水泥路	路况良好	否 = 0，是 = 1
	是否有净化了的自来水	水质良好	否 = 0，是 = 1
	是否集中进行垃圾处理	垃圾处理得当	否 = 0，是 = 1

表3-5（续）

社区环境特征	原调查内容	变量集合处理	变量赋值
服务环境	公共设施种类数	公共设施平均种类数	种类数量（≥0种）
	休闲活动机构或场所种类数	休闲机构/场所平均种类数	种类数量（≥0种）
	医院数量	医院平均数量	数量（≥0种）
	基层医疗机构数量	基层医疗机构平均数量	数量（≥0种）
社会环境	近三年是否有自杀死亡的人	压力氛围	无＝0，有＝1
	是否有协助老弱病残的组织	助老氛围	无＝0，有＝1

四、其他控制变量

控制变量主要为基本人口社会变量，包括：年龄、性别、居住地、婚姻状况、是否曾接受常规体检、是否拥有医疗保险、出生队列和居住地区。其中出生队列变量的操作化在第七章进行详细介绍，其他变量的操作化处理见表3-6。

表 3-6 其他相关变量操作化情况汇总表

变量	变量赋值
年龄	≥60 岁
性别	女性＝0，男性＝1
居住地	农村＝0，城镇＝1
婚姻状况	无配偶＝0，有配偶＝1
常规体检	否＝0，是＝1
医疗保险	无＝0，有＝1
地区	东部地区＝0，中部地区＝1，西部地区＝2

第四节　研究方法

一、描述性分析部分

本书的描述性分析部分主要对中国老年人共患疾病的模式特点及其发展趋势进行研究，主要包括对共患疾病患病率、慢性疾病患病数量以及共病模式的探究。下面介绍多种疾病患病率和共病模式的计算方法。

（一）患病率

参考相关文献（金琇泽、路云，2019；张冉 等，2019），本研究将计算慢性疾病患病率、共病患病率以及疾病共病患病率。虽然将同时患有两种及以上慢性疾病定义为患有共患疾病，但为了了解我国老年人共患疾病的全面情况，本书将计算同时患有三种及以上和四种及以上慢性疾病的患病率情况。随后按照年龄、性别、城乡、社会经济地位等比较不同群体共病患病率的差异。

$$慢性疾病患病率 = \frac{样本中患有某种慢性疾病的患病人口数}{样本总人口数} \times 100\%$$

$$(3-3)$$

$$共病患病率 = \frac{样本中患有共患疾病的患病人口数}{样本总人口数} \times 100\% \quad (3-4)$$

$$疾病共病患病率 = \frac{样本中患有某种慢性疾病的共患人口数}{样本中某种慢性疾病人口数} \times 100\%$$

$$(3-5)$$

（二）共病模式

本书拟通过计算 O/E 值（observed-to-expected ratios）来探究多种慢性疾病之间的相关性并创建常见的共病模式。O/E 值基于疾病的患病率得出，计算公式为 O/E = 实际患病率/预期患病率（Van Den Bussche et al.，2011；张冉 等，2019）。如慢性疾病 A 和 B，其实际患病率为通过实际调查所得的、受访者同时患有 A 和 B 的患病率，而预期患病率为 A 的实际患病率乘以 B 的实际患病率，即 O/E = P_{AB} / $(P_A \times P_B)$，若 A 和 B 这两种疾病毫无关联，那么 O/E 值应该等于 1。O/E 值越高，表明两种疾病共存的概率越大，例如 O/E 值 = 1.5 表示该慢性疾病共病组合的患病率比预期高

50%。本书将主要聚焦于两种慢性疾病的组合（称为二元共病组合），因此仅计算我国老年人常见的二元共病组合的 O/E 值。

二、模型分析部分

表 3-7 汇总了本研究各研究内容所对应采用的研究方法。各方法的详细介绍见各具体章节。

表 3-7　模型分析部分采用的研究方法

研究内容	研究方法
个体社会经济地位对老年人共患疾病的影响及其中介机制	Logistic 回归模型；补对数－对数模型；负二项回归模型；结构方程模型
社区社会经济环境对老年人共患疾病的影响	分层 Logistic 回归模型；分层泊松回归模型
个体社会经济地位对老年人共患疾病发展轨迹的动态影响	增长混合模型；Logistic 回归模型；分层生长曲线模型

第四章　老年人共患疾病的模式特点及发展趋势

　　随着年龄的增长，老年人更可能出现多种慢性疾病共存的现象，世界卫生组织称其为共患疾病。研究显示，中国老年人群中超过 50% 的人患有共患疾病（Wang et al.，2014；张可可 等，2016；王姣锋 等，2016），且随着年龄的增长，共患疾病呈现出疾病种类数增加、病情复杂的态势（刘俊含、闫论、施红，2017）。随着罹患慢性病的数量的增加，老年人功能下降的风险逐渐加大（Marengoni et al.，2011；Garin et al.，2014）。多项研究表明，共患疾病对个体功能、生活质量和死亡风险的影响可能会显著大于这些疾病的单个效应之和，对疾病治疗效果和人群预期寿命也会产生较大影响。该影响不仅取决于并发疾病的数量，也取决于特定疾病的影响及相互作用的方式（Uijen and Van De Lisdonk，2008；Marengoni et al.，2011），因而不应简单地考虑每种疾病各自独立的影响。共患疾病不仅对个人产生影响，还影响家庭以及社会。具体而言，对个人来说，共患疾病可导致痛苦、残疾、丧失自理能力和生活质量的下降；对家庭来说，照顾患有多种疾病的人可能需要花费大量的时间和精力，还会影响照顾者的工作和生活状态；对社会而言，由于患者在残疾状态中生活时间更长，在生产力损失的同时，医疗卫生资源及相关费用显著增加（Rice and Laplanta，1988；Incalzi et al.，1992；Picco et al.，2016）。因此，对共患疾病进行研究，有助于真正理解老龄化及其对社会造成的影响（周峰、宋桂香、许慧慧，2004；Elisa et al.，2015；常峰 等，2018）。

　　本书旨在探究社会经济地位对中国老年人共患疾病的影响，因此在进行模型分析之前，有必要首先对目前我国老年人共患疾病的主要特点及发展情况进行初步的了解。本章使用 CHARLS 2011—2018 年四次调查的横截面数据，对我国老年人共患疾病主要特点及发展趋势进行描述性分析。本部分希望探究的主要问题包括：①我国老年人共患疾病的患病率、患病数量以及共病模式的主要特点如何？②随着时间的推移，我国老年人共患疾病的患病率、患病数量以及共病模式是否在发生改变？变化趋势如何？③不同年龄、性别、城乡和社会经济地位的老年人在共患疾病方面是否存在患病率、患病数量及共病模式的差异？④我国不同地区的老年人，其共患疾病的患病率、患病数量及共病模式是否存在着空间差异？

第一节　老年人慢性疾病患病数量的主要特点及发展趋势

一、老年人慢性疾病患病数量的总体状况

在对共患疾病进行描述性分析之前，首先需要了解我国老年人慢性疾病患病数量的现状和发展趋势。CHARLS 的疾病列表共包含了 14 种中国老年人常见慢性疾病，图 4-1 展示了 2011—2018 年我国 60 岁及以上老年人患慢性疾病数量概率分布的基本情况。从图中可以看出，从 2011 年至 2018 年，患有 0 种和 1 种慢性疾病的老年人的比例逐渐减少，患有 2 种慢性疾病的老年人的比例在这几年间出现不稳定的升降起伏，而患有 3 种及以上慢性疾病的老年人的比例随着时间的推移持续上升。以上发展趋势表明，我国越来越多的老年个体同时患有多种慢性疾病，老年人慢性疾病的共患现象越来越明显。从老年人患有慢性疾病的平均数量方面来看，我国老年人慢性疾病的平均患病数量呈现逐年增长的态势。2011 年慢性病的平均患病数量为 1.66 种，2013 年和 2015 年分别为 1.81 种和 1.91 种，2018 年增长为平均每人患 2.23 种，按照本研究"同时患有两种及以上慢性疾病即为共患疾病"的定义，60 岁及以上的老年人已经开始表现为"人均共患"的状况。以上结果表明，随着时间的推移，我国老年人慢性疾病患病数量逐渐增加，慢性疾病对老年人的健康所产生的影响越来越大，共患疾病逐渐成为我国人口老龄化进程中的关键标签。而慢性疾病患病数量随着时间的推移呈现持续增长趋势的可能原因有以下三个方面：一是中国乃至世界范围内的疾病谱转变，导致慢性病研究的重要性日益增强、疾病负担日益加重（Omran，2005；Yang et al.，2013；WHO，2015）；二是医疗卫生技术的进步延长了患者带病生存的寿命（Boyd and Fortin，2011；Bloom et al.，2015）；三是随着社会的发展，居民健康素养及理念的提升（王萍

等，2010；李英华 等，2015），可能对就医观念和就医行为产生形成和促进作用，从而提高慢性疾病的检出率。

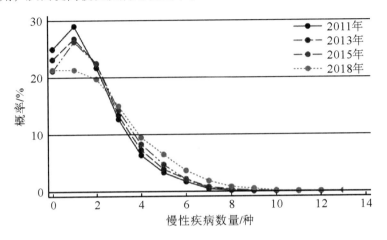

图 4-1　2011—2018 年老年人慢性疾病患病数量概率分布状况

其他同样使用 CHARLS 数据的研究没有同时分析多个年份的共患疾病状况，仅分别给出了单一数据年份的结果，如闫伟 等（2019）使用 CHARLS 2013 年的数据研究并发现我国 60 岁及以上老年人平均每人患有 1.57 种慢性疾病。金琇泽和路云（2019）使用 CHARLS 2015 年的数据研究并发现我国 60 岁及以上老年人平均每人患有 1.61 种慢性疾病。而使用 CHARLS 2018 年数据的共患疾病研究（黎艳娜、王艺桥，2021；刘帅帅 等，2021）并未给出慢性疾病患病数量的情况，虽然暂时无法佐证本研究提出的 2018 年我国老年人已出现"人均共患"的状况，但可以通过对比各研究给出的慢性疾病数量分布情况，得出随着时间的推移我国老年人慢性疾病患病数量逐渐增长的结论。以上各研究的研究结果与本书的数据并不完全一致，可能是数据和变量的处理方式不同所致。

二、不同人口社会特征的老年人慢性疾病患病数量的现状及发展

（一）不同人口特征的老年群体

表 4-1 展示了 2011—2018 年我国 60 岁及以上不同年龄和性别的城乡老年人慢性疾病患病的基本情况。总体来看，不同人口特征的老年人所患慢性疾病的数量存在差异，且随着时间的变化而变化。由于现有的国内共患疾病的相关研究主要关注共患疾病患病率的相关特点，较少针对慢性疾

病患病数量的变化趋势进行探究，因此与其他研究的对比将主要在描述共患疾病患病率的部分进行。

表 4-1　2011—2018 年不同人口特征的老年人慢性疾病患病数量 [$\bar{x}$ (SE)]

		2011 年	2013 年	2015 年	2018 年
年龄/岁	60~69	1.63 (0.04)	1.78 (0.04)	1.81 (0.03)	1.87 (0.03)
	70~79	1.74 (0.06)	1.90 (0.05)	2.08 (0.06)	2.82 (0.05)
	80+	1.58 (0.08)	1.75 (0.08)	2.02 (0.08)	2.63 (0.07)
性别	男性	1.59 (0.04)	1.73 (0.04)	1.81 (0.03)	2.09 (0.03)
	女性	1.73 (0.05)	1.90 (0.04)	2.00 (0.04)	2.36 (0.04)
城乡	城镇	1.76 (0.06)	1.94 (0.07)	2.01 (0.05)	2.27 (0.05)
	农村	1.58 (0.04)	1.72 (0.03)	1.82 (0.03)	2.18 (0.04)
合计		1.66 (0.03)	1.81 (0.04)	1.91 (0.03)	2.23 (0.03)

在年龄方面，从表 4-1 可以看出，随着时间的推移，低龄老年人（60~69 岁）、中龄老年人（70~79 岁）和高龄老年人（80 岁及以上）均表现为慢性疾病患病数量逐渐增长的态势，其中低龄老年人的增长速度较慢，2011—2018 年慢性疾病患病数量平均仅增长 0.24 种，而中龄老年人和高龄老年人增长较快，2011—2018 年分别增长 1.08 种和 1.05 种。图 4-2 表现了各年龄老年人患慢性疾病数量随年龄增长而变化的情况。从图中可以看到，从 2011 年至 2018 年，老年人患慢性疾病数量的倒 "U" 形年龄分布情况越发明显，即老年人患有慢性疾病数量随着年龄的增长呈现出 "先升后降" 的特点。老龄化是共患疾病最一致和最有效的风险因素。随着年龄的增长，老年人多个器官或系统逐渐衰弱，功能丧失，因此较容易同时出现多种慢性疾病（Navickas et al., 2016；周裕良、林亚弟，2017）。同时，慢性疾病通常迁延难愈，具有长期性和累积性的特征，因此随着年龄的增长，老年人患慢性疾病的数量增加，患共患疾病的可能性加大（Van Den Akker et al., 1998；Hudon et al., 2012；刘帅帅 等，2021）。而高龄老年人表现出较中龄老年人患慢性疾病较少的特点，这可能与老年人的死亡选择性相关，即患慢性疾病较多的老年人更容易死亡，存活下来的高龄老年人都是身体更加健康、患有慢性疾病较少的老年人（Vaupel, Manton, and Stalland, 1979；李强、张震，2018），因此出现年龄最高阶段的老年人

慢性病患病数量反而较少的现象。

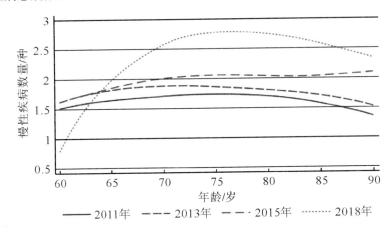

图 4-2　2011—2018 年老年人慢性疾病患病数量分布情况

　　在性别方面，从表 4-1 和图 4-3 可以看出，总体上，男性和女性老年人慢性疾病患病数量逐年增长，且女性老年人的慢性疾病的平均患病数量均高于男性老年人，表明女性老年人的健康状况较男性老年人更差。这与以往关于性别健康差异的相关研究的结果较为一致，其原因可以解释为以下四个方面：首先，女性相较于男性具有特殊体质，更具有疾病易感性，尤其是更年期后，女性雌激素水平降低，导致患高血压、糖尿病等慢性疾病的风险增高（邓应梅、汤哲、吴晓光，2009；Khanam et al.，2011）；其次，女性对疾病的敏感度较高且耐受性较低，就医更加及时和积极，从而促进了疾病的检出（周曾同、邹峥嵘，1994；刘维英 等，2017；刘陆雪，2019）；再次，虽然女性的预期寿命较长，但她们的发病率往往较高，健康状况较差，同时带病生存及功能受限的寿命也较男性长（Cashin，Borowitz，and Zuess，2002；Marengoni et al.，2011；Carmel，2019）；最后，根据社会性别理论，男性和女性在社会经济地位等方面存在着较大的差异（涂丽萍、吴莎，2011），因此在健康方面也存在着性别不平等——女性处于社会、健康和卫生资源配置的劣势地位（刘茂伟，2007；杨菊华，2010；Enroth et al.，2013；钱焊森、马爱霞，2017）。

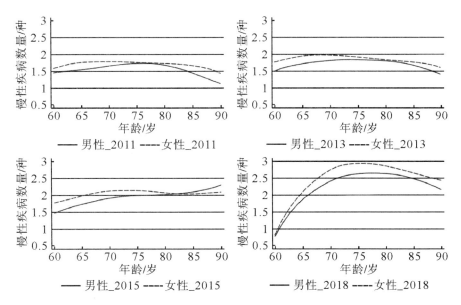

图 4-3　2011—2018 年老年人分性别慢性疾病患病数量分布状况

　　在城乡方面，从表 4-1 和图 4-4 可以看出，总体上，城镇老年人和农村老年人慢性疾病的平均患病数量逐年增长，且各年份、各年龄段的城镇老年人的慢性疾病的平均患病数量均高于农村老年人。这与国内外一些研究结论一致，即城镇老年人患有慢性疾病的数量较农村老年人更多（Alaba and Chola，2013；唐艳明，2018；邱士娟，2020；刘帅帅 等，2021）。此外，《2020 年中国卫生健康统计年鉴》中慢性疾病的城乡差异结果也与本研究结果类似。2008—2018 年，城市居民多种慢性疾病的患病率均远高于农村居民，而消化系统疾病、肌肉骨骼疾病和类风湿关节炎的患病率农村居民均高于城市居民。出现这种状况的原因可能有个体和社区两个层面：从个体层面而言，城市老年人劳动时间及强度不及农村老年人，身体缺乏适当的锻炼，机体抗病力差等；从社区层面而言，城市医疗卫生服务完善，就医便利，老年人预防保健意识强，就诊率高，从而慢性疾病的确诊率高于农村（韩蕊 等，2016）。

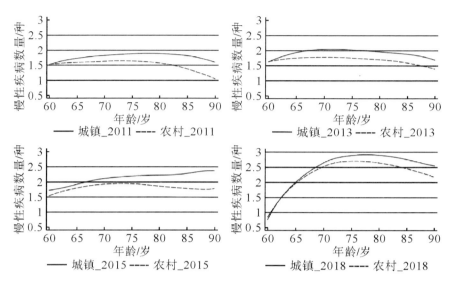

图 4-4　2011—2018 年老年人分城乡慢性疾病患病数量分布状况

（二）不同社会经济特征的老年群体

表 4-2 显示了 2011—2018 年我国 60 岁及以上不同社会经济地位的老年人慢性疾病患病的基本情况，而图 4-5～图 4-7 分别显示了中国 60 岁及以上老年人分教育水平、分职业类型和分收入水平的慢性疾病患病数量分布状况。总体来看，不同社会经济地位的老年人慢性疾病患病数量存在差异，且随时间的变化而变化。

表 4-2　2011—2018 年不同社会经济地位的
老年人慢性疾病患病数量 [$\bar{x}$ (SE)]

		2011 年	2013 年	2015 年	2018 年
受教育程度	文盲	1.56(0.04)	1.72(0.04)	1.88(0.04)	2.30(0.05)
	小学	1.70(0.05)	1.78(0.04)	1.92(0.04)	2.31(0.04)
	初中及以上	1.78(0.07)	2.04(0.12)	2.07(0.08)	2.04(0.05)
第一份工作	农民	1.56(0.03)	1.74(0.03)	——	——
	政府/事业单位	1.88(0.09)	2.08(0.09)	——	——
	企业/机构	2.08(0.12)	2.15(0.13)	——	——
	个体户/其他	1.64(0.08)	1.74(0.08)	——	——

表4-2(续)

		2011年	2013年	2015年	2018年
家庭人均 年收入 水平	低收入	1.54(0.05)	1.65(0.05)	2.00(0.05)	2.34(0.05)
	中低收入	1.64(0.05)	1.76(0.04)	1.93(0.05)	2.26(0.05)
	中高收入	1.58(0.05)	1.96(0.10)	1.95(0.05)	2.13(0.05)
	高收入	1.82(0.07)	1.89(0.05)	1.77(0.05)	2.20(0.06)
合计		1.66(0.03)	1.81(0.04)	1.91(0.03)	2.23(0.03)

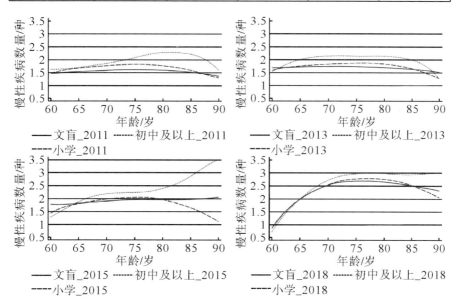

图4-5　2011—2018年老年人分教育水平慢性疾病患病数量分布状况

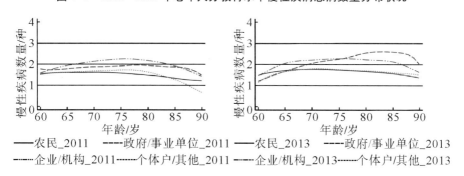

图4-6　2011—2013年老年人分职业慢性疾病患病数量分布状况

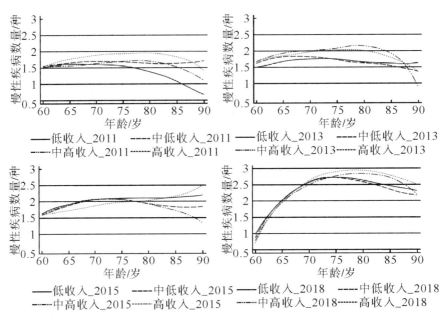

图 4-7　2011—2018 年老年人分收入水平慢性疾病患病数量分布状况

从表 4-2 和图 4-5 可以看出，随着年份的推移，各受教育水平的老年人患有慢性疾病的数量逐渐增长，且基本表现为受教育程度越高，患有慢性疾病的数量越多；但是随着年份的推移，在低龄老年人阶段可以发现不同的趋势，表现为受教育程度高的老年人，患有慢性疾病的数量越少。在职业方面，前述提到，由于 60 岁的老年人有一部分处于未工作的状态，因此直接使用目前老年人的工作情况来分析可能无法反映其社会经济地位（Galobardes et al.，2006；赖妙华，2017），而 CHARLS 问卷中并没有问及其退休前的工作情况，因此本研究以"第一份工作"来间接获得老年人的工作情况，以部分反映老年人的社会经济地位。CHARLS 调查中仅 2011 年和 2013 年对此进行了调查，所以图 4-6 仅显示了这两年的情况。2011 年和 2013 年的情况均显示，第一份工作为政府/事业单位或者企业/机构的老年人，患有慢性疾病的数量总体上在各年龄段均高于职业为农民或个体户/其他的老年人，其中职业为农民的老年人患有慢性疾病的数量在各年龄段均处于较低水平，职业为个体户/其他的老年人与职业为农民的老年人患有慢性疾病的数量较为接近。在家庭人均年收入方面，从表 4-2 可以看出，随着年份的推移，各收入水平的老年人患有慢性疾病的数量逐渐增长。而图 4-7 显示，各年份不同收入水平的老年人，患有慢性疾病的数量变化存在差异。具体来说，2011 年基本表现为老年人的家庭人均年收入水平越高，患有慢性疾病的数量越高，而随着年份的推移，低收入水平老年人的慢性疾病患病数量的相对位置开始升高，尤其是在低龄老年人部分，到 2018 年时，表现为老年人的家庭人均年收入水平越高，患有慢性疾病的数量越低，这与受教育水平的变化趋势相一致；而中高龄老年人仍基本保持家庭人均年收入水平越高，患有慢性疾病数量越高的态势。

通过对我国 60 岁及以上不同社会经济地位的老年人慢性疾病患病数量的基本情况进行描述性分析，可以发现，总体上，随着老年人的受教育水平提高、职业水平提高或者家庭人均年收入水平提高，老年人慢性疾病的患病数量也提高，初步表现为社会经济地位越高的老年人，患有慢性疾病数量越多，健康状况越差。但随着时间的推移，以上关系逐渐发生变化，尤其是低龄老人，表现为受教育水平提高、职业水平提高或者家庭人均年收入水平提高，老年人慢性疾病的患病数量减少。以上结果表明：随着时间的推移，我国老年人慢性疾病的患病情况正在发生变化，即社会经济地位与慢性疾病的关系在逐步变化。但由于目前仅对社会经济地位和慢性疾病患病数量的关系进行了描述性分析，在控制其他相关变量后，不同社会经济地位的老年人是否仍体现出这种差异尚未可知，因此本研究将在后续回归分析的章节进行进一步的分析和解释。

第二节　老年人共患疾病患病率的主要特点及发展趋势

一、共患疾病患病率

本书分别计算了老年人同时患有两种及以上、三种及以上和四种及以上慢性疾病的患病率。表 4-3 显示了 2011—2018 年我国 60 岁及以上老年人的共患疾病患病率及其变化趋势，从中可以看出，老年人共患疾病的患病率呈现逐年上升的趋势。具体来说，2011 年，老年人患有两种及以上慢性疾病的患病率达 46.13%，表明接近一半的老年人同时患有两种及以上慢性疾病，且该患病率随着时间的推移呈现上升趋势；2013 年后均超过50%，甚至于 2018 年接近 60%。同时，患有三种及以上、四种及以上慢性疾病的老年人口的比例也逐渐上升，2018 年分别达到 37.75% 和 22.79%。

以上结果表明，老年人共患疾病的患病率呈现逐年上升的趋势，这与前述老年人慢性疾病患病数量的发展趋势一致，可能原因也与前述一致。

表 4-3 2011—2018 年老年人共患疾病患病率（%）

慢性疾病共患数量	2011 年	2013 年	2015 年	2018 年
两种及以上	46.13	50.15	52.67	57.41
三种及以上	24.47	27.71	30.34	37.75
四种及以上	11.84	14.40	16.12	22.79

目前国内外已有较多学者针对共患疾病进行研究，但其他研究多以单一年份的横截面数据进行共患疾病的现况分析，较少从多个年份探究共患疾病的发展趋势。同时，各研究结果很难进行对比，原因在于各研究采用的共患疾病定义及操作化、数据来源、研究对象等存在差异，导致即使是针对同一地区、同一年龄段的共患疾病研究，得到的患病率、患病模式等也存在差异（Van Den Akker et al.，2001；Fortin et al.，2012）。例如：国内的共患疾病研究中，数据来源包括全国调查数据（如 CHARLS、CLHLS 等）、某地区调查数据［如仅针对某省（自治区、直辖市）的一些社区］、社区卫生服务中心慢病管理数据、医院住院患者或体检数据，研究对象的年龄包括全年龄、45 岁及以上、60 岁或 65 岁及以上、80 岁及以上等年龄群体，疾病列表的疾病种类数从 5 种至不限定疾病数量，由于各研究的不同设置情况，其得出的我国共患疾病的患病率为 11.10%~93.73%不等，范围过大。如果与国外研究进行对比，除了上述已经提到的诸多研究设置的问题，还存在种族、文化、饮食、气候和经济发展等多方面问题，导致研究结果更加不可比。因此下面关于共患疾病患病率的对比仅限于国内共患疾病的研究，以增强与本研究的可比性。

目前较多研究者使用 CHARLS 各年份的横截面数据对共患疾病情况进行研究。由于 CHARLS 给定了包含 14 种疾病的疾病列表，即使研究者对疾病列表进行微调，各研究之间的差异也不会太大，但各研究之间仍然存在选取数据年份和年龄段不一致的问题，导致结果存在差异。本研究通过对比使用 CHARLS 数据的共患疾病相关研究结果发现，2013 年 60 岁及以上老年人共患疾病患病率约为 45%（闫伟 等，2019），而 2015 年 45 岁及以上中老年人共患疾病患病率区间为 31.79%~49.14%（钱焯森、马爱霞，2017；邱士娟，2020；李慧宇，2021；傅利平、丁丽曼、陈琴，2021），60

岁及以上老年人共患疾病患病率区间为43.60%~44.46%（金琇泽、路云，2019；张冉 等，2019），2018年45岁及以上中老年人共患疾病患病率约为53.8%（刘帅帅 等，2021），而60岁及以上老年人共患疾病患病率约为17.4%~65.14%（黎艳娜、王艺桥，2021；孙丹丹 等，2021）。本研究使用CHARLS 2011—2018年各年份的横截面数据，发现60岁及以上老年人的共病患病率从2011年的46.13%上升至2018年的57.41%，与其他同样采用CHARLS数据的研究结果较为类似，即我国老年人的共病患病率为50%左右。

除使用CHARLS数据，尚有其他研究使用其他类型的全国数据对共患疾病进行研究，结果与本研究的结果较为类似。例如孙至佳 等（2021）采用中国慢性病前瞻性研究对我国10个地区成年人进行共病流行特征分析，共纳入13种慢性疾病，结果发现基线调查时（2004—2008年）共病患病率为33.5%，第二次调查时（2013—2014年）共病患病率增长至58.1%。唐艳明（2018）采用CLHLS 2014年数据探究我国60岁及以上共病老年人认知功能现状及其影响因素，结果显示共病患病率为65.53%。张晗 等（2019）采用老年期重点疾病预防和干预项目2015年数据，探究全国6个省份（北京、上海、湖北、四川、云南、广西）60岁及以上老年人常见慢性病的共病现状，结果显示共病患病率为48.63%。王梅杰 等（2021）综合25个横断面研究，对2010—2019年中国中老年人慢性病共病患病率进行了Meta分析，结果显示我国中老年人慢性病共病患病率为41%，近5年慢性病共病患病率与过去5年相比呈增长趋势。

二、各类慢性疾病的单一患病率和共病患病率

表4-4显示了本研究中14类慢性疾病的单一患病率和共病患病率的情况，其中某类疾病的单一患病率指患有该种疾病的患病率（无论是否共患），而某种疾病的共病患病率是指在已患有某种疾病的情况下，该疾病与其他疾病共患的患病率，如已知患有血管疾病的老年人中，还共患有其他疾病的比例，以此来了解该种疾病与其他疾病出现共患的可能性大小。此处的"共病"仅指同时患有两种及以上慢性疾病的状况。对各类慢性疾病的单一患病率和共病患病率进行了解，可进一步明确不同类型慢性疾病的共病特征，为后续探究共病模式提供参考。

表 4-4　2011—2018 年老年人慢性疾病单一患病率及共病患病率

单位:%

疾病类型	单一患病率				共病患病率			
	2011 年	2013 年	2015 年	2018 年	2011 年	2013 年	2015 年	2018 年
关节炎或风湿病	35.86	38.36	37.51	36.35	75.21	77.46	78.95	85.93
高血压	33.94	36.65	39.19	40.99	75.84	80.03	79.46	86.33
消化系统疾病	21.24	23.12	23.95	25.95	79.76	84.30	86.13	89.81
心脏疾病	16.20	16.85	19.78	21.91	90.92	92.11	94.64	94.89
慢性肺部疾病	14.23	15.16	14.14	15.68	85.43	88.63	88.39	93.43
血脂异常	11.18	13.34	16.08	22.34	90.97	94.30	93.18	93.30
糖尿病	7.42	9.48	11.00	13.92	92.51	91.37	91.69	92.60
肾脏疾病	6.20	6.37	7.68	9.84	88.87	90.88	92.38	94.77
哮喘	5.53	6.22	5.81	6.68	93.63	95.65	95.94	98.24
肝脏疾病	4.36	4.68	4.71	8.28	89.96	92.59	91.09	88.56
中风	4.19	4.70	4.37	9.74	95.68	93.71	94.31	91.80
记忆相关疾病	3.21	3.89	3.51	5.46	88.17	89.12	91.58	95.92
情感及精神疾病	1.56	1.40	1.91	2.46	85.38	85.40	88.65	92.44
恶性肿瘤	0.95	1.13	1.44	3.02	81.99	65.84	81.97	84.86

在单一患病率方面,从表 4-4 中可以看出:各类慢性疾病的单一患病率随年份推移发生变化,各类疾病的变化趋势存在差异。关节炎或风湿病的初始患病率较高,2011 年排名第 1,几年间患病率的发展较为平稳,而紧随其后的高血压的患病率逐年上升,于 2018 年达到 40% 以上。消化系统疾病、心脏疾病、血脂异常和糖尿病的患病率逐年上升,其中代谢性疾病(血脂异常、糖尿病)的患病率增长幅度较大,呈现翻倍增长的态势。而慢性肺部疾病的单一患病率多年来小幅波动,维持在较为稳定的水平。其他疾病大体维持着逐年上升的趋势,但单一患病率保持较低水平。值得一提的是,中风的初始单一患病率较低(仅 4.19%),但其 2018 年增长至9.74%,也呈现翻倍增长的态势;而恶性肿瘤的患病率在几年间约增长 2倍(从 0.95% 至 3.02%)。在"后医疗时代",生活方式改变、心理压力和

营养过剩等人为因素已成为导致疾病的关键（Kickbusch，1986；梁浩材，2005）。以上结果表明，与生活方式紧密相关的慢性疾病（如高血压、代谢性疾病、中风等）不仅在各年份的患病率均较高，且随着时间的推移其患病率增幅较大，说明与生活方式相关的慢性疾病负担开始逐渐加重。

在慢性疾病的共病患病率方面，从表4-4中可以发现，所有慢性疾病各年的共病患病率均超过了70%，甚至有的疾病达到了90%以上，且随着时间的推移主要呈现逐年增长的态势。具体来说，中风、心脏疾病、血脂异常、糖尿病和哮喘的共病患病率各年份均达90%以上，表明以上疾病较少单独发生，通常与其他疾病伴随出现，其中哮喘在2018年的共病患病率甚至高达98.24%，具体的共患类型后续进行讨论。高血压、关节炎或风湿病、消化系统疾病和记忆相关疾病的初始共病患病率较低，但逐年增长，8年间增幅均为10个百分点左右。而与之相反的是，中风和肝脏疾病的共病患病率几年间略有降低。通过对各类疾病的共病患病率的分析发现，各类慢性疾病的基础共病患病率较高，且随着时间的推移，疾病之间发生共患的程度持续加深，表明疾病共患对于各类慢性疾病来说逐渐成为常态。因此，在人口老龄化和健康老龄化的背景下，研究老年人慢性疾病的特点、影响程度和发展趋势时如果忽略其共患特点，可能错过重要的信息甚至导致错误的结论，无法充分理解老龄化及其对社会造成的影响（周峰、宋桂香、许慧慧，2004；Elisa et al.，2015；常峰 等，2018）。

三、不同人口社会特征的老年人共患疾病患病率状况

（一）不同人口特征的老年群体

表4-5显示了2011—2018年我国60岁及以上不同年龄、性别和城乡的老年人共患疾病患病率情况。总体来看，各群体老年人患有共患疾病的比例随着时间的推移基本呈现增长的态势，但具体到不同群体略有差异。

表4-5 2011—2018年不同人口特征的老年人共患疾病患病率

单位:%

		2011 年	2013 年	2015 年	2018 年
年龄/岁	60~69	45.33	49.16	49.88	48.91
	70~79	49.06	52.02	56.05	70.74
	80+	41.97	49.84	58.75	68.58

表4-5(续)

		2011 年	2013 年	2015 年	2018 年
性别	男性	44.37	47.67	49.87	54.29
	女性	47.82	52.54	55.30	60.36
城乡	城镇	49.22	52.24	55.94	59.28
	农村	43.72	48.52	49.44	55.55
合计		46.13	50.15	52.67	57.41

在年龄方面，低龄老年人和高龄老年人患有共患疾病的比例低于中龄老年人，其中低龄老年人共患疾病患病率先升高后降低，而中龄和高龄老年人的共患疾病患病率逐年升高，2018 年甚至均达到 70% 左右，画出图形则会呈现倒"U"形的模式（即中间年龄患病率高，两端年龄患病率低）。在性别方面，女性老年人的共患疾病患病率较男性老年人一直保持着更高的增长态势，表明女性老年人受到共患疾病的影响较男性老年人更加严重。在城乡方面，城镇和农村老年人的共患疾病患病率均逐渐增长，但城镇老年人共患疾病的患病率较农村老年人更高。以上结果与前述不同人口特征的老年人患有慢性疾病数量差异的结果一致。

以上结果与其他以全国范围数据为基础的共患疾病研究结果一致（王梅杰 等，2021；崔娟、毛凡、王志会，2016；唐艳明，2018；张晗 等，2019；金琇泽、路云，2019；闫伟 等，2019；刘帅帅 等，2021）。如闫伟等（2019）采用 CHARLS 2013 年横截面数据发现，60 岁及以上老年人共患疾病的患病率随着年龄的增长先升高后降低，70～79 岁的老年人共患疾病患病率最高（50.01%），且女性老年人患病率（46.3%）高于男性老年人（40.8%）。刘帅帅 等（2021）采用 CHARLS 2018 年横截面数据发现，45 岁及以上中老年人共患疾病的患病率随着年龄的增长先升高后降低，65～74 岁的老年人共患疾病患病率超过 67%，且女性老年人患病率高于男性老年人，城乡接合部的女性老年人患病率最高。唐艳明（2018）采用 CLHLS 2014 年数据探究我国 60 岁及以上老年人的共患疾病情况，发现中龄老年人患病率高于低龄老年人和高龄老年人，男性患病率高于女性，城镇老年人患病率高于农村老年人。部分采用我国局部省份的数据的相关研究得出了类似的共患疾病患病率的人口特征差异（陈建 等，2018；张国珍等，2019）。而不同年龄、性别和城乡老年人共患疾病患病率出现差异的原因与前述慢性疾病患病数量的差异解释一致，此处不再赘述。

（二）不同社会经济特征的老年群体

表 4-6 以及图 4-8 至图 4-9 显示了 2011—2018 年我国 60 岁及以上不同社会经济地位的老年人共患疾病患病率的基本情况。总体来看，不同社会经济地位的老年人所患慢性疾病的共患疾病患病率存在差异，且随着时间的推移基本呈现出增长的态势，但具体到不同群体略有差异，该结果与前述不同人口特征的老年人患有慢性疾病数量差异的结果类似。

表 4-6　2011—2018 年不同社会经济地位的
老年人共患疾病患病率　　　　　单位：%

		2011 年	2013 年	2015 年	2018 年
受教育程度	文盲	43.70	48.25	52.17	59.93
	小学	47.10	49.63	52.36	58.97
	初中及以上	48.84	54.61	56.72	52.82
第一份职业	农民	44.11	48.71	—	—
	政府/事业单位	54.78	58.26	—	—
	企业/机构	52.59	55.25	—	—
	个体户/其他	44.35	48.29	—	—
家庭人均年收入水平	低收入	43.22	47.40	55.54	60.23
	中低收入	45.16	49.91	53.18	58.20
	中高收入	44.80	52.26	52.10	54.89
	高收入	49.98	51.22	49.40	56.77
	合计	46.13	50.15	52.67	57.41

在受教育程度方面，表 4-6 和图 4-8 显示，2011—2015 年均基本表现为老年人的受教育程度越高，共患疾病患病率越高，而 2018 年的整体趋势发生逆转，即老年人受教育程度越高，共患疾病患病率越低。各受教育水平的老年人共患疾病患病率随着时间的推移呈增长态势，但是增长速度存在差异。具体来说，受教育程度为文盲的老年人从 2011 年至 2018 年的共患疾病患病率一直保持了较高斜率的增长，受教育程度为小学的老年人共患疾病患病率在 2015 年后涨势加速但仍慢于受教育程度为文盲的老年人，而初中及以上学历的老年人虽然初始共患疾病患病率较高，但 2015 年后就

出现患病率下降的状况。

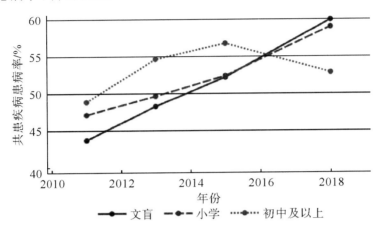

图 4-8　2011—2018 年老年人分教育水平共患疾病患病率分布情况

在职业方面，表 4-6 显示，第一份工作的单位为政府/事业单位以及企业/机构的老年人共患疾病的患病率较高，而职业为农民和个体户/其他的老年人患病率较低。在家庭人均年收入水平方面，从表 4-6 和图 4-9 可以看出，各收入水平老年人的共患疾病患病率虽然随着时间的推移存在波动，但总体呈现逐年增长的态势。而随着时间的推移，不同收入水平老年人共患疾病的患病率曲线在 2014—2015 年出现了交叉，不同家庭人均年收入水平的老年人共患疾病患病率的相对水平出现逆转。具体而言，2011 年和 2013 年显示，家庭人均年收入水平越高的老年人，其共患疾病的患病率越高；而 2015 年和 2018 年基本表现为家庭人均年收入水平越低的老年人，其共患疾病的患病率越高。

由于其他采用全国范围数据的研究多为单一年份的研究，因此无法对比是否同样存在以上时间逆转趋势，仅可参考单一年份共患疾病的相关研究结果。如唐艳明（2018）采用 CLHLS 2014 年数据探究我国 60 岁及以上老年人共患疾病情况，发现受教育水平越高的老年人患病率越高，家庭经济状况越好的老年人患病率越高。张晗 等（2019）采用老年期重点疾病预防和干预项目 2015 年数据发现，老年人受教育程度越高，共患疾病患病率越高。刘帅帅 等（2021）采用 CHARLS 2018 年横截面数据发现，家庭收入越高的老年人，共患疾病患病率越高。同样，对这一现象的进一步解释将在后续回归分析的章节中进行。

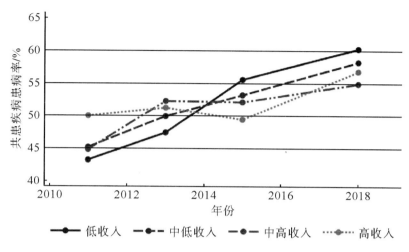

图 4-9 2011—2018 年老年人分收入水平共患疾病患病率分布情况

第三节 老年人慢性疾病共患模式的主要特点及发展趋势

根据根本原因理论，疾病的根本原因具有四个基本特征。其中之一便是影响多种疾病，即疾病的根本原因与多种疾病有关。例如，社会经济地位与心脏病、中风和许多类型的癌症有关，而在单一时间点通过单一机制将社会状况与单一疾病联系起来，忽视了社会因素可能影响健康的多层面和动态过程，从而可能导致对社会因素影响健康的不完全理解（Link and Phelan，1995）。根据该理论，本研究认为：探究疾病的根本原因需要通过探究其对多种疾病的影响过程展开；而共患疾病是一个多种疾病的综合指标，对疾病的根本原因进行探究，不仅应该聚焦于其对共患疾病总体（患病数量和患病率）的影响，还应该进一步探究根本原因对不同共病模式的影响，才能对疾病的根本原因影响健康和疾病的程度做到多层次把握。

在进行慢性疾病的共病患病率分析时，我们明确了各类慢性疾病的基础共病患病率较高且疾病之间发生共患的程度持续加深的特征，但我们并不清楚哪些疾病更容易组合起来，哪些疾病组合的患病率更高、对老年人来说疾病负担更重，也不清楚共病模式是否随着时间的推移发生改变。因此本章将进一步对我国 60 岁及以上老年人慢性疾病的共病模式进行探究，明确最常见的以及关联性最高的二元共病组合，以便为后续探究疾病的根本原因（即社会经济地位）对共患疾病的影响提供多层次研究的基础。由于目前两种疾病共患的患病率较高，因此本研究目前将聚焦于二元共病组合（即同时患有两种疾病的组合），进一步探究我国老年人二元共病组合的患病率、占比情况以及关联情况。

一、老年人二元共病组合的患病率与占比情况

14 种慢性疾病共组成 91 种二元共病组合，表 4-7 显示了 CHARLS 2011—2018 年中国 60 岁及以上老年人患病率前 10 位的二元共病组合情况。总体来说，前 10 位的二元共病组合主要由表 4-4 中单一患病率较高的疾病组合而成，包括高血压、关节炎或风湿病、消化系统疾病和心脏疾病。各二元共病组合在各年份基本保持一致的同时略有差异。2011—2018 年，"高血压+关节炎或风湿病"组合一直稳居患病率第一位，且随着时间的推移患病率逐年增长，"消化系统疾病+关节炎或风湿病"以及"高血压+心脏疾病"分别位于第二和第三位，患病率同样逐年增长。需要注意的是，随着时间的推移，代谢性疾病出现在共患疾病患病率前十位组合中的组合数量逐年增长，从 2011 年仅"高血压+血脂异常"和"高血压+糖尿病"这两种二元组合到 2018 年的四种二元组合（包括"高血压+血脂异常""血脂异常+关节炎或风湿病""血脂异常+心脏疾病""高血压+糖尿病"），表明代谢性疾病在共患疾病中的重要性显著增加，这与代谢性疾病单一患病率显著增加有关。与之相对应，含慢性肺部疾病的二元共病组合的患病率持续下降，并缺席 2018 年的患病率前十位的二元组合。总体而言，含关节炎或风湿病、消化系统疾病、心脏疾病和高血压的二元共病组合持续保持着重要地位。

为进一步了解二元共病组合的情况，本研究分析了各共患疾病的二元组合在所有共患疾病二元组合中所占的比例。表 4-8 显示了 CHARLS 2011—2018 年中国 60 岁及以上老年人占比前十位的二元共病组合。2011—2018 年，"高血压+关节炎或风湿病""消化系统疾病+关节炎或风湿病""高血压+心脏病"持续占据前三位，而"慢性肺部疾病+关节炎或风湿病"的占比持续降低。主要结论与二元共病组合患病率部分类似。

表 4-7 2011—2018 年老年人患病率前 10 位的二元共病组合

年份	顺位	患病模式	患病率/%	年份	顺位	患病模式	患病率/%
2011	1	高血压+关节炎或风湿病	13.00	2013	1	高血压+关节炎或风湿病	15.31
	2	消化系统疾病+关节炎或风湿病	11.49		2	消化系统疾病+关节炎或风湿病	13.33
	3	高血压+心脏疾病	8.96		3	高血压+心脏疾病	9.99
	4	心脏疾病+关节炎或风湿病	7.51		4	高血压+血脂异常	8.68
	5	高血压+血脂异常	7.01		5	高血压+消化系统疾病	8.26
	6	慢性肺部疾病+关节炎或风湿病	6.75		6	心脏疾病+消化系统疾病	8.05
	7	高血压+消化系统疾病	6.63		7	慢性肺部疾病+关节炎或风湿病	7.95
	8	心脏疾病+消化系统疾病	5.05		8	高血压+糖尿病	5.99
	9	高血压+糖尿病	4.80		9	心脏疾病+消化系统疾病	5.84
	10	高血压+慢性肺部疾病	4.78		10	高血压+慢性肺部疾病	5.83

表4-7（续）

年份	顺位	患病模式	患病率/%	年份	顺位	患病模式	患病率/%
2015	1	高血压+关节炎或风湿病	15.40	2018	1	高血压+关节炎或风湿病	17.99
	2	消化系统疾病+关节炎或风湿病	13.72		2	消化系统疾病+关节炎或风湿病	15.03
	3	高血压+心脏疾病	11.90		3	高血压+血脂异常	14.15
	4	高血压+血脂异常	9.99		4	高血压+心脏疾病	13.73
	5	心脏疾病+关节炎或风湿病	9.42		5	高血压+消化系统疾病	12.33
	6	高血压+消化系统疾病	8.95		6	心脏疾病+关节炎或风湿病	10.67
	7	心脏疾病+消化系统疾病	7.14		7	血脂异常+关节炎或风湿病	10.14
	8	血脂异常+关节炎或风湿病	7.05		8	血脂异常+心脏疾病	9.51
	9	高血压+糖尿病	6.91		9	心脏疾病+消化系统疾病	8.91
	10	慢性肺部疾病+关节炎或风湿病	6.69		10	高血压+糖尿病	8.86

表 4-8 2011—2018 年老年人占比前 10 位的二元共病组合

年份	顺位	患病模式	二元组合占比/%	年份	顺位	患病模式	二元组合占比/%
2011	1	高血压+关节炎或风湿病	15.80	2013	1	高血压+关节炎或风湿病	18.00
	2	消化系统疾病+关节炎或风湿病	14.87		2	消化系统疾病+关节炎或风湿病	16.06
	3	高血压+心脏疾病	8.49		3	高血压+心脏疾病	6.40
	4	慢性肺部疾病+关节炎或风湿病	5.10		4	慢性肺部疾病+关节炎或风湿病	5.16
	5	高血压+血脂异常	4.40		5	高血压+消化系统疾病	4.62
	6	高血压+消化系统疾病	4.21		6	高血压+血脂异常	4.48
	7	心脏疾病+关节炎或风湿病	3.70		7	高血压+糖尿病	3.48
	8	高血压+糖尿病	3.03		8	慢性肺部疾病+哮喘	3.43
	9	高血压+慢性肺部疾病	2.79		9	高血压+中风	3.27
	10	肾脏疾病+关节炎或风湿病	2.56		10	心脏疾病+关节炎或风湿病	3.25

表4-8（续）

年份	顺位	患病模式	二元组合占比/%	年份	顺位	患病模式	二元组合占比/%
2015	1	高血压＋关节炎或风湿病	15.45	2018	1	高血压＋关节炎或风湿病	13.82
	2	消化系统疾病＋关节炎或风湿病	13.97		2	消化系统疾病＋关节炎或风湿病	11.28
	3	高血压＋心脏疾病	6.81		3	高血压＋心脏疾病	6.37
	4	高血压＋血脂异常	6.57		4	高血压＋消化系统疾病	5.88
	5	高血压＋糖尿病	5.35		5	高血压＋血脂异常	5.49
	6	高血压＋消化系统疾病	4.95		6	高血压＋糖尿病	3.81
	7	慢性肺部疾病＋关节炎或风湿病	3.51		7	高血压＋中风	3.71
	8	血脂异常＋关节炎或风湿病	3.06		8	血脂异常＋关节炎或风湿病	2.78
	9	慢性肺部疾病＋哮喘	2.88		9	慢性肺部疾病＋关节炎或风湿病	2.67
	10	高血压＋慢性肺部疾病	2.74		10	高血压＋肝脏疾病	2.57

注："二元共患病组合占比"即该共患病二元组合在本研究中所有二元共病组合中所占的比例。

同样，其他相关研究没有同时分析多个年份的共患疾病，仅分别给出了单一年份的数据分析结果，而各研究中各年份患病率较高的慢性疾病和共病模式与本研究结果较为一致，均表现为患病率较高的慢性疾病主要是关节炎或风湿病、高血压和消化系统疾病。较常见的二元共病组合主要为"高血压+关节炎或风湿病""消化系统疾病+关节炎或风湿病""高血压+心脏疾病""高血压+血脂异常/糖尿病"等（钱焊森、马爱霞，2017；金琇泽、路云，2019；闫伟 等，2019；傅利平、丁丽曼、陈琴，2021；黎艳娜、王艺桥，2021；孙丹丹 等，2021）。

二、老年人二元共病组合的相关性分析

O/E 值（observed-to-expected ratios）基于疾病的患病率得出，计算方法为两种疾病的实际患病率（即二元共病组合患病率）除以预期患病率（即两者单一患病率之乘积）（Van Den Bussche et al.，2011）。若两种疾病毫无关联，则其二元共病组合的 O/E 值为 1；O/E 值越高，表明两种疾病共存的概率越大，例如 O/E 值等于 2 则表明该慢性疾病的二元共病组合的患病率比预期高 100%。表 4-9 显示了 CHARLS 2011—2018 年中国 60 岁及以上老年人 O/E 值前 10 位的二元共病组合。

表 4-9 2011—2018 年老年人 O/E 值前 10 位的二元共病组合

年份	顺位	患病模式	O/E 值	年份	顺位	患病模式	O/E 值
2011	1	情感及精神疾病+记忆相关疾病	6.79	2013	1	情感及精神疾病+记忆相关疾病	5.69
	2	中风+记忆相关疾病	5.20		2	慢性肺部疾病+哮喘	4.83
	3	慢性肺部疾病+哮喘	4.60		3	中风+记忆相关疾病	4.21
	4	血脂异常+糖尿病	3.62		4	血脂异常+糖尿病	3.13
	5	肝脏疾病+肾脏疾病	3.07		5	恶性肿瘤+肝脏疾病	2.84
	6	中风+情感及精神疾病	2.91		6	血脂异常+肝脏疾病	2.50
	7	情感及精神疾病+哮喘	2.78		7	慢性肺部疾病+肾脏疾病	2.37
	8	糖尿病+中风	2.54		8	肝脏疾病+心脏疾病	2.31
	9	血脂异常+中风	2.33		9	血脂异常+心脏疾病	2.21
	10	血脂异常+心脏疾病	2.25		10	糖尿病+肝脏疾病	2.19

表4-9（续）

年份	顺位	患病模式	O/E值	年份	顺位	患病模式	O/E值
2015	1	情感及精神疾病+记忆相关疾病	6.56	2018	1	情感及精神疾病+记忆相关疾病	5.14
	2	慢性肺部疾病+哮喘	4.95		2	慢性肺部疾病+哮喘	4.71
	3	中风+记忆相关疾病	3.46		3	中风+记忆相关疾病	3.12
	4	中风+情感及精神疾病	3.23		4	情感及精神疾病+哮喘	2.62
	5	肝脏疾病+肾脏疾病	2.96		5	肝脏疾病+肾脏疾病	2.47
	6	关节炎或风湿病+哮喘	2.67		6	肾脏疾病+记忆相关疾病	2.31
	7	肾脏疾病+情感及精神疾病	2.66		7	血脂异常+糖尿病	2.30
	8	血脂异常+糖尿病	2.65		8	肾脏疾病+情感及精神疾病	2.19
	9	肝脏疾病+情感及精神疾病	2.56		9	心脏疾病+记忆相关疾病	2.11
	10	记忆相关疾病+哮喘	2.16		10	记忆相关疾病+哮喘	2.11

O/E 值显示了与患病率和二元共病组合占比较大差异的二元共病组合排序模式。"情感及精神疾病+记忆相关疾病"持续位于 O/E 值首位。由于该二元组合的两种疾病的单一患病率均较低，因此其共病患病率及二元占比都很低，但是这两种疾病的致病因素之一可能为脑部的器质性病变，存在生理或病理相关性，因此具有较高的疾病关联。"慢性肺部疾病+哮喘"的 O/E 值位于较高水平，二者均为呼吸系统疾病，差异在于发病的具体位置（前者在肺部，后者在支气管），这两种疾病密切的解剖学关联导致存在较高的共患可能性。"中风+记忆相关疾病"的各年 O/E 值均超过 3.0，表明二者存在较大的关联性。中风即脑卒中，包括缺血性脑卒中和出血性脑卒中；由于脑部损伤导致记忆损害、肢体活动不便等问题，这两种疾病存在着生理和病理上的关联性。血脂异常与多种疾病（包括糖尿病、心脏病和肝脏疾病）具有较高的 O/E 值，存在较大的关联性，可以从医学角度进行病理性或生理性解释。需要注意的是，关节炎或风湿病虽然具有较高的单一患病率和二元共病患病率，但与其他疾病的关联却并不密切，各年份均不在 O/E 值排名前 10 的列表之中；高血压也是如此，但由于存在生理性或病理性原因，高血压与心脏疾病、中风和糖尿病的关联略高于其他疾病，O/E 值为 1.5 左右。

与本研究的方法类似，张冉 等（2019）采用 CHARLS 2015 年数据，探究 60 岁及以上老年人的共患疾病现状和患病模式，并计算慢性病共病的 O/E 值，以衡量疾病间的相关性。虽然结果显示的 O/E 值与本研究存在差异，但二元共病组合排序类似，具体表现为在二元共病组合中，"慢性肺部疾病+哮喘"O/E 值最高，其次为"情感及精神方面疾病+与记忆相关疾病""中风+记忆相关疾病"以及"血脂异常+糖尿病"等。除 O/E 值外，目前国内还存在采用其他多种方法探究共患模式的研究，使用方法包括 RR 值（张冉 等，2019）、OR 值（唐艳明，2018；Blümel et al.，2020）、关联分析（任仙龙，2014；唐艳明，2018；王萧萧，2018；付丽英，2019）、聚类分析（孙至佳 等，2021）和网络可视化（黎艳娜、王艺桥，2021）等。由于以上研究所使用的数据以及采用的方法存在差异，所以各研究所得出的共病模式也存在差异，较难进行对比，此处不予详述。

通过综合不同研究的共病模式我们可以发现，常见的共病模式特点与本研究的总结基本一致，即主要符合以下两个方面的特征之一：一是多年以来一直保持较高患病率的疾病组合；二是具有较高生理或病理性关联。

共患疾病的复杂性在于：各种疾病可能因为多种原因共存于同一个体之中，包括偶然因素、共同风险因素、生物因素和老化因素等（Le Reste et al.，2013；Divo et al.，2014；Fabbri et al.，2015）。因此，需要注意的是，研究中观察到的共病模式有时并不代表疾病之间真正的因果关系，可能仅仅是偶然性和偏倚造成的（Valderas et al.，2009）。而从老年学的角度来看，老年人疾病的累积是逐渐丧失恢复力和内环境稳定的标志，衰老的整体性导致了多种慢性疾病的出现，最终表现为老年人共患疾病的高发（Divo et al.，2014；Fabbri et al.，2015a）。因此，研究者如果在共患疾病的研究中获取了关于所研究对象的共病模式，并进一步明确这些疾病的共患原因，就能提出针对共病模式更有效的管理或预防措施，达到"1+1>2"的效果。

第四节　老年人共患疾病的空间分布及发展状况

根据疾病地理学的理念，各地区的经济状况、民族构成、风俗习惯、环境等人文地理要素对疾病的发生、分布及传播产生重要影响（付闻津，1987）。由于中国幅员辽阔，不同地区的人们有着差异较大的气候环境、生活方式、饮食习惯、经济发展和历史文化等，可能对慢性疾病产生不同的影响，从而发展出具有差异性的疾病模式。根据我国的七大自然地理分区，本研究将 CHARLS 调查所涉及的 28 个省（自治区、直辖市）划分为七个地区[①]。下面分地区描述我国老年人共患疾病的空间发展情况。

一、老年人慢性疾病患病数量及疾病类型的空间分布及发展

表 4-10 显示了 2011—2018 年我国不同地区 60 岁及以上老年人慢性疾病患病数量情况。可以看出，各地区的老年人患有慢性疾病的程度均随着年份的增加而增加，但增加的速度有所差异。具体而言，东北地区和西北

---

①　CHARLS 调查所涉及的 28 个省（自治区、直辖市）的具体划分如下：东北地区（黑龙江省、吉林省、辽宁省），华北地区（北京市、天津市、河北省、山西省、内蒙古自治区），华东地区（上海市、江苏省、浙江省、安徽省、江西省、山东省、福建省），华中地区（河南省、湖北省、湖南省），华南地区（广东省、广西壮族自治区），西北地区（陕西省、甘肃省、青海省、新疆维吾尔自治区）和西南地区（重庆市、四川省、贵州省、云南省）。

地区的老年人慢性疾病患病数量的基数较高且保持着增长的态势，而华北地区的老年人最初的慢性疾病患病数量较低，但几年间快速增长，随后成为超过东北地区的慢性疾病"重灾区"。华南地区的老年人慢性疾病患病数量一直保持着较低的水平。以上的地区差异可能与各地的气候条件和饮食习惯等相关，下面将结合各地区各种慢性疾病的单一疾病患病率的比较进一步解释分析。

表 4-10　2011—2018 年不同地区的老年人慢性疾病患病数量 [$\bar{x}$ (SE)]

地区划分	2011 年	2013 年	2015 年	2018 年
东北地区	1.94 (0.12)	2.04 (0.09)	2.13 (0.11)	2.47 (0.12)
华北地区	1.79 (0.09)	2.09 (0.09)	2.23 (0.09)	2.57 (0.08)
华东地区	1.58 (0.05)	1.68 (0.05)	1.74 (0.04)	2.05 (0.05)
华中地区	1.72 (0.06)	1.84 (0.06)	1.96 (0.05)	2.30 (0.06)
华南地区	1.35 (0.15)	1.62 (0.23)	1.64 (0.18)	1.75 (0.09)
西北地区	1.85 (0.18)	1.88 (0.12)	2.06 (0.08)	2.53 (0.10)
西南地区	1.67 (0.07)	1.86 (0.05)	2.01 (0.06)	2.32 (0.07)
合计	1.66 (0.03)	1.81 (0.04)	1.91 (0.03)	2.23 (0.03)

通过对各地区各种慢性疾病的单一疾病患病率进行分析发现，各地区患病率较高的慢性疾病种类较为类似，但具体到某种单一疾病的患病率则存在差异。本研究选择了各地区患病率均较高的六种慢性疾病，以比较不同地区 60 岁及以上老年人患有慢性疾病的疾病类型是否存在差异，具体见图 4-10。

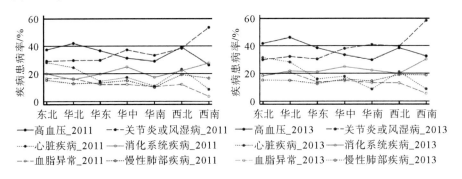

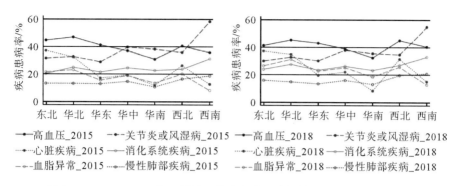

图 4-10　2011—2018 年不同地区的老年人 6 种慢性疾病患病率分布状况

具体而言，高血压和心脏疾病在华北、东北和西北三个北方地区具有较高的患病率，而华南地区和西南地区的患病率较低，体现出显著的南北差异，这可能与南北的气候差异和饮食习惯不同有关。气候条件影响人体的活动能力和营养代谢，因此对慢性疾病会产生重要影响，寒冷和干燥气候将导致心血管疾病、呼吸系统疾病（气管炎、哮喘和肺炎等）的高发（威赫、袁国恩、刘万君，1984；裴浩、敖艳红，2000），因此我国北方地区具有较高的高血压和心脏疾病患病率。在关节炎或风湿病方面，东北地区、华北地区和华东地区的患病率较低，而西南地区关节炎或风湿病的患病率远高于其他地区。关节炎或风湿病患者对于天气改变十分敏感，潮湿和寒冷天气导致疼痛加剧（李晓兰 等，2005）；我国西南地区气候潮湿阴冷，容易导致风湿疾病的发生。而消化系统疾病和慢性肺部疾病在各地区差异较小，其中消化系统疾病与气候变化的关系较密切，人体通过调整来适应气候变化，一旦适应失败则容易出现消化系统疾病（赵立民 等，2003）。相较于其他地区，华南地区和西南地区的高血压、心脏疾病和血脂异常的患病率最低，这可能与南部地区温暖气候以及饮食习惯相关（陈传康，1994）。因此，生活于东北地区、华北地区和西北地区的老年人易患的慢性疾病（高血压、心脏病、血脂异常等）的总体患病率较高，从而导致以上地区老年人慢性疾病患病数量的基数或增幅较大；西南地区由于关节炎或风湿病、消化系统疾病以及高血压患病情况较为突出，因此也表现为慢性疾病患病数量居高不下的态势；而华南地区各种疾病的患病率均处于较低水平，因此慢性疾病患病数量总体也表现为低水平状态。

二、老年人共患疾病患病率及共病模式的空间分布及发展

表 4-11 显示了 2011—2018 年我国不同地区 60 岁及以上老年人共患疾病的患病率情况。可以看出，各地区的老年人共患疾病患病率总体上均保持较高水平，且随着时间的推移呈持续增长的态势。2011 年，东北地区的老年人共患疾病患病率最高，为 52.27%，随后持续增长至 59.27%。而华北地区、华中地区、西北地区和西南地区虽然初始共病患病率低于东北地区，但其保持着快速增长的态势，2018 年其共患疾病患病率均超过了 60%，成为超过东北地区的共患疾病"重灾区"。华东地区和华南地区的老年人共患疾病患病率同样保持持续增长态势，其中华南地区一直保持着较低水平。由此可见，我国各地区老年人的共患疾病情况均较为严重，需要进一步得到重视。

表 4-11 2011—2018 年不同地区的老年人共患疾病患病率 单位：%

地区划分	2011 年	2013 年	2015 年	2018 年
东北地区	52.27	53.52	58.39	59.27
华北地区	49.38	58.24	58.88	61.63
华东地区	44.13	46.35	48.00	54.59
华中地区	46.82	51.53	54.53	60.26
华南地区	38.15	42.28	46.75	47.10
西北地区	49.05	51.50	56.30	63.05
西南地区	48.27	53.88	55.83	60.85
合计	46.13	50.15	52.67	57.41

在共病模式方面，与各地区单一慢性疾病的患病模式类似，由于各地区患病率较高的疾病类型差别较小，因此各地区主要的二元共病组合也呈现与总体类似的状况，在此不再赘述。

总体而言，虽然我国各地区老年人的共患疾病现状都不容乐观，但不同地区在慢性疾病患病数量、共患疾病患病率以及单一疾病患病率方面还是存在差异性。由于气候和饮食习惯等因素，我国北方地区老年人的慢性疾病患病数量和共患疾病患病率总体上高于南方地区。目前我国其他共患疾病研究注意到了共患疾病的地区差异，但是对地区的划分方式与本研究不同。如唐艳明（2018）采用 CLHLS 2014 年数据，将中国划分为东部、

中部和西部三个地区，探究不同地区之间老年人共患疾病患病率的差异，结果发现东部地区老年人共患疾病患病率（36.43%）高于西部地区（32.70%）和中部地区（31.41%）。同样，崔娟、毛凡和王志会（2016）使用 2010 年中国慢性病及其危险因素监测调查数据，将中国划分为东部、中部和西部三个地区以探究老年人共患疾病患病率的状况，结果发现东部地区和中部地区慢性疾病和共患疾病的患病率均明显高于西部地区。为进行对比，本书同样将 CHARLS 调查所涉及的 28 个省（自治区、直辖市）划分为东部、中部和西部三个地区[①]，并分别加权计算三个地区各自的共患疾病患病率。表 4-12 显示了 2011—2018 年我国东中西部地区 60 岁及以上老年人共患疾病的患病率情况。

表 4-12　2011—2018 年东中西部地区的老年人共患疾病患病率

单位:%

地区划分	2011 年	2013 年	2015 年	2018 年
东部地区	43.28	46.91	49.03	52.69
中部地区	47.67	51.77	54.78	60.32
西部地区	48.52	53.18	55.96	61.50
合计	46.13	50.15	52.67	57.41

结果显示，随着年份的推移，各地区老年人共患疾病患病率均呈现逐年增长的态势。西部地区的共患疾病患病率略高于中部地区，同时中部和西部地区共患疾病患病率均远高于东部地区，且地区间差距逐渐增大。但该结果与前述其他研究的结果存在差异，可能原因在于各研究采用了不同的数据进行分析，且不同研究划分的东、中、西部地区所包含的具体省份存在差异。前面提到，慢性疾病会受到气候条件、生活习惯、经济发展、历史、民族、文化等因素的影响，因此在分析中采用七大自然地理分区法较三大社会经济发展分区法能够更准确及详尽地探究共患疾病在不同地区的分布和发展情况。

---

① CHARLS 调查所涉及的 28 个省（自治区、直辖市）的具体划分如下：东部地区（北京市、天津市、河北省、山东省、江苏省、浙江省、上海市、福建省、广东省、辽宁省、广西壮族自治区），中部地区（河南省、湖北省、湖南省、安徽省、江西省、内蒙古自治区、黑龙江省、吉林省、山西省），西部地区（陕西省、甘肃省、青海省、新疆维吾尔自治区、重庆市、四川省、贵州省、云南省）。

第五节　本章小结

一、主要结论

本章使用 CHARLS 2011—2018 年四次调查的横截面数据，主要从老年人慢性疾病患病数量、共患疾病患病率、共病模式以及共患疾病空间分布这四个方面，对我国老年人共患疾病的基本状况及发展趋势进行了描述性分析。

研究发现，我国 60 岁及以上老年人慢性疾病的平均患病数量逐年增长，从 2011 年的 1.66 种增长至 2018 年的 2.23 种，越来越多的老年个体同时患有多种慢性疾病，开始表现为 "人均共患"。在共患疾病患病率方面，我国老年人 2011 年患有两种及以上慢性疾病的患病率达 46.13%，且该患病率随着时间的推移呈现上升趋势，2013 年开始超过 50%，表明共患疾病在我国老年人口中患病率较高，已成为不可忽视的影响健康的重要方面。此外，不同人口社会特征的老年人所患慢性疾病的数量以及共病患病率存在差异，表现为：慢性疾病患病数量随年龄变化而增长的倒 "U" 形模式越发明显，低龄老年人和高龄老年人慢性疾病患病数量以及共病患病率较低；女性老年人的慢性疾病患病数量和共病患病率均高于男性老年人；城镇老年人的慢性疾病患病数量和共病患病率均高于农村老年人；老年人的社会经济地位与慢性疾病患病数量和共病患病率的关系最初表现为社会经济地位越高，老年人慢性疾病患病数量和共病患病率越高，而随着时间的推移，二者的关系从正相关逐渐逆转为负相关，预示着我国老年人口疾病发展格局的转变态势。

在慢性疾病共患模式方面，通过对我国老年人二元共病组合的患病率、二元组合占比情况以及 O/E 值进行分析，可以总结出对我国老年人影响较大的慢性疾病二元共病组合。具体而言，对我国老年人具有重要影响的二元共病组合应该具备以下两个条件之一：一是多年以来一直保持较高患病率的疾病组合；二是具有较强生理或病理性关联，容易出现共患的疾病组合，如 "高血压+关节炎或风湿病" "消化系统疾病+关节炎或风湿病" "慢性肺部疾病+关节炎或风湿病" "高血压+心脏疾病" "血脂异常+糖尿病" 等。此外，通过分析慢性疾病的共病患病率可以发现，心脏疾病、血脂异常、糖尿病、哮喘和中风较少单独发生，通常与其他疾病伴随出现，具有较大的共患可能性。

在老年人共患疾病的空间分布方面，东北地区和西北地区的老年人慢性疾病的患病数量和共病患病率明显高于其他地区，而华南地区一直保持着较低的水平，同时具体疾病的患病率在不同地区存在差异。此外，华北地区、华中地区、西北地区和西南地区老年人的慢性疾病患病数量和共患疾病患病率保持着快速增长的态势，已成为共患疾病的"重灾区"，而华南地区的老年人慢性疾病患病数量和共患疾病患病率一直保持着较低的水平。

二、关于共患疾病变量操作化的两点思考

目前共患疾病研究的关键一步是创建一个一致的共患疾病定义和标准化指标，然后在不同的环境和人群中进行验证（Fabbri et al.，2015），因此需要从多个方面进行考虑。本书针对阈值的选择以及疾病数量和类型的选择这两个方面提出一些思考和建议。

（一）阈值的选择

共患疾病的定义在国际上存在争议，目前大部分研究认为共患疾病是指"个体同时存在两种及以上的疾病"的状态，并将该定义用于共患疾病的研究之中（Van Den Akker et al.，1998；Blümel et al.，2020；Zou et al.，2020；Bisquera et al.，2021）。而有研究者认为，一个人同时患有两种及以上的疾病和三种及以上的疾病在概念上存在很大的不同，应该将个体同时患有两种及以上的慢性疾病称为"共病"，而同时患有三种及以上的慢性疾病称为"复杂共病"[①]，而不是放置于统一标签之下（Harrison et al.，2014）。经过经验性探究，一些研究者认为应该将共患疾病的判断阈值提高到三种及以上，原因在于老年人同时患有两种及以上的慢性疾病的患病率非常高，而三种慢性疾病的标准被认为是更有效的分界点，而不是通常的两种慢性疾病的标准（Van Den Akker et al.，1998；Van Den Bussche et al.，2011）。使用两种及以上的疾病来识别比例如此之高的共患疾病患者，将导致特异性的缺乏；而三种及以上的疾病能够提供更大的差异性，便于更好地识别出具有更多卫生需求的人群，因此至少有三种疾病可以被认为

---

① "复杂共病"定义为三种或多种慢性疾病同时发生，影响一个人体内三种或多种不同的身体系统，但不定义指标性慢性疾病（index chronic disease）（Harrison et al.，2014）。

是衡量多病的更好方法（Fortin et al.，2012；Harrison et al.，2014）。

本研究结果显示，我国老年人患有两种及以上的慢性疾病的患病率约为50%，在能够较好区分共患疾病患病人群和非患病人群的情况下，保证了拥有足够数量的案例进行后续分析；而将阈值提升到三种及以上反而导致患病人群较少而缺乏足够的案例数。一些研究的研究对象为慢性疾病患病率较高的人群（如80岁及以上、女性、住院人群等）（吕宪玉 等，2016；刘国栋 等，2018；陈静 等，2018；Blümel et al.，2020），导致共患疾病的患病率非常高，难以对共患疾病患病人群和非患病人群进行较好的区分和分析，此时可以考虑适当提高阈值。

因此，本书认为，共患疾病应该统一使用"两种及以上"作为基础的定义标准，任何个体同时患有两种及以上的疾病均可划归共患疾病的人群。而在实际的研究中，对于具体的阈值使用，研究者可以根据研究对象的年龄和患病情况更加灵活地进行选择，原则在于如何更有效地识别具有重大风险的人群，以判断卫生资源利用的有效方向。总体而言，共患疾病的阈值不需要完全统一，可以根据研究对象和研究目的等进行适当调整，但必须在研究方法部分进行详细说明，以供其他研究者进行对比和参考。

（二）疾病数量和类型的选择

共患疾病列表中纳入具有较高患病率的疾病具有统计和实践的优势。由于其高度流行的特征，因此与其他疾病共同出现的概率较高，同时对较大范围的人群产生影响，其研究结果具有更广泛的实际意义（Van Den Akker et al.，2001）。但过分关注高患病率的疾病可能意味着较少关注甚至忽视患有低程度流行疾病的人群，同时排除大量疾病也有可能导致关于共患疾病的研究得出与实际不同的结果，即限制越多，代表性越差（Van Den Akker et al.，2001）。

本书综合各项研究结果后发现，在控制研究对象年龄（如60岁及以上）以及数据来源（如普通人群调查）的情况下，如果共患疾病的列表确保纳入了在我国人群中患病率较高、疾病负担较重的疾病，即数量不低于包括这些疾病后的数量，那么所得出的共患疾病患病率、常见共病模式以及不同人群共病患病率的情况基本不会存在较大的差异。具体来说，当疾病列表所囊括的疾病数量很少时，所得出的共患疾病患病率通常较低，如崔娟、毛凡和王志会（2016）虽然采用了全国慢性疾病监测数据，但疾病列表仅5种，60岁及以上老年人的共病患病率为20.57%；贾勇 等

（2016）对辽宁丹东市 55 岁及以上人群进行调查，所用疾病列表为 9 种，共患疾病患病率为 29.03%。而当疾病列表中的疾病数量很多时，只要包含了患病率较高的疾病类型，虽然得出的共患疾病患病率会较疾病数量很少时高，但差异不会太大。例如周玉刚 等（2017）利用沈阳市 2015 年某社区卫生服务中心的数据和无特定疾病列表，得出老年人的共患疾病患病率为 40.02% 的结论。另有研究分别采用 20 种和 28 种疾病列表，得出老年人共患疾病患病率分别为 49.4% 和 43.0% 的结论（王萧萧，2018；张国珍 等，2019）。

Fortin 等（2012）一致认为任何 12 种患病率较高的疾病都足以准确预测共患疾病，因此研究中应至少包括 12 种对人群造成最大负担的、最常见的慢性病，该结论与 Harrison 等（2014）的结论一致。Diederichs 等（2011）同样认为，对于共患疾病的研究在数据可及的情况下，疾病列表中至少应列出老年人普遍存在的 11 种慢性疾病（包括癌症、糖尿病、抑郁、高血压、心肌梗死、慢性缺血性心脏病、心律失常、心功能不全、中风、慢性阻塞性肺病和关节炎）。有研究者在对比一些欧洲人群的共患疾病的研究中也发现了这样一个事实，即纳入疾病的数量并不影响总体结果，只要所有研究都包括所关注对象的最普遍的疾病，共患疾病的研究即存在可比性，可以在不同的研究中发现类似的共患情况（Schiøtz et al.，2017）。

总体而言，对于如何解决共患疾病研究中所纳入的疾病数量缺乏标准化操作方法的问题，本研究得出了与其他研究者一致的建议：至少应包括目标人群中患病率较高的、疾病负担较重的 10 种及以上疾病，然后在此基础上纳入数据所能涵盖的尽可能多的疾病类型进行分析。

第五章 个体社会经济地位对老年人共患疾病的影响

社会经济地位是一个描述个体、家庭、邻里或一些其他集合体创造或消费社会认为具有价值的商品的能力的概念（Hauser and Warren, 1997），可以通过多样的因果路径影响健康（王甫勤，2012；黄洁萍、尹秋菊，2013；艾斌、王硕、星旦二，2014）。而社会经济地位对健康造成的影响不能通过研究似乎将其与疾病联系起来的机制来消除，因此被认为是导致疾病的根本原因之一（Link and Phelan, 1995；焦开山，2014）。前面提到，共患疾病对个体、家庭和社会都将产生较大影响（Rice and Laplanta, 1988；Incalzi et al., 1992；Picco et al., 2016），而聚焦单一疾病容易低估社会因素对健康造成的影响，对多种疾病的结局进行关注，才能真正全面地理解社会因素对健康和疾病的作用（Link and Phelan, 1995）。目前已有研究者对社会经济地位和共患疾病的关系进行研究，但存在较多不足：首先，研究主要集中于欧美国家，反映西方人群的特征，尚无研究对中国就二者的关系进行系统的探究；其次，由于各研究使用的数据和变量不同，研究结论存在较大差异。

本章将在第四章我国老年人共患疾病的描述性分析的基础上，使用CHARLS 2011—2018 年的横截面数据，对我国老年人社会经济地位影响共患疾病的情况进行探究。共患疾病乃反映整体健康的一种指标，通过探究社会经济地位对共患疾病的影响情况，我们可以更加全面地认识社会经济地位对健康的作用。这一部分将要解决的主要问题包括：①老年人的社会经济地位是否对共患疾病产生影响（包括对患有共患疾病的可能性、患病数量以及共患模式的影响）？②随着时间的推移，老年人社会经济地位对共患疾病的影响是否发生变化？③如果二者存在显著关系，那么社会经济地位与共患疾病之间的关系的具体中介机制如何？社会因素和生物因素在该关系中是否存在多重中介作用？

第一节　数据与测量

一、数据处理

本章使用的数据为 CHARLS 2011—2018 年的个体信息数据，以及 2011 年的体检数据和血检数据。其中在探究社会经济地位对共患疾病的影响时，采用 CHARLS 2011—2018 年各年份的横截面数据，而探究社会经济地位影响共患疾病的中介机制时，使用 CHARLS 2011 年的个体信息数据、体检数据和血检数据。本章各阶段缺失值处理的思路因使用的统计方法不同存在差异。具体思路和方法如下：

在第一阶段，主要分析社会经济地位与共患疾病的关系，因此主要参与分析的相关变量为共患疾病、社会经济地位以及人口基本特征等。从第四章的分析结果可见，不同年份社会经济地位与共患疾病的关系可能存在差异，因此本阶段一方面关注 2011 年社会经济地位对共患疾病的影响，另一方面将分析 2011—2018 年各年份社会经济地位对共患疾病的影响，以观测其作用的变化情况。由于 2015 年和 2018 年缺乏第一份工作变量，因此在各年份的分析时仅纳入受教育水平和家庭人均年收入水平这两个变量来代表社会经济地位；而 2011 年数据分析时将纳入受教育水平、第一份工作和家庭人均年收入水平这三个变量，因此 2011 年的数据缺失情况存在差异。其他年份经过处理后的缺失较少，在可容忍的范围内。2015 年受教育水平变量存在大量缺失，导致最终案例数的缺失较多。

对于缺失值的处理，目前较多研究者使用多重插补法，通过形成若干个完整的数据集，将数据的不确定性考虑在内，使得统计推断更为可靠（李圣瑜，2015）。因此本研究将采用多重插补法对 2015 年数据中受教育水平变量的缺失值进行插补；其余各年份的变量缺失情况在可接受范围内，因此不进行插补，采用删除缺失案例的方法进行处理。表 5-1 显示了对关键变量进行处理后各年份案例的缺失情况。

表 5-1　CHARLS 2011—2018 年数据案例缺失情况

	情况 1	情况 2			
	2011 年	2011 年	2013 年	2015 年	2018 年
案例总数/个	7 689	7 689	8 915	9 982	11 054
完整案例数/个	7 049	7 526	8 284	7 922/9 573	10 214
缺失率/%	8.32	2.12	7.08	20.64/4.10	7.60

注：①情况 1 即社会经济地位变量包含受教育水平、第一份工作和家庭人均年收入水平三个变量；情况 2 即社会经济地位变量仅包含受教育水平和家庭人均年收入水平两个变量；②2015 年所在列显示了受教育水平变量进行缺失值插补前后的数值，左边为插补前完整案例或缺失率数值，右边为插补后对应数值。

在第二阶段，主要探究社会经济地位与共患疾病关系的中介机制，拟采用 Mplus 软件进行分析。Mplus 软件是一款结构方程模型的分析软件，当数据中存在缺失值时，只要对缺失值按软件要求进行了定义（ANALYSIS 语指令中的 TYPE = MISSING），就可采用全信息最大似然法（full information maximum likelihood，FIML）进行模型估计。FIML 估计法相较于传统删除缺失值的方法更具优势，其可以将所有可用信息用于数据分析，既可以用于完全随机缺失数据，也可用于随机缺失数据，在缺失数据量较大时，使用 FIML 法可以在利用更多信息的情况下得到较为可靠的结论（王济川、王小倩、姜宝法，2011）。社会因素系中介机制的分析对象，所选择的社会因素相关变量缺失较少，因此将直接在 Mplus 软件中应用 FIML 法进行模型分析。生物因素也是中介机制的分析对象，由于并非所有案例均参加了体检和血检，初步处理后，生物综合指标 AL 指数缺失3 330例，缺失率高达 43.3%，为确保结果的准确性，将在 FIML 分析的基础上，进一步采用多重插补的方法进行再次分析并进行结果对比。

二、变量测量

本章的主要变量包括人口特征变量、慢性疾病变量、社会经济地位变量、社会中介因素变量和生物中介因素变量。2011 年变量的描述性分析见表 5-2，2011—2018 年变量的描述性分析见表 5-3。

表 5-2　CHARLS 2011 年数据各变量的描述性分析情况（ $N = 7\ 049$ ）

变量	均值（标准误）/比例（%）	变量	均值（标准误）/比例（%）
1. 慢性疾病患病情况		第一份工作（农民＝0）	
慢性疾病数量	1.66(0.04)	政府/事业单位	9.14
患有慢性疾病（否＝0）	75.12	企业/机构	12.22
患有共患疾病（否＝0）	46.16	个体户/其他	8.39
2. 基本人口社会变量		家庭人均年收入水平（低收入＝0）	
年龄（以 60 岁为基准进行对中处理）	9.03(0.14)	中低收入	22.22
男性（女＝0）	49.08	中高收入	24.34
有配偶（无＝0）	75.27	高收入	29.29
城镇（农村＝0）	42.72	家庭人均年收入（对数）	7.67(0.09)
常规体检（无＝0）	59.91	**4. 社会中介因素**	
医疗保险（无＝0）	93.26	居住条件	3.05(0.06)
3. 社会经济地位变量		非健康行为	1.21(0.02)
受教育水平（文盲＝0）		抑郁得分	8.90(0.15)
小学	42.85	**5. 生物中介因素**	
初中及以上	20.16	AL 指数	2.28(0.04)
受教育年份	4.72(0.12)		

注：①部分变量存在缺失值：居住条件缺失 11 例，非健康行为缺失 2 例，心理因素缺失 102 例，AL 指数缺失 3 324 例；②表中数据为加权后的结果。

表 5-3　CHARLS 2011—2018 年数据各变量的描述性分析情况 $[\bar{x}(\mathrm{SE});\%]$

	2011 年（ $N = 7\ 526$ ）	2013 年（ $N = 8\ 284$ ）	2015 年（ $N = 9\ 573$ ）	2018 年（ $N = 10\ 214$ ）
1. 慢性疾病患病情况				
慢性疾病数量	1.66(0.03)	1.82(0.04)	1.91(0.03)	2.23(0.03)
患有共患疾病（否＝0）	46.14	50.31	52.61	57.50

表 5-3(续)

	2011 年	2013 年	2015 年	2018 年
	(N=7 526)	(N=8 284)	(N=9 573)	(N=10 214)
2. 基本人口社会变量				
年龄(以 60 岁为基准进行对中处理)	9.37(0.14)	9.37(0.13)	9.12(0.15)	9.22(0.13)
男性(女=0)	48.97	49.43	48.79	48.64
有配偶(无=0)	74.13	75.76	77.33	78.16
城镇(农村=0)	42.99	43.42	49.84	49.89
常规体检(无=0)	59.23	79.58	85.91	90.64
医疗保险(无=0)	93.35	95.82	89.94	97.02
3. 社会经济地位变量				
受教育水平(文盲=0)				
小学	42.22	42.27	43.25	41.97
初中及以上	19.98	21.88	24.61	29.90
家庭人均年收入水平(低收入=0)				
中低收入	22.33	22.57	16.75	21.57
中高收入	24.68	24.08	22.67	23.67
高收入	29.24	27.90	26.97	32.88

注:表中数据为加权后的结果。

本章主要因变量为慢性疾病患病情况,以多种形式呈现,包括慢性疾病的患病数量、是否患有慢性疾病以及是否患有共患疾病,并且将针对重要的二元共病组合进行分析,以探究社会经济地位对不同的共患疾病组合是否产生差异性的影响。共患疾病的具体测量方法详见第三章。从表 5-2 和表 5-3 可见,2011—2018 年,我国 60 岁及以上老年人患有慢性疾病的平均数量以及共患疾病患病率逐年增长。

主要自变量为社会经济地位指标,包括个体的受教育水平、第一份工作以及家庭人均年收入水平。在具体分析的过程中,个体的受教育水平和家庭人均年收入水平采用两种形式:在分析社会经济地位与共患疾病的关系阶段,将采用分类变量的形式,其中受教育水平划分为文盲、小学和初中及以上三个类别,家庭人均年收入水平划分为低收入水平、中低收入水平、中高收入水平和高收入水平四个类别；在分析中介机制阶段，由于连续变量在路径分析中具有分析便利且易于解释的特点，因此采用受教育年份和家庭人均年收入对数这两种形式，而第一份工作将处理为农民（参照组）和非农民这两个类别。主要中介变量包括居住条件、非健康行为、心理因素和 AL 指数，其中前三个为社会中介因素，最后一个为生物中介因素，具体测量方法详见第三章。控制变量主要包括年龄、性别、居住地、是否有配偶、是否进行过常规体检和是否拥有医疗保险，为方便解释，将年龄以 60 岁进行对中处理。

第二节　研究方法

本研究均在数据加权情况下展开，同时根据分析目的不同和因变量形式不同，采用不同的统计方法进行分析。

一、Logistic 回归模型

当因变量为是否患有共患疾病、是否患有慢性疾病以及是否患有某种二元疾病组合时，由于因变量为二分类变量，因此采用 Logistic 回归模型进行分析。

Logistic 回归模型的基本表达式如下：

$$\text{logit}(p_i) = \ln\left(\frac{p_i}{1 - p_i}\right) = \sum \beta_i x_i \qquad (5\text{-}1)$$

其中 p_i 表示对于个体 i 而言发生某个事件的概率，p_i 与 $(1 - p_i)$ 之比即为事件发生与不发生的概率之比，即发生比（odds）。β_i 为对应自变量的系数，解释为 x_i 的变化对 $\text{logit}(p_i)$ 的作用，即 x_i 变化 1 个单位发生某事的概率是不发生的概率的 $\exp(\beta_i)$ 倍。Logistic 回归通过最大似然估计法（maximum likelihood estimate，MLE）求解参数。

二、补对数-对数模型

在二值选择模型中，有时候事件发生的概率非常小，称为稀有事件（rare events）（陈强，2014）。本研究中，某些二元共病组合的患病率低于 5%，可以看作稀有事件。在稀有事件分析中，被解释变量存在大量 0 值，将导致一般的 Logistic 回归在参数估计、统计推断和预测概率方面均可能存在偏差，因此需要对其进行校正。通常有两种方法解决稀有事件偏差：方法一，继续使用 logistic 回归模型，对由稀有事件造成的小样本偏差 $bias(\hat{\beta})$ 进行估计，然后对原 logistic 回归模型的估计系数进行修正，得到"偏差修正估计"，即 $[\hat{\beta} - bias(\hat{\beta})]$，此时估计的标准误差也得到修正；方法二，使用非对称的"极值分布"（extreme value distribution），得到互补对数-对数模型（Complementary Log-Log Model）（又称互补双对数模型），其事件发生概率为：

$$p = P(y = 1 \mid x) = F(x, \beta) = 1 - \exp\{-e^{x'\beta}\} \qquad (5-2)$$

由于极值分布左偏，在互补对数-对数模型中，事件发生概率 p 趋于 1 的速度快于趋于 0 的速度，该性质对应于稀有事件的情形（陈强，2014）。本研究采用互补对数-对数模型对患病率低于 5% 的二元共病组合作为因变量时的情形进行分析。

三、负二项回归模型

当因变量为慢性疾病的患病数量时，符合计数变量的特征，因此需要采用计数变量对应的统计模型进行分析（陈强，2014）。通过对 2011 年的因变量进行描述性分析我们可以看到，其非加权均值为 1.64，方差为 2.19，为过离散，可能需要采用负二项回归模型分析，同时没有患任何慢性疾病的案例数（即 0 值）占比约为 25%，需要判断是否需要采用零膨胀回归。由于本研究的分析均在加权下进行，无法得到似然函数值，因此无法进行嵌套模型的似然比检验以及 AIC 和 BIC 的计算，所以通过绘制不同统计方法的预测概率值图形对模型的拟合情况进行直观比较，结果发现负二项回归以及零膨胀负二项回归和本研究的观测数据较为吻合，两者基本上没有显著差异。由于数据加权情况下无法进行 Vuong 检验（判断是否存在零膨胀的问题），因此以非加权的数据进行一次零膨胀负二项回归的 Vuong 检验，结果显示 p 大于 0.05，由此可知负二项回归与零膨胀负二项回归不存在显著差异，所以本研究将采用负二项回归进行分析。

负二项回归是泊松回归在变量过离散情况下的特殊形式，属于对数线性模型的一种，其条件期望函数的对数表达式为：

$$\ln(\lambda_i) = \sum \beta_i x_i + \varepsilon_i \qquad (5-3)$$

其中 λ_i 为个体 i 事件发生的平均次数，β_i 为对应自变量的系数，解释为 x_i 的

变化对 $\ln(\lambda_i)$ 的作用，而 ε_i 表示条件期望函数中不可观测部分或个体的异质性（陈强，2014）。负二项回归的结果解释方法与对数线性模型类似。

Logistic 回归模型、补对数-对数模型以及负二项回归模型的分析均借助 Stata 16.0 软件进行。

四、多重中介分析

本部分探究社会因素和生物因素在社会经济地位对共患疾病的影响过程中的中介作用，将对社会经济地位影响共患疾病进行基于结构方程模型的多重中介效应（multiple mediation）分析，以确定社会经济地位、社会因素、生物因素和共患疾病之间的路径关系。

结构方程模型（structural equation modeling，SEM）是一门基于统计分析技术的研究方法学，能够用来对复杂的多变量的研究数据进行探究与分析（邱皓政、林碧芳，2019），同时 SEM 为减少数据分析中观测变量测量误差的影响提供了一个机制或平台，可同时评估测量的质量并检测潜变量之间的因果关系（王济川、王小倩、姜宝法，2011）。因此，通过建立结构方程模型进行多重中介效应分析，不仅可以同时处理显变量和潜变量，还可以同时分析多个自变量、多个中介变量和多个因变量之间的关系（方杰 等，2014a）。根据多个中介变量之间的关系，多重中介模型可以分为并行多重中介模型、链式多重中介模型和复合式多重中介模型（柳士顺、凌文辁，2009）。利用结构方程软件进行中介效应检验的默认方法为 Sobel 检验法，但由于其需要正态性、大样本等问题，有研究者推荐使用 Bootstrap方法来替代，因为 Bootstrap 方法不需要正态性假设和大样本，进行中介效应区间估计时不需要标准误（方杰 等，2014b）。

本研究采用 Mplus 软件，以 Bootstrap 方法来检验多重中介效应，且由于社会经济地位的测量变量中含有分类变量（第一份工作），因此采用均数方差调整加权最小二乘法（weighted least squares with mean and variance adjusted，WLSMV）进行模型估计，即稳健加权最小二乘法（robust weighted least squares，RWLS）。前面提到，由于缺失值的问题，本研究希望保留尽可能多的数据信息，因此将采用全信息最大似然（FIML）法进行模型估计，同时在生物中介机制的分析过程中，由于缺失率较高，为确保FIML 估计结果的准确性，将在 FIML 估计的基础上，进一步采用多重插补的方法将缺失值插补完全后再次进行分析。需要注意的是，Mplus 软件在进行数据的多重插补后，Bootstrap 方法便不再适用，此时仅采用 WLSMV 法进行估计，以确保结果稳健可靠。各模型的拟合情况集中汇总于附录 E。根据理论设定了中介模型示意图（图 5-1），后续将通过数据对该中介模型进行验证。

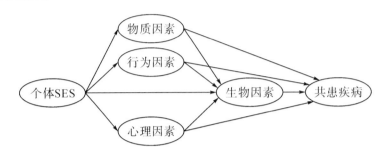

图 5-1　个体 SES 影响共患疾病的多重中介模型示意图

第三节　个体社会经济地位对共患疾病的影响

发生疾病的根本原因是指一类对健康造成的影响不能通过研究似乎将其与疾病联系起来的机制来消除的原因，其中社会经济地位被认为是导致疾病的根本原因之一（Link and Phelan，1995）。根据根本原因理论，如果某社会因素是导致疾病的根本原因，那么该因素将可以对多种疾病产生影响（Link and Phelan，1995）。以往研究显示，社会经济地位与许多疾病结果之间存在一种持久的甚至是日益增强的关联（Pappas et al.，1993），但这些研究主要是对多种疾病进行分析，或许无法探明社会经济地位对疾病的整体影响。同时，普遍健康影响模型也指出，社会因素对健康的影响是非特异性的（Cassel，1976），只关注单一结果的分析过于狭隘，可能低估社会因素对健康和疾病的真实作用，从而使我们无法全面了解社会因素对健康的影响（Aneshensel et al.，1991；Link and Phelan，1995；Aneshensel，2005；White et al.，2013）。

因此，本研究基于根本原因理论和普遍健康影响模型，将慢性疾病患病数量、是否患有共患疾病或某种二元共病组合作为因变量，从教育、工作和收入三个方面，探究我国老年人社会经济地位对共患疾病的影响。具体研究结果如下。

一、个体社会经济地位对共患疾病的影响及其发展变化

(一) 个体社会经济地位对共患疾病的影响

这一阶段主要以 CHARLS 2011 年的横截面数据为主，分析受教育水平、第一份工作和家庭人均年收入水平对老年人共患疾病的影响情况。根据第六章描述性分析的内容来看，随着年龄的增长，慢性疾病数量呈现曲线发展趋势，因此模型中将纳入年龄的二次方形式加以控制，同时为方便解释和防止变量之间的多重共线性，年龄以 60 岁为基准进行对中处理。在控制人口社会特征的情况下，依次纳入各社会经济地位变量，分别建立模型一至模型六：模型一仅纳入基本人口社会特征变量；模型二至模型四在模型一的基础上，分别纳入受教育水平、第一份工作和家庭人均年收入水平；模型五在模型一的基础上，纳入所有个体社会经济地位变量；模型六在模型五的基础上控制是否常规体检和是否有医疗保险，以检查医疗因素可能对慢性疾病患病数量或患有共患疾病可能性所产生的影响，以及社会经济地位的作用是否发生变化。表 5-4 显示了老年人社会经济地位对慢性疾病患病数量的影响的负二项回归分析结果，表 5-5 显示了老年人社会经济地位对是否患有共患疾病影响的 Logistic 回归分析结果。

表 5-4 社会经济地位对老年人慢性疾病患病数量影响的

负二项回归分析结果（$N = 7\,049$）

变量	模型一	模型二	模型三	模型四	模型五	模型六
受教育水平(文盲=0)						
小学		1.167***			1.142***	1.121**
		(0.046)			(0.042)	(0.041)
初中及以上		1.210***			1.108*	1.077
		(0.061)			(0.055)	(0.055)
第一份工作(农民=0)						
政府/事业单位			1.178***		1.132*	1.116*
			(0.057)		(0.056)	(0.057)
企业/机构			1.301***		1.245***	1.232***
			(0.079)		(0.076)	(0.072)
个体户/其他			1.039		1.030	1.032
			(0.051)		(0.049)	(0.049)

表5-4(续)

变量	模型一	模型二	模型三	模型四	模型五	模型六
收入水平(低收入=0)						
中低收入				1.068 (0.041)	1.072 (0.040)	1.065 (0.041)
中高收入				1.023 (0.042)	1.009 (0.041)	1.001 (0.040)
高收入				1.158** (0.057)	1.088 (0.052)	1.067 (0.051)
控制变量						
年龄	1.021*** (0.006)	1.023*** (0.006)	1.018** (0.006)	1.021** (0.006)	1.020** (0.006)	1.016** (0.006)
年龄^2	0.999** (0.000)	0.999** (0.000)	0.999** (0.000)	0.999** (0.000)	0.999** (0.000)	0.999* (0.000)
男性(女性=0)	0.917** (0.029)	0.866*** (0.030)	0.903*** (0.028)	0.915** (0.029)	0.870*** (0.029)	0.876*** (0.028)
有配偶(无=0)	1.046 (0.042)	1.036 (0.042)	1.035 (0.041)	1.036 (0.041)	1.025 (0.040)	1.009 (0.038)
城镇(农村=0)	1.125** (0.047)	1.076 (0.045)	1.025 (0.042)	1.077 (0.045)	1.001 (0.043)	0.999 (0.043)
常规体检(无=0)						1.234*** (0.037)
医疗保险(无=0)						1.078 (0.062)
常数项	1.465*** (0.075)	1.358*** (0.077)	1.483*** (0.074)	1.412*** (0.075)	1.350*** (0.076)	1.163* (0.087)

注：①年龄以60岁为基准对中；② *** $p<0.001$，** $p<0.01$，* $p<0.05$；③表中系数为IRR（incidence-rate ratio），即发生率比值；括号中数据为稳健标准误（Robust S. E.）。

表5-5 社会经济地位对老年人是否患有共患疾病影响的 Logistic 回归分析结果 （ $N=7\,049$ ）

变量	模型一	模型二	模型三	模型四	模型五	模型六
受教育水平(文盲=0)						
小学		1.297** (0.105)			1.268** (0.102)	1.223* (0.101)

表5-5(续)

变量	模型一	模型二	模型三	模型四	模型五	模型六
初中及以上		1.310* (0.143)			1.134 (0.123)	1.061 (0.118)
第一份工作(农民=0)						
政府/事业单位			1.396* (0.191)		1.335* (0.192)	1.297 (0.197)
企业/机构			1.285* (0.151)		1.204 (0.144)	1.188 (0.137)
个体户/其他			0.959 (0.107)		0.948 (0.104)	0.954 (0.105)
收入水平(低收入=0)						
中低收入				1.112 (0.092)	1.116 (0.092)	1.095 (0.092)
中高收入				1.050 (0.094)	1.026 (0.092)	1.005 (0.090)
高收入				1.274* (0.131)	1.180 (0.124)	1.131 (0.118)
控制变量						
年龄	1.043** (0.014)	1.048*** (0.014)	1.040** (0.014)	1.043** (0.014)	1.043** (0.014)	1.034* (0.014)
年龄^2	0.998** (0.001)	0.998** (0.001)	0.998** (0.001)	0.998** (0.001)	0.998** (0.001)	0.999* (0.001)
男性(女性=0)	0.863* (0.057)	0.788*** (0.054)	0.841* (0.057)	0.859* (0.057)	0.788*** (0.053)	0.798*** (0.054)
有配偶(无=0)	1.031 (0.081)	1.017 (0.080)	1.017 (0.079)	1.018 (0.079)	1.002 (0.078)	0.969 (0.074)
城镇(农村=0)	1.263** (0.106)	1.192* (0.106)	1.141 (0.110)	1.181 (0.105)	1.097 (0.109)	1.088 (0.109)
常规体检(无=0)						1.550*** (0.110)
医疗保险(无=0)						1.141 (0.138)
常数项	0.687*** (0.074)	0.607*** (0.074)	0.704** (0.076)	0.644*** (0.077)	0.599*** (0.080)	0.454*** (0.078)

注：①年龄以60岁为基准对中；② *** $p<0.001$，** $p<0.01$，* $p<0.05$；③表中系数为OR(odds ratio)，即优势比；括号中数据为稳健标准误(Robust S. E.)。

表5-4和表5-5显示，年龄和年龄的二次方均显著，老年人慢性疾病

患病数量以及是否患有共患疾病的可能性随着年龄的增长呈现倒置二次曲线的变化趋势，即随着年龄的增长，老年人慢性疾病患病数量以及是否患有共患疾病的可能性呈现先增加后减少的态势。该结果与第六章的描述性统计结果一致，也与部分其他研究的结果一致（钱焊森、马爱霞，2017；唐艳明，2018），这可能与慢性疾病患病老年人的死亡选择性相关（Vaupel et al.，1979；李强、张震，2018）。在性别方面，在控制其他变量的情况下，女性老年人慢性疾病患病数量多于男性，且女性老年人患有共患疾病的可能性高于男性，与国内外的大部分研究结论一致（Jerliu et al.，2013；Wang et al.，2014；邱士娟，2020；刘帅帅 等，2021）。而在城乡差异方面，城乡老年人慢性疾病患病数量和患有共患疾病的可能性存在显著差异，城镇老年人慢性疾病患病数量和患有共患疾病的可能性均高于农村老年人，这与国内外一些研究结论一致（Alaba and Chola，2013；唐艳明，2018；邱士娟，2020；刘帅帅 等，2021）。而在后续模型控制社会经济地位变量后，城乡老年人的共患疾病差异不再显著，表明城乡老年人共患疾病的差异可以用二者的社会经济地位差异解释。不同年龄、性别和城乡的老年人共患疾病的差异性解释在第四章已详述，在此不做重复。

在社会经济地位方面，从表5-4和表5-5模型二至模型五的结果中可以看到，在控制基本人口社会特征后，社会经济地位对老年人患慢性疾病数量以及是否患有共患疾病存在显著影响。具体来说，模型二至模型四结果显示，在控制基本人口社会特征后，受教育水平越高，老年人患有慢性疾病的数量越多、患有共患疾病的可能性越大；相对于第一份工作为农民的老年人，工作为政府/事业单位或企业/机构的老年人患有慢性疾病数量更多、患有共患疾病的可能性更大，而工作为个体户或其他工作的老年人患慢性疾病数量或共患疾病的可能性与工作为农民的老年人相比不存在显著差异；家庭人均年收入水平与老年人共患疾病的关联较弱，仅高收入水平的老年人慢性疾病患病数量和患有共患疾病的可能性显著大于低收入水平的老年人。模型五结果显示，在将三个社会经济地位变量同时纳入模型后，受教育水平和第一份工作两个变量对慢性疾病患病数量以及是否患有共患疾病的影响依然显著，只是各变量内部的显著度发生变化，发生率比值有所降低；而家庭人均年收入水平对因变量的显著影响消失，可能原因是三个社会经济地位变量之间存在关联，因此在同时纳入模型后，家庭人均年收入对共患疾病的影响受到了其他变量的影响。模型六结果显示，近

10年来是否进行过常规体检对老年人慢性疾病患病数量以及是否患有共患疾病具有显著影响，与常识一致。因为相较于没有接受过常规体检的老年人，接受过常规体检的老年人可能被检测出更多的疾病；而老年人是否拥有医疗保险的作用并不显著，可能原因在于医疗保险在老年人中具有普及性，表5-2显示超过90%的老年人都有医疗保险——虽然拥有的保险类型存在差异。模型六在控制常规体检和医疗保险变量后，与模型五相比，各社会经济地位变量对老年人慢性疾病患病数量的作用均有所降低，部分变量依然显著。社会经济地位可能影响老年人的就医相关行为（详见本章讨论部分和附录A），体检和医疗保险变量可能部分反映了老年人的就医行为，而老年人的就医行为会影响慢性疾病的检出率，因为经常前往医院的人更加容易被医生诊断出患有慢性疾病，从而最终影响老年人患有慢性疾病的情况。但是由于数据限制和理论局限，本研究无法控制所有影响老年人就医行为的变量，因此目前在模型中纳入是否进行过常规体检和是否拥有医疗保险两个变量只能部分控制老年人就医行为可能对社会经济地位与共患疾病二者关系所产生的影响，同时部分解释不同社会经济地位情况下老年人共患疾病的差异。

以上分析结果体现了社会经济地位对我国老年人慢性疾病患病数量以及患有共患疾病可能性的正向影响，可以从生活方式疾病的主体性、获取医疗服务的公平性等方面对该结果进行解释。具体内容将在本章的讨论部分进行详述。

通过对相关研究的对比发现，上述结果与一些以中国人群为研究对象的共患疾病研究结果一致，表现为社会经济地位（包括家庭/个人收入、受教育水平等）越高，老年人患有共患疾病的风险越高（Wang et al.，2014；林伟权，2016；唐艳明，2018；Zou et al.，2020；刘帅帅 等，2021）。除了对中国人群的相关研究，一些国外研究也得出类似结论（Khanam et al.，2011；Alaba and Chola，2013；De S. Santos Machado et al.，2013）。如 Alaba 和 Chola（2013）通过 2008 年南非国民收入动态调查数据（SA-NIDS）研究 18 岁及以上人群共患疾病患病率与各种健康社会决定因素的关系，结果发现，家庭收入与共患疾病之间存在正相关关系，但受教育水平和就业表现出负相关关系。Khanam 等（2011）分析了孟加拉国农村老年人共患疾病的流行情况和分布模式，结果发现相对富裕的人患慢性病的更多，非最贫穷人口患有共患疾病的可能性为最贫穷人口的 1.93 倍。

而另一些国内外研究与本书的研究结果不同甚至相反。例如钱焊森和马爱霞（2017）采用 CHARLS 2015 年数据探究我国 45 岁及以上中老年人共病患病的现状与影响因素，结果发现受教育程度、户口状态均不是共患疾病的显著影响因素。Zhang 等（2020）也采用 CHARLS 2015 年数据探究我国 45 岁及以上中老年人共患疾病的患病率和相关性，结果发现在调整一系列潜在混杂因素后，受教育程度较低者以及失业者与患有共患疾病的可能性显著相关。而国外相关研究的主要研究结论为个体社会经济地位对共患疾病的发生产生负向影响，即教育程度越低、收入越低、职业地位越低、生活越贫困的人群，患有共患疾病的可能性越大（Van Den Akker et al.，2000；Neeleman，Ormel，and Bijl，2001；Droomers and Westert，2004；Walker，2007；Nagel et al.，2008；Taylor et al.，2010；Andrade et al.，2010；Tucker － Seeley et al.，2011；Marengoni et al.，2011；Agborsangaya et al.，2012；Schäfer et al.，2012；Schiøtz et al.，2017；Puth et al.，2017；Anders'en et al.，2021；Hudon et al.，2012）。需要注意的是，以上的共患疾病相关研究主要为发达国家的研究，这些国家包括澳大利亚、荷兰、芬兰、英国、加拿大、美国、德国、丹麦等。

通过对比国内外文献的相关结论，可以发现：针对中国、南非、孟加拉国、巴西等国人群的共患疾病研究表明，社会经济地位较高的人群患有慢性疾病数量较多或者共患疾病的可能性更大；而欧美国家的相关研究表明，处于社会经济地位劣势的人群更有可能出现共患疾病。各国体现出差异的原因将在讨论部分进一步解释。

为了对比社会经济地位对老年人是否患有慢性疾病或者共患疾病的作用，保持自变量和控制变量不变，将是否患有慢性疾病作为因变量，采用 Logistic 回归模型探究社会经济地位对是否患有慢性疾病的影响情况，与因变量为是否患有共患疾病一样建立模型一至模型六（结果见附录 B），并将其与表 5-5 中的模型二至模型六的结果进一步综合到表 5-6 中。

表 5-6 社会经济地位对老年人是否患有慢性疾病或共患疾病影响的回归结果对比（N = 7 049）

变量	模型一 0 vs 1⁺	模型一 1⁻ vs 2⁺	模型二 0 vs 1⁺	模型二 1⁻ vs 2⁺	模型三 0 vs 1⁺	模型三 1⁻ vs 2⁺	模型四 0 vs 1⁺	模型四 1⁻ vs 2⁺	模型五 0 vs 1⁺	模型五 1⁻ vs 2⁺	模型六 0 vs 1⁺	模型六 1⁻ vs 2⁺
受教育水平（文盲=0）												
小学			1.220* (0.106)	1.297** (0.105)					1.188* (0.101)	1.268** (0.102)	1.147 (0.099)	1.223* (0.101)
初中及以上			1.299* (0.157)	1.310* (0.143)					1.102 (0.134)	1.134 (0.123)	1.026 (0.128)	1.061 (0.118)
第一份工作（农民=0）												
政府/事业单位					1.526** (0.218)	1.396* (0.191)			1.444* (0.219)	1.335* (0.192)	1.400* (0.215)	1.297 (0.197)
企业/机构					1.292 (0.185)	1.285* (0.151)			1.208 (0.179)	1.204 (0.144)	1.171 (0.169)	1.188 (0.137)
个体户/其他					0.985 (0.124)	0.959 (0.107)			0.975 (0.119)	0.948 (0.104)	0.972 (0.119)	0.954 (0.105)
收入水平（低收入=0）												
中低收入							1.085 (0.100)	1.112 (0.092)	1.091 (0.099)	1.116 (0.092)	1.075 (0.100)	1.095 (0.092)
中高收入							1.091 (0.105)	1.050 (0.094)	1.070 (0.102)	1.026 (0.092)	1.054 (0.100)	1.005 (0.090)
高收入							1.304* (0.145)	1.274* (0.131)	1.200 (0.137)	1.180 (0.124)	1.153 (0.133)	1.131 (0.118)

注：① ***$p<0.001$，**$p<0.01$，*$p<0.05$；②表中系数为 OR（odds ratio），即优势比；括号中数据为稳健标准误（Robust S. E.）。

从表 5-6 中可以看出，受教育水平对老年人是否患有共患疾病的影响的显著性水平和作用程度均高于因变量为是否患有慢性疾病的情况，表明老年人是否患有共患疾病相较于是否患有慢性疾病体现出更大的受教育水平的差异，而第一份工作和家庭人均年收入水平对老年人是否患有共患疾病的影响程度低于因变量为是否患有慢性疾病的情况。以上结果表明：第一份工作和家庭人均年收入可能对于老年人是否患有慢性疾病更加敏感；而受教育水平可能对慢性疾病的综合性指标更加敏感，在考虑多重疾病的情况下，更容易体现出不同受教育水平老年人的患病差异。

从以上结果可以看到，当我们只关注老年人是否患有慢性疾病或者某一种特定慢性疾病时，可能对社会经济地位影响慢性疾病的作用的情况判断不够全面。此时我们回顾根本原因理论和普遍健康影响模型的观点，即社会经济地位作为疾病的根本原因之一，对多种疾病产生影响；如果只关注单一结果，我们可能无法全面了解社会因素对健康或疾病的影响情况（Aneshensel et al.，1991；Link and Phelan，1995；Aneshensel，2005）。

（二）个体社会经济地位对共患疾病的影响的发展变化

这一阶段主要以 CHARLS 2011—2018 年的横截面数据为主，分析随着时间的推移，受教育水平和家庭人均年收入水平对老年人共患疾病的影响变化情况。表 5-7 和表 5-8 分别显示了 2011—2018 年老年人社会经济地位对慢性疾病患病数量或是否患有共患疾病影响的回归分析结果。

表 5-7　社会经济地位对老年人慢性疾病患病数量影响的负二项回归分析结果

变量	2011 年 （$N=7\,526$）	2013 年 （$N=8\,284$）	2015 年 （$N=9\,573$）	2018 年 （$N=10\,214$）
受教育水平（文盲＝0）				
小学	1.106** （0.040）	1.079** （0.032）	1.057 （0.033）	1.055* （0.027）
初中及以上	1.103* （0.054）	1.192** （0.080）	1.130* （0.050）	1.045 （0.035）
收入水平（低收入＝0）				
中低收入	1.075 （0.040）	1.064 （0.037）	1.020 （0.036）	1.026 （0.028）
中高收入	1.019 （0.041）	1.154** （0.055）	1.016 （0.033）	1.022 （0.028）

表5-7(续)

变量	2011 年	2013 年	2015 年	2018 年
	(N = 7 526)	(N = 8 284)	(N = 9 573)	(N = 10 214)
高收入	1. 112*	1. 043	0. 920*	0. 990
	(0. 070)	(0. 057)	(0. 038)	(0. 033)

注：①*** $p<0.001$，** $p<0.01$，* $p<0.05$；②各年模型均控制了年龄（以 60 岁为基准进行对中处理）、年龄平方、性别、城乡、是否常规体检和是否有医疗保险；③表中系数为 IRR（incidence-rate ratio），即发生率比值；括号中数据为稳健标准误（Robust S. E.）。

表 5-8　社会经济地位对老年人是否患有共患疾病影响的 Logistic 回归分析结果

变量	2011 年	2013 年	2015 年	2018 年
	(N = 7 526)	(N = 8 284)	(N = 9 573)	(N = 10 214)
受教育水平（文盲＝0）				
小学	1. 182*	1. 175*	1. 107	1. 088
	(0. 096)	(0. 076)	(0. 086)	(0. 070)
初中及以上	1. 152	1. 408**	1. 261*	1. 106
	(0. 126)	(0. 163)	(0. 114)	(0. 096)
收入水平（低收入＝0）				
中低收入	1. 092	1. 137	1. 055	1. 039
	(0. 090)	(0. 090)	(0. 078)	(0. 085)
中高收入	1. 038	1. 206*	0. 967	1. 014
	(0. 092)	(0. 101)	(0. 082)	(0. 081)
高收入	1. 150	1. 040	0. 862	0. 930
	(0. 116)	(0. 103)	(0. 085)	(0. 088)

注：①*** $p<0.001$，** $p<0.01$，* $p<0.05$；②各年模型均控制了年龄（以 60 岁为基准进行对中处理）、年龄平方、性别、城乡、是否常规体检和是否有医疗保险；③表中系数为 OR（odds ratio），即优势比；括号中数据为稳健标准误（Robust S. E.）。

表 5-7 结果显示，2011—2018 年，受教育水平对老年人慢性疾病患病数量具有显著影响，各年份的显著性存在差异。总体而言，相较于受教育水平为文盲的老年人，受教育水平为小学或初中及以上的老年人慢性疾病患病数量较高；而 2018 年，受教育水平为初中及以上的老年人的慢性疾病患病数量与受教育水平为文盲的老年人不存在显著差异。在家庭人均年收入水平方面，2011 年和 2013 年，总体表现为：相较于低收入水平的老年人，家庭人均年收入水平较高的老年人的慢性疾病患病数量较多；而 2015

年和 2018 年出现家庭人均年收入水平对老年人慢性疾病患病数量无影响，甚至出现高收入水平的老年人的慢性疾病患病数量显著低于低收入水平的老年人的状况。表 5-8 结果显示：从 2011 年至 2018 年，受教育水平对老年人是否患有共患疾病的显著性影响从有到无；此外，从 2015 年和 2018 年家庭人均年收入水平的 OR 数值可以看到，虽然不显著，中高收入水平的 OR 值接近或小于 1.0，表现出了家庭人均年收入水平较高的老年人的慢性疾病患病数量较少的趋势。

由此可见，以上结果印证了第四章的发展趋势，即随着时间的推移，社会经济地位对老年人共患疾病的影响在发生改变，反映了我国可能正在进行疾病转型的特征，从而社会经济地位与慢性疾病的关系也逐渐发生转变。由于 2011 年至 2018 年仅 8 年时间，而慢性疾病具有迁延性，其转变和趋势发展可能需要相当长的时间，因此上述转变目前并不显著，仍缺乏稳定性，可能未来会逐渐出现更加显著且稳定的关系变化。

二、个体社会经济地位对二元共病组合的影响

在第四章的分析中我们提到，对疾病的根本原因进行探究，不仅应该聚焦于其对共患疾病总体（患病数量和患病率）的影响，还应该进一步探究根本原因对不同共病模式的影响，才能对疾病的根本原因影响健康和疾病的程度进行多层次把握。因此为全面探究社会经济地位对共患疾病的影响情况，还需要以二元共病组合为主体，以明确社会经济地位对不同二元共病组合的影响是否存在差异。

（一）个体社会经济地位对单一慢性疾病的影响

在进行社会经济地位对二元共病组合的影响分析之前，需要了解不同社会经济地位对各单一慢性疾病的影响情况，以便对后续二元共病组合的分析结果进行理解和解释。表 5-9 显示了社会经济地位对老年人是否患有单一慢性疾病的回归分析结果。

表 5-9　社会经济地位对老年人是否患有单一慢性疾病的
回归分析结果 （ N = 7 049）

	关节炎/风湿病	高血压	消化系统疾病	心脏疾病	慢性肺部疾病	血脂异常	糖尿病
受教育水平（文盲＝0）							
小学	0.131	0.040	0.084	0.333**	0.120	0.215	0.105
	(0.088)	(0.088)	(0.093)	(0.121)	(0.111)	(0.145)	(0.238)
初中及以上	−0.168	0.082	0.022	0.502**	−0.198	0.411	0.014
	(0.115)	(0.136)	(0.127)	(0.156)	(0.148)	(0.278)	(0.329)
第一份工作（农民＝0）							
政府/事业单位	−0.338*	0.095	−0.155	0.439**	0.253	0.674*	0.806*
	(0.161)	(0.152)	(0.155)	(0.141)	(0.174)	(0.285)	(0.363)
企业/机构	0.005	0.214	−0.084	0.508***	0.328	0.491*	0.546**
	(0.179)	(0.171)	(0.190)	(0.151)	(0.199)	(0.196)	(0.181)
个体户/其他	−0.178	0.198	−0.360*	0.322*	0.150	0.109	0.243
	(0.124)	(0.107)	(0.147)	(0.158)	(0.154)	(0.184)	(0.187)
收入水平（低收入＝0）							
中低收入	0.170*	−0.166*	0.058	−0.098	0.212*	−0.231	0.263
	(0.083)	(0.084)	(0.090)	(0.121)	(0.102)	(0.162)	(0.170)
中高收入	0.004	−0.010	−0.267**	0.013	0.122	0.095	0.218
	(0.100)	(0.101)	(0.103)	(0.116)	(0.122)	(0.158)	(0.178)
高收入	−0.086	0.115	−0.099	0.042	0.039	0.363*	0.521**
	(0.109)	(0.105)	(0.112)	(0.132)	(0.140)	(0.161)	(0.179)

	肾脏疾病	哮喘	肝脏疾病	中风	记忆相关疾病	情感/精神疾病	癌症
受教育水平（文盲＝0）							
小学	0.321*	0.127	0.353	0.040	0.233	0.250	0.242
	(0.150)	(0.151)	(0.216)	(0.215)	(0.230)	(0.281)	(0.344)
初中及以上	0.201	0.142	−0.088	0.016	0.143	0.664	0.442
	(0.202)	(0.212)	(0.270)	(0.290)	(0.315)	(0.363)	(0.390)
第一份工作（农民＝0）							
政府/事业单位	−0.005	−0.297	−0.002	0.044	0.236	−0.714	0.383
	(0.241)	(0.313)	(0.351)	(0.348)	(0.321)	(0.514)	(0.368)
企业/机构	0.425	0.391	0.514	0.443	0.597	0.253	−0.152
	(0.240)	(0.288)	(0.413)	(0.306)	(0.323)	(0.430)	(0.482)
个体户/其他	0.011	0.134	−0.210	0.262	0.111	−0.038	0.699
	(0.188)	(0.248)	(0.308)	(0.300)	(0.373)	(0.437)	(0.413)
收入水平（低收入＝0）							

表5-9(续)

中低收入	0.417**	0.223	0.075	0.104	0.452	0.457	0.828
	(0.149)	(0.178)	(0.204)	(0.217)	(0.272)	(0.393)	(0.476)
中高收入	−0.296	0.255	0.014	−0.134	0.270	0.881*	0.468
	(0.184)	(0.174)	(0.200)	(0.257)	(0.262)	(0.368)	(0.472)
高收入	−0.038	0.031	0.328	0.127	0.287	−0.389	0.956*
	(0.230)	(0.223)	(0.294)	(0.226)	(0.314)	(0.469)	(0.473)

注：① *** $p<0.001$，** $p<0.01$，* $p<0.05$；②患病率小于5%的后5种疾病（即肝脏疾病、中风、记忆相关疾病、情感/精神疾病和癌症）看作稀有事件，采用补对数-对数模型，其余疾病采用 Logistic 回归模型；③所有模型均控制了年龄、年龄平方、性别、是否有配偶、居住地、是否常规体检和是否有医疗保险；④表中为系数值，括号中数据为稳健标准误（Robust S. E.）。

从表5-9可见，各社会经济地位变量对老年人是否患有某种单一慢性疾病的影响在不同疾病之间存在差异。虽然社会经济地位变量对是否患有某些特定疾病的作用不显著，但是从系数也可以大致总结出一些作用规律。具体来说，第一份工作和家庭人均年收入水平对于老年人是否患有关节炎/风湿病以及消化系统疾病呈现显著的负向作用，表现为第一份工作为农民、家庭人均年收入水平为中高收入水平的老年人更有可能患有关节炎/风湿病以及消化系统疾病。农民的工作内容多为高强度体力劳作，一些人由于居住环境的不同还需要爬坡上坎，对肢体和腰背部均产生较大的压力，导致关节炎和风湿病发病率较高（曹裴娅 等，2017）；同时农民受到特定生活条件的影响，饮食没有规律，常在饥饿或饱食后劳动，且难以顾全饮食营养，导致消化道疾病患病率较高（陈中和，1991）。

而心脏疾病与受教育水平和第一份工作存在显著关联，表现为受教育水平高、第一份工作为政府/事业单位、企业/机构或者个体户/其他的人群更有可能患有心脏疾病。受教育水平越高、工作等级越高的人群，因从事脑力劳动而面临更大的工作压力，容易发生心脏疾病（戴璟、杨云娟，2014；王龙 等，2016）。高血压与心脏疾病均为循环系统疾病，二者具有部分相似的危险因素和病理生理状况。而多元回归结果中受教育水平和第一份工作对是否患有高血压的影响并不显著，可能的解释是高血压的"普遍性"，即随着社会的发展和疾病谱的转变，高血压的产生和发展可能已经从较高受教育水平和高等级工作的人群逐渐扩展到其他受教育水平和其他等级工作的人群，从而不同社会经济地位的人群发病的可能性并无显著差异。

血脂异常和糖尿病作为代谢性疾病，拥有共同的风险因素，例如不健康的饮食和生活方式。从表5-9的结果可以看出，第一份工作和家庭人均年水平对老年人是否患有血脂异常和糖尿病具有显著影响，表现为第一份工作为政府/事业单位或者企业/机构的老年人更可能患有这两种疾病，尤其是政府/事业单位的老年人，且高收入水平的老年人患有代谢性疾病的可能性更大，与普遍认知一致。通常工作为政府/事业单位或者企业/机构且收入水平较高的人群较少从事体力劳动，且在饮食上营养较好，导致容易患代谢性疾病（Wang et al., 2008; 汤淑女、简伟研，2013）。其余单一疾病总体上并未表现出较为显著的社会经济地位梯度。

总体而言，本书发现，社会经济地位对单一慢性疾病的作用方向和程度存在差异，具体表现为社会经济地位较高的老年人更容易患心血管疾病（高血压、心脏疾病）和代谢性疾病（血脂异常、糖尿病），而社会经济地位较低的老年人更容易患关节炎/风湿病或者消化系统疾病。国内部分研究的结论与上述结论一致（李长平、马骏，2003；马永辉 等，2013；谢春艳 等，2014；戴璟、杨云娟，2014；王晶晶，2014；何宏海，2015；王龙等，2016；陈进星、周斌、刘斌，2017；夏翠翠、李建新，2018；扈丽萍、王德惠、李晋宏，2018）。

（二）个体社会经济地位对二元共病组合的影响

根据第四章和上述单一慢性疾病的分析结果，本书选取了具有高患病率、高关联性或受到类似影响的5组二元共病组合，探究社会经济地位是否会对这些慢性疾病组合的发生产生重要影响，以及与单一疾病的影响是否存在差异。具体分析结果见表5-10。

表5-10　社会经济地位对老年人是否患有特定
二元共病组合的回归分析结果（ $N=7\,049$ ）

	消化疾病 & 关节炎/风湿病	高血压 & 心脏疾病	血脂异常 & 糖尿病	肝脏疾病 & 肾脏疾病	记忆相关疾病 & 情感/精神疾病
受教育水平（文盲=0）					
小学	0.163	0.468***	−0.231	0.681	0.293
	(0.119)	(0.142)	(0.452)	(0.397)	(0.902)
初中及以上	0.132	0.601**	−0.470	−0.008	1.571
	(0.185)	(0.211)	(0.674)	(0.561)	(0.813)

表5-10(续)

	消化疾病 & 关节炎/风湿病	高血压 & 心脏疾病	血脂异常 & 糖尿病	肝脏疾病 & 肾脏疾病	记忆相关疾病 & 情感/精神疾病
第一份工作(农民=0)					
政府/事业单位	-0.388	0.479**	1.350*	0.174	-0.827
	(0.218)	(0.172)	(0.652)	(0.556)	(1.350)
企业/机构	0.041	0.709***	0.867**	0.657	0.684
	(0.276)	(0.194)	(0.289)	(0.465)	(0.888)
个体/其他	-0.478*	0.245	0.384	-0.110	——
	(0.213)	(0.195)	(0.286)	(0.441)	——
收入水平(低收入=0)					
中低收入	0.124	-0.157	-0.024	0.867*	1.482
	(0.111)	(0.139)	(0.302)	(0.373)	(1.137)
中高收入	-0.380**	-0.090	0.341	-0.859	1.370
	(0.127)	(0.158)	(0.311)	(0.488)	(1.110)
高收入	-0.256	-0.047	0.703*	0.317	-0.490
	(0.145)	(0.176)	(0.334)	(0.450)	(1.647)
患病率(%)	11.49	8.96	3.00	0.83	0.34
O/E值	1.51	1.63	3.62	3.07	6.79

注：①*** $p<0.001$，** $p<0.01$，* $p<0.05$；②患病率小于5%的三种疾病组合采用互补对数-对数模型，其余采用Logistic回归模型；③所有模型均控制了年龄、年龄平方、性别、是否有配偶、居住地、是否常规体检和是否有医疗保险；④"情感及精神疾病+记忆相关疾病"由于有的自变量分类发生案例为0，因此无法计算，从案例中删除，剩余案例数为6 479例；⑤表中为系数值，括号中数据为稳健标准误（Robust S.E.）。

　　表5-10的结果显示，各二元共病组合受到社会经济地位的影响存在显著差异，具体如下：第一份工作为个体户/其他的老年人，患"消化疾病+关节炎/风湿病"的可能性小于第一份工作为农民的老年人，家庭人均年收入水平为中高收入的老年人，患"消化疾病+关节炎/风湿病"的可能性小于低收入水平的老年人；而循环系统疾病组合（即"高血压+心脏疾病"）受到受教育水平和第一份工作的显著影响，表现为受教育水平越高越可能患"高血压+心脏疾病"，第一份工作为政府/事业单位或企业/机构的老年人相较于第一份工作为农民的老年人更有可能患"高血压+心脏疾病"，而家庭人均年收入水平对其无显著影响；代谢性组合（即"血脂异

常+糖尿病"）受到第一份工作和家庭人均年收入水平的显著影响，表现为第一份工作为政府/事业单位或企业/机构的老年人相较于第一份工作为农民的老年人更有可能患"血脂异常+糖尿病"，且家庭人均年收入水平越高的老年人越可能患"血脂异常+糖尿病"，而受教育水平对其无显著影响；而"肝肾疾病组合"以及"记忆+精神疾病组合"受到社会经济地位的影响较低甚至无显著影响，可能有患有该种二元共病组合疾病的老年人样本量太小的问题。我国目前的共患疾病的影响因素研究主要关注是否患有共患疾病的二元划分（侯宜坦 等，2020；刘帅帅 等，2021），关于二元共病组合的探究主要停留在描述性分析层面（唐艳明，2018；闫伟 等，2019），因此缺乏可以和本研究结果进行对比的相关研究结果。

以上结果显示了社会经济地位对老年人是否患单一慢性疾病以及是否患特定二元共病组合疾病的影响情况。通过对比各回归结果可以看出，不同单一疾病受到社会经济地位影响的方向存在差异，而将影响方向一致的慢性疾病组合，进一步分析其共患时受到的影响，可以看到影响程度较单一疾病显著提高；相反，如果将影响方向相反的慢性疾病进行组合，可以看到影响程度将互相抵消，例如"心脏疾病+关节炎/风湿病"二元组合，该组合的患病率较高（7.5%），但社会经济地位变量对二者的影响方向大致相反，导致影响降低或抵消（结果未显示），这种情况下可能需要注意那些常规身份与工作内容存在差异的人群。

总体而言，在分析社会经济地位对老年人慢性疾病的影响时，如果只考虑单一疾病，可能难以把握个体所受到的社会经济地位的总体影响（Aneshensel et al.，1991；Link and Phelan，1995）。因此，在实际分析中需要考虑到慢性疾病的多种层级和组合（图 5-2），才能全方位、多角度地把握社会经济地位对慢性疾病的影响全貌。

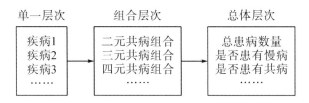

图 5-2　慢性疾病分析层次示意图

第四节　社会因素与生物因素的中介效应分析

林克和费兰（2010）认为"疾病不会直接从收入、教育或工作地位流入人体"，因此社会经济地位与健康之间存在一系列的中介机制，如生物机制，同样也涉及行为和环境暴露的其他机制。同时，根据林克和费兰（1995）所提出的疾病的根本原因的四个基本特征之一，疾病的根本原因将通过多种途径影响这些疾病，这些影响机制涉及多个变量，无法用某个单一变量来完全解释二者之间的关系。多种机制可能有助于因果关系的持久性，因为当一种机制的效果下降时，另一种机制的效果就会显现或变得更加突出（Lieberson，1985）。健康问题社会决定因素委员会提出了健康的社会决定因素的结构性和中介性模型，其中健康的中介决定因素包括生活和工作条件的物质环境、食物供应、生物因素、心理因素、社会因素等，了解中介因素对改善卫生系统尤其重要，因为这些因素涉及获得健康和社会参与的问题，而这些问题因年龄、性别和种族的不同而不同（Solar and Irwin，2010）。因此，社会经济地位影响健康或疾病的机制可能包括不良健康行为（Lantz et al.，1998）、更高水平的生活压力（Seeman et al.，1996）以及难以获得医疗服务（Mead et al.，2001）等。以上作用机制可以从社区和个体两个层面来进行具体考虑。本章主要考虑个体层面的作用机制，从社会因素和生物因素两个角度进行分析。

一、社会因素作为中介机制

从社会因果视角看，社会经济地位通过一系列社会因素决定健康（Elstad and Krokstad，2003）。通过在不同的社会经济地位群体中分布不同的、更具体的健康决定因素，社会经济地位对健康和疾病产生间接影响（王甫勤，2012）。这些中介的社会因素主要包括物质因素、行为因素和心理因素等。本研究探究当健康指标为老年人慢性疾病患病数量时，物质因素、行为因素和心理因素是否作为中介机制在社会经济地位对健康的影响关系中产生重要作用。

本研究纳入的可能作为中介因素的社会因素变量包括居住条件、非健康行为和抑郁得分。简要的中介关系主要有以下（a）和（b）两种形式

（见图 5-3）。图 5-3（a）显示了社会因素的完全中介作用，即个体社会经济地位对老年人所患慢性疾病数量的影响完全通过社会因素的中介；图 5-3（b）显示了社会因素的部分中介作用，即个体社会经济地位对老年人所患慢性疾病数量的影响部分通过社会因素的中介，个体社会经济地位也对慢性疾病数量产生直接影响或者通过其他本研究未纳入考量的间接路径对慢性疾病数量产生影响。

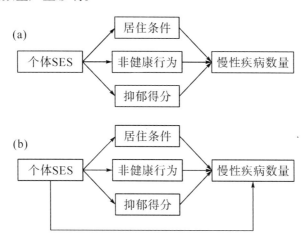

图 5-3　个体社会经济地位影响慢性疾病患病数量的社会中介机制示意图

本研究在 Mplus 软件中对这两种形式分别构建结构方程模型，通过拟合情况对比，结果显示图 5-3 中（b）所显示的社会因素部分中介作用具有更好的拟合效果。接下来通过结构方程模型对社会因素的多重中介情况进行分析，研究中以受教育年份、第一份工作和家庭人均年收入（对数）为测量变量，生成社会经济地位潜变量，并纳入其他人口社会变量作为控制变量进行分析。表 5-11 显示了在控制其他人口社会因素的情况下社会经济地位、社会中介因素以及慢性疾病患病数量之间的作用情况。

表 5-11　社会经济地位、社会中介因素以及慢性疾病患病数量的作用情况

变量	居住条件	非健康行为	抑郁得分	慢性疾病患病数量
社会经济地位	0.465 *** （0.033）	−0.045 * （0.022）	−0.322 * （0.045）	0.305 *** （0.040）
居住条件				−0.110 *** （0.020）

表5-11(续)

变量	居住条件	非健康行为	抑郁得分	慢性疾病患病数量
非健康行为				-0.053 **
				(0.018)
抑郁得分				0.317 ***
				(0.021)

注：①*** $p<0.001$，** $p<0.01$，* $p<0.05$；②模型中控制了年龄、性别、城乡、是否有配偶、是否常规体检以及是否有医疗保险变量；③表中为标准化的回归系数，括号中数据为标准误；④ $N=7049$。

结果显示，居住条件、非健康行为和抑郁得分均受到社会经济地位的显著影响，具体表现为：老年人的社会经济地位越高，其居住条件越好，非健康行为得分越低（得分越高越不健康），抑郁得分越低。此外，在控制其他变量的情况下，社会经济地位和社会中介因素均对慢性疾病患病数量产生显著影响，表现为：老年人的社会经济地位越高，慢性疾病的患病数量越多；同时，老年人的居住条件越好、非健康行为得分越高（得分越高越不健康）、抑郁得分越低，老年人慢性疾病的患病数量越少。以往研究显示，社会经济地位较高的老年人可能拥有更好的居住环境，而居住条件如是否有室内厕所、是否有感应自来水等与老年人患病相关（Lenz，1988；王海涛、范向华，2005；孙慧波、赵霞，2018）。同时，社会经济地位较低的老年人更易处于不利的环境之中，从而产生心理健康问题，导致抑郁状况的发生（Dunkel et al.，2013；李国瑞 等，2020），而抑郁症状可能促进认知或记忆类慢性疾病如阿尔兹海默症的发生和发展（Sierksma et al.，2010）。此外，吸烟和饮酒过量容易导致疾病发生（Kaerlev et al.，2002；Room，Babor，and Rehm，2005）。但本书显示老年人非健康行为得分越高，其慢性疾病患病数量越少，这可能与吸烟和饮酒的程度不同对慢性疾病的影响存在差异有关（Haveman-Nies，De Groot，and Van Staveren，2003；卓家同，2010）。

表5-12显示了采用FIML估计法分析社会经济地位对慢性疾病患病数量影响的社会中介效应的Bootstrap检验结果，图5-4显示了社会经济地位对慢性疾病患病数量影响的社会因素的中介效应情况（其中黑色实线为显著的中介路径，灰色虚线为不显著的中介路径）。综合表5-12和图5-4可知，在控制了基本人口社会特征后，在社会经济地位影响慢性疾病数量的

关系中，居住条件和抑郁得分的中介效应显著，而非健康行为的中介效应不显著。具体来说，社会经济地位对慢性疾病数量的影响部分通过居住条件和抑郁得分的中介，且均表现为负向中介，即在控制居住条件和抑郁得分作为中介的间接作用后，社会经济地位对慢性疾病患病数量的直接影响作用较其总影响作用更大。

表 5-12 社会经济地位对慢性疾病患病数量影响的
社会中介效应的 Bootstrap 检验

作用类型 & 具体路径		标准化中介效应估计值(标准误)	95%置信区间
直接作用	社会经济地位→慢病数量	0.305(0.040)***	[0.228,0.385]
间接作用	社会经济地位→居住条件→慢病数量	−0.051(0.011)***	[−0.073,−0.032]
	社会经济地位→非健康行为→慢病数量	0.002(0.001)	[0.000,0.005]
	社会经济地位→抑郁得分→慢病数量	−0.102(0.017)***	[−0.138,−0.070]
	总间接作用	−0.151(0.022)***	[−0.195,−0.108]
总作用	社会经济地位→慢病数量	0.155(0.033)***	[0.093,0.221]

注：①*** $p<0.001$，** $p<0.01$，* $p<0.05$；②模型中控制了年龄、性别、城乡、是否有配偶、是否常规体检以及是否有医疗保险变量；③ $N=7\ 049$。

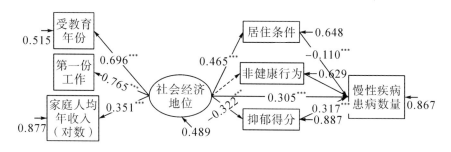

图 5-4 个体社会经济地位影响慢性疾病患病数量的社会中介机制图

出现以上结果的原因在于：社会经济地位对社会中介因素的影响以及社会中介因素对慢性疾病数量的影响这两部分路径的作用正好相反（图 5-5），因此如果控制了居住条件和抑郁得分，个体社会经济地位对慢性疾病数量的影响程度反而表现为增强。

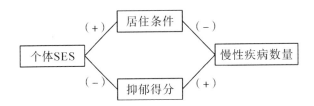

图 5-5　个体社会经济地位影响慢性疾病患病数量的社会中介机制图（简要示意）

二、生物因素作为中介机制

目前，越来越多的证据支持这样一种观点，即慢性生活压力，无论是环境的还是心理社会的，都会导致心理和生理健康状况不佳、慢性疾病和寿命缩短，对脆弱或处境不利的个人而言尤其如此（Cohen et al., 2007; Groer, Meacher, and Kendall-Tackett, 2010）。当早期预警信号或生物特征得到重视时，大多数慢性疾病都可提前预防，从而改善健康结局（Gruenewald et al., 2009）。应变稳态和应变稳态负荷的概念为多学科研究人员提供了一个框架，即用于研究压力介质在应激遭遇中的保护作用和慢性或反复应激暴露的有害影响（McEwen and Stellar, 1993），其理论构建有助于我们理解不断变化的社会因素和环境因素如何影响生理功能，如何在社会经济地位、性别、种族/民族方面形成健康和老龄化差异（Beckie, 2012）。

本研究在应变稳态负荷框架的基础上，将 AL 指数作为生物因素指标，探究社会经济地位影响慢性疾病数量的关系中是否存在生物中介机制。与社会中介机制类似，生物机制的简要中介关系主要有以下（a）和（b）两种形式（见图 5-6）。图 5-6（a）显示了生物因素的完全中介作用，即个体社会经济地位对老年人所患慢性疾病数量的影响完全通过生物因素的中介；图 5-6（b）显示了生物因素的部分中介作用，即个体社会经济地位对老年人所患慢性疾病数量的影响部分通过生物因素的中介，个体社会经济地位也对慢性疾病数量产生直接影响或者通过其他本研究未纳入考量的间接路径对慢性疾病数量产生影响。

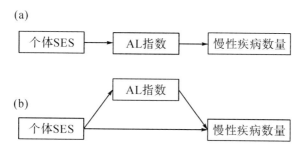

图 5-6　个体社会经济地位影响慢性疾病患病数量的生物中介机制示意图

本研究利用 Mplus 软件对这两种形式分别构建结构方程模型。通过拟合情况对比，结果显示图 5-6 中（b）所显示的生物因素部分中介作用具有更好的拟合效果。与社会中介因素的分析过程类似，接下来通过结构方程模型对生物因素的中介情况进行分析。研究中以受教育年份、第一份工作和家庭人均年收入（对数）为测量变量，生成社会经济地位潜变量，并纳入其他人口社会变量作为控制变量进行分析。表 5-13 显示了在控制其他人口社会因素的情况下社会经济地位、生物中介因素以及慢性疾病数量之间的作用情况。

表 5-13　社会经济地位、生物中介因素以及慢性疾病患病数量的作用情况

变量	AL 指数	慢性疾病患病数量
社会经济地位	-0.113^{**}	0.164^{***}
	（0.041）	（0.031）
AL 指数		0.146^{***}
		（0.021）

注：① $^{***}p<0.001$，$^{**}p<0.01$，$^{*}p<0.05$；②模型中控制了年龄、性别、城乡、是否有配偶、是否常规体检以及是否有医疗保险变量；③表中为标准化的回归系数，括号中数据为标准误；④ $N＝7\,049$。

结果显示，AL 指数受到社会经济地位的显著影响，表现为老年人的社会经济地位越高，AL 指数得分越低（生理状况越好）。同时，社会经济地位以及 AL 指数对慢性疾病患病数量产生显著影响，表现为老年人的社会经济地位越高、AL 指数得分越高，慢性疾病患病数量越多。从应变稳态负荷框架来看，社会经济地位因素作为应变稳态挑战的一个部分，可以导致个体感知到压力，从而引起人体系统的适应性改变，导致生理指标的变化（Beckie，2012）。而人体如果长期处于过度补偿状态，各种生理指标处于持续失衡状态，将进入应变稳态超负荷阶段，导致疾病或死亡的发生（McEwen and Stellar，1993；Juster，McEwen，and Lupien，2010）。

表5-14显示了采用FIML估计法对社会经济地位对慢性疾病患病数量影响的生物中介效应进行Bootstrap检验的结果，图5-7显示了社会经济地位对慢性疾病数量影响的生物因素的中介效应情况。结合表5-14和图5-7可知，在控制了基本人口社会特征后，在社会经济地位影响慢性疾病数量的关系中，AL指数的中介效应显著。具体来说，社会经济地位对慢性疾病数量的影响受到AL指数的部分中介作用，且表现为负向中介，即在控制AL指数的间接作用后，社会经济地位对慢性疾病患病数量的直接影响作用较其总影响作用更大。

表5-14　社会经济地位对慢性疾病患病数量影响的生物中介效应的Bootstrap检验

作用类型 & 具体路径		标准化中介效应估计值（标准误）	95%置信区间
直接作用	社会经济地位→慢性疾病患病数量	0.164(0.031)***	[0.054,0.119]
间接作用	社会经济地位→AL指数→慢性疾病患病数量	−0.017(0.006)**	[−0.015,−0.002]
总作用	社会经济地位→慢性疾病患病数量	0.148(0.031)***	[0.045,0.110]

注：① *** $p<0.001$，** $p<0.01$，* $p<0.05$；②模型中控制了年龄、性别、城乡、是否有配偶、是否常规体检以及是否有医疗保险变量；③ $N=7\,049$。

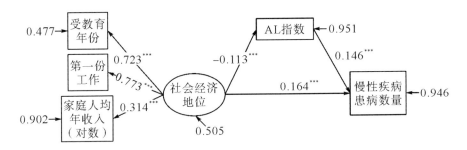

图5-7　个体社会经济地位影响慢性疾病患病数量的生物中介机制图

与社会中介因素类似，出现以上结果的原因在于：社会经济地位对生物中介因素的影响以及生物中介因素对慢性疾病患病数量的影响这两部分路径的作用正好相反（图5-8），因此如果控制了AL指数，个体社会经济地位对慢性疾病数量的影响程度反而表现为增强。

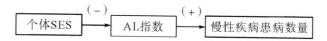

图 5-8　个体社会经济地位影响慢性疾病患病数量的生物中介机制图（简要示意）

前面提到，在生物中介机制的分析过程中，由于 AL 指数的缺失率较高，为确保 FIML 估计结果的准确性，在 FIML 估计的基础上，进一步采用了多重插补的方法将缺失值插补完全后再次进行分析，结果显示与 FIML 法的估计结果基本一致（详见附录 C 中的表 C1）。

三、社会因素和生物因素共同中介机制

文献综述部分提到，在应变稳态负荷框架中，社会经济地位以及社会因素作为应变稳态挑战，通过初级介质，导致二级结果和三级结果，从而影响个体的精神健康和身体健康（McEwen and Stellar，1993；Beckie，2012）。由此看来，生物中介机制可能较社会中介机制位于个体健康的更近端产生作用。因此本研究希望进一步检验在社会经济地位影响慢性疾病数量的关系中社会因素和生物因素的多重中介机制到底如何。

在探究社会因素和生物因素的共同中介作用过程中，将社会中介因素看作一个整体，那么二者在社会经济地位影响慢性疾病患病数量的关系中的中介机制可能有 9 种形式（详见附录 D）。通过进行拟合程度比较，结果显示，图 5-9［附录 D 中的形式（g）］所显示的多重中介作用具有更好的拟合效果，即慢性疾病患病数量同时受到个体社会经济地位、社会因素和生物因素的影响，生物因素仅受到社会因素的影响而不直接受到个体社会经济地位的影响。

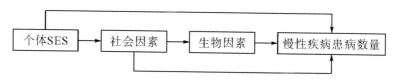

图 5-9　个体社会经济地位影响慢性疾病患病数量的社会和生物中介机制示意图

前两部分的中介效应分析已经分别检验过个体社会经济地位、社会中介因素和生物中介因素对慢性疾病患病数量的影响，以及个体社会经济地位对社会因素和生物因素的影响情况。与前面的分析过程类似，接下来通

过结构方程模型对社会和生物因素的多重中介作用进行分析。本研究以受教育年份、第一份工作和家庭人均年收入（对数）为测量变量，生成社会经济地位潜变量，并纳入其他人口社会变量作为控制变量进行分析。表5-15显示了在控制其他人口社会因素的情况下社会经济地位、社会中介因素和生物中介因素以及慢性疾病患病数量之间的作用情况。

表5-15　社会经济地位、社会中介因素和生物中介因素
以及慢性疾病患病数量的作用情况

变量	居住条件	非健康行为	抑郁得分	AL 指数	慢性疾病患病数量
社会经济地位	0.465*** (0.033)	−0.044* (0.022)	−0.328*** (0.045)		0.307*** (0.040)
居住条件				−0.007 (0.024)	−0.109*** (0.020)
非健康行为				−0.017 (0.021)	−0.052** (0.018)
抑郁得分				0.068*** (0.019)	0.310*** (0.021)
AL 指数					0.118*** (0.022)

注：① *** $p<0.001$，** $p<0.01$，* $p<0.05$；②模型中控制了年龄、性别、城乡、是否有配偶、是否常规体检以及是否有医疗保险变量；③表中为标准化的回归系数，括号中数据为标准误；④ $N = 7\,049$。

结果显示，居住条件、非健康行为和抑郁得分均受到社会经济地位的显著影响，具体表现为：老年人的社会经济地位越高，其居住条件越好，非健康行为得分越低（得分越高越不健康），抑郁得分越低。同时，在社会中介因素影响 AL 指数的分析中，AL 指数仅受到抑郁得分的显著影响，表现为抑郁得分越高，AL 指数得分越高。此外，在控制其他变量的情况下，社会经济地位、社会中介因素和生物中介因素均对慢性疾病患病数量产生显著影响，表现为老年人的社会经济地位越高，慢性疾病的患病数量越多；老年人的居住条件越好、非健康行为得分越高（得分越高越不健康）、抑郁得分越低，老年人慢性疾病的患病数量越少；而老年人的 AL 指数得分越高，其慢性疾病的患病数量越多。

表5-16显示了采用 FIML 估计法对社会经济地位对慢性疾病患病数量

影响的社会和生物中介效应进行 Bootstrap 检验的结果，图 5-10 显示了社会经济地位对慢性疾病患病数量影响的社会因素和生物因素的多重中介效应情况（其中黑色实线为显著的中介路径，灰色虚线为不显著的中介路径）。结合表 5-16 和图 5-10 可知，控制了基本人口社会特征后，在社会经济地位影响慢性疾病患病数量的关系中，存在社会因素和生物因素的多重中介作用。社会经济地位通过居住条件和抑郁得分（社会因素）影响慢性疾病数量，同时抑郁得分影响慢性疾病患病数量的路径受到 AL 指数（生物因素）的微弱中介作用。该结果符合理论部分所阐述的应变稳态负荷框架所显示的变量关系（见图 2-1），即不同社会经济地位的个体感知到压力，产生心理问题，导致身体系统发生相关变化，表现出生物指标的改变，最终引起慢性疾病的发生和发展（Beckie，2012）。可以说，心理因素是社会经济地位与机体内部生理变化的重要桥梁，即外部环境的应激通过个体对压力的感知与适应进入人体内部系统，导致生理性的改变。

表 5-16　社会经济地位对慢性疾病患病数量影响的
社会因素和生物因素多重中介效应的 Bootstrap 检验

作用类型 & 具体路径		标准化中介效应估计值（标准误）	95% 置信区间
直接作用	社会经济地位→慢性疾病患病数量	0.307（0.040）***	[0.231，0.387]
间接作用	社会经济地位→居住条件→慢性疾病患病数量	−0.051（0.011）***	[−0.073，−0.031]
	社会经济地位→非健康行为→慢性疾病患病数量	0.002（0.001）	[0.000，0.005]
	社会经济地位→抑郁得分→慢性疾病患病数量	−0.102（0.016）***	[−0.136，−0.070]
	社会经济地位→居住条件→AL指数→慢性疾病患病数量	0.000（0.001）	[−0.003，0.002]
	社会经济地位→非健康行为→AL 指数→慢性疾病患病数量	0.000（0.000）	[0.000，0.000]
	社会经济地位→抑郁得分→AL指数→慢性疾病患病数量	−0.003（0.001）*	[−0.005，−0.001]
	总间接作用	−0.153（0.022）***	[−0.197，−0.110]
总作用	社会经济地位→慢性疾病患病数量	0.155（0.033）***	[0.093，0.221]

注：① *** $p<0.001$，** $p<0.01$，* $p<0.05$；②模型中控制了年龄、性别、城乡、是否有配偶、是否常规体检以及是否有医疗保险变量；③ $N = 7\ 049$。

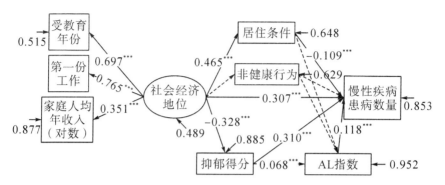

图 5-10 个体社会经济地位影响慢性疾病患病数量的
社会因素和生物因素多重中介机制图

同样，由于 AL 指数的缺失率较高，为确保 FIML 估计结果的准确性，在 FIML 估计的基础上，进一步采用了多重插补的方法将缺失值插补完全后对社会因素和生物因素的多重中介机制再次进行估计和检验，结果显示与 FIML 法的估计结果基本一致（详见附录 C 中的表 C2）。

目前已有研究探究社会经济地位对共患疾病影响过程中的中介效应。如 Nagel 等（2008）采用欧洲癌症和营养前瞻性调查（EPIC）海德堡队列调查数据，分析受教育程度和共患疾病之间的关系，考虑健康行为（包括吸烟、饮酒、水果和蔬菜摄入以及体质指数）的中介因素作用，结果发现模型中引入体质指数（非吸烟状态）后削弱了受教育水平对共患疾病的作用，而该研究没有发现吸烟、饮酒、水果和蔬菜摄入以及体育活动对教育与男性和女性共患疾病之间的关系具有实质性影响。体质指数由于是身高和体重的综合指标，而应变稳态符合指数的构建也通常会采用身高、腰围或体重作为指标（本研究采用腰高比）之一，因此体质指数也可以解释为生物机制的一部分。Nagel 等（2008）的研究结果表明，体质指数在受教育水平对共患疾病的影响过程中起到负向中介作用，该结果与本研究结果一致。关于饮食和生活方式等潜在危险因素对普通人群共患疾病的决定因素的影响尚不清楚（Fortin et al., 2007）。

共患疾病是多个系统和器官的年龄相关损伤的结果，当达到某一阈值时，这些损害在临床上表现为多种慢性疾病。换句话说，共患疾病的扩展率（the rate of expansion in multimorbidity）可以解释为老化速度的代表（Fabbri et al., 2015a, 2015b）。有研究关注到社会经济地位差异中的生物因素，认为社会经济地位差异也反映在疾病的生物标记物中（Dalstra et al.，2005；Banks et al.，2006），而这种生物指标的差异将进一步表现为个体健康或疾病的差异。例如 Seeman 等（2004）研究了生物失调的累积指数在多大程度上可以解释在一组老年人中观察到的社会经济地位在死亡率上的差异，结果显示生物风险的累积指数解释了高社会经济地位人群与低社会经济地位人群死亡率差异的 35.4%。而本研究以共患疾病为结果变量，证实了社会经济地位对共患疾病的影响过程中存在生物因素的中介作用。因此未来在研究和实践中需要进一步重视生物特征，获取早期预警信号，从而实现慢性疾病的积极预防（Gruenewald et al.，2009）。

第五节　本章小结

一、主要结论

本章在第四章我国老年人共患疾病的描述性分析基础上，使用 CHARLS 2011—2018 年的横截面数据，采用多种分析方法，对我国老年人社会经济地位对共患疾病的影响情况进行探究。本章的主要结论有以下三个方面。

其一，老年人的社会经济地位对共患疾病具有显著影响，总体表现为老年人社会经济地位越高，患有慢性疾病的数量越多、患有共患疾病的可能性越大。但二者的关系随着时间的推移逐渐发生转变，社会经济地位对老年人慢性疾病患病数量或是否患有共患疾病的正向影响逐渐消失甚至发生逆转。

其二，老年人的社会经济地位对不同的二元共病组合的影响具有差异性。不同单一疾病受到社会经济地位影响的方向存在差异，而将影响方向一致的慢性疾病组合，可以看到影响程度较单一疾病显著提高；相反，如果将影响方向相反的慢性疾病进行组合，其影响程度将互相抵消。通过分析具有高患病率或高关联性的 5 组二元共病组合，可以发现：第一份工作为个体户/其他的老年人，患有"消化疾病+关节炎/风湿病"的可能性低于第一份工作为农民的老年人；循环系统疾病组合（即"高血压+心脏疾病"）受到受教育水平和第一份工作的显著影响；代谢性组合（即"血脂异常+糖尿病"）受到第一份工作和家庭人均年收入水平的显著影响。

其三，控制了基本人口社会特征后，在社会经济地位影响慢性疾病患病数量的关系中，存在社会因素和生物因素的多重中介作用，具体表现为社会经济地位通过居住条件和抑郁得分（社会因素）影响慢性疾病患病数量，同时抑郁得分影响慢性疾病患病数量的路径受到 AL 指数（生物因素）的微弱中介作用。

二、关于慢性疾病研究的一些简述

在进行社会经济地位对共患疾病的影响的讨论之前，本研究希望对慢性疾病的特征及其对相关研究的影响进行简要讨论。

慢性疾病在《全科医学与社区卫生名词》中被定义为"起病缓慢或病程迁延的疾病，病程一般在 6 个月以上"。其特征包括：持续时间长，可引起残疾，由不可逆的病理学改变所引起，需要特殊的训练来帮助恢复，或需要很长一段时间的监护、观察和护理（Diederichs et al.，2011）。世界卫生组织将慢性疾病分为慢性非传染性疾病、迁延性传染病、长期的精神疾患、进行性的身体结构损伤四类；我们通常所说的慢性疾病主要指慢性非传染性疾病（non-communicable chronic disease，NCD），即以恶性肿瘤、心血管疾病、慢性阻塞性肺部疾病、糖尿病等为代表，具有病程长、病因复杂、损害健康、迁延性、无自愈性和很少治愈性等特点的一类疾病（WHO，2002，2003）。

目前研究者在采用普通人群调查研究数据进行老年人健康研究时，社会科学学者经常选取自评健康、ADL、IADL、抑郁得分和虚弱指数等指标，这些指标涵盖了主观健康和客观健康评价，且通常反映了个体的全面健康状况。例如自评健康是个体对自己健康状况的所有方面进行的综合主观评价，ADL 和 IADL 是根据日常行为的完成情况对个体的健康状况进行的客观评估，而虚弱指数是由多个健康指标组合而成，全方位、多角度反映个体的健康状况（郑晓瑛，2000；曾宪新，2010；伍小兰、李晶、王莉莉，2010；杜鹏，2013）。

而在慢性疾病的研究方面，相较于医学、公共卫生学或流行病学的研究者，社会科学的研究者可能对慢性疾病的研究缺乏兴趣，偶尔在研究中纳入慢性疾病数量作为反映研究对象健康状况的控制变量（张文娟、李树苗，2004），抑或采用质性研究的方法以探究慢性疾病患者的人生进程（郇建立，2009），而较少将其作为老年人健康状况的主体变量进行研究。其原因可能在于，慢性疾病是复杂的、动态的和连续的，多种疾病类型存在时间和空间的特异性，且在疾病特征和影响因素方面有着该疾病自身的特点，即使在对慢性疾病研究较多的流行病学领域，对于慢性疾病的哪些指标能够切实反映老年人的健康状况也存在争议（van den Akker et al.，2001；Byles et al.，2005；Harrison et al.，2014）。此外，疾病存在"需要被诊断"的特征，个体是否患有某种疾病无法由自己判断，而需要进行一系列临床检查，最终由权威者（如医生）得出结论。因此，即使调查对象实际患有某种慢性疾病，但由于症状轻微或者其他原因没有就医或较少就医，可能就无法获知诊断，自报为未患有慢性疾病。因此在对慢性疾病进行研究时，部分个体可能存在诊断不足的问题（尤其是针对普遍人群的调查研究数据，通常慢性疾病为调查对象自报），导致对慢性疾病进行研究变得更加复杂（Orueta et al.，2013；Alaba and Chola，2013；De S Santos Machado et al.，2013；Dugravot et al.，2020；Guimarães and Andrade，2020）。

帕森斯认为，疾病如同健康一样，是一种社会性的约定和制度化的角色类型，为健康的欠缺状态，影响个体的社会角色形象；在此基础上，范舍尔和布什提出：从健康到疾病，个体存在从社会功能正常到社会功能失调的 11 种连续状态，每个人每天都处于这些状态的一种或多种，因此疾病是个体的一种正常社会角色（沃林斯基，1999）。因此，对疾病的研究也应该成为社会学研究的重要方面，因为疾病是个体的一种正常社会角色，也属于社会学研究的合理范畴。随着人口老龄化和疾病谱转变，社会学中人口健康和疾病研究的重要性日益凸显。

三、社会经济地位影响共患疾病的可能解释

对于本研究所得出的社会经济地位对共患疾病存在正向影响的结论，可能的解释主要有三个方面，即生活方式疾病的主体性、获取医疗服务的公平性以及慢性疾病的死亡选择性。

（一）生活方式疾病的主体性

正如前面的结论所述，某些慢性疾病（如高血压、心脏疾病、代谢性疾病等）在社会经济地位高的人群中患病率更高，而这些疾病的总体患病率高，因此部分导致本研究中社会经济地位较高的老年人共患疾病患病风险更高，本研究称其为"生活方式疾病的主体性"，即高社会经济地位老年人所患有的患病率较高的慢性疾病主要是由不健康生活方式或压力状态

等因素导致的，目前已有较多的学者对此进行了研究。

较多研究者认为，受教育水平较高的老年人在退休前往往在政府、机构或企业工作，甚至进入管理层，因此从事脑力劳动较多，日常工作以静坐为主，体育锻炼较少，体质相对较弱（Popkin，2003；汤淑女、简伟研，2013；韩蕊 等，2016；唐艳明，2018），如有研究发现科技工作人员每天静坐时间为 6 小时及以上（庞静 等，2012）。同时，社会地位较高的人群由于就职于较好的单位，从事专业技术工作或管理工作，工作决策自由度较高，竞争激烈，生活节奏快，且常在家庭、工作和社会中承担重要角色，有着较大的工作压力和生活压力，因此更容易患心脑血管疾病（Weidner，2001；Reddy K，Rao，and Reddy T，2002；李长平、马骏，2003；张志勇，2004；汤淑女、简伟研，2012；王龙 等，2017；陈进星、周斌、刘斌，2017）。此外，社会经济地位较高的人群相对于社会经济地位较低的人群，可能具有更多的不利于健康的生活习惯，如吸烟、饮酒、晚睡等。如有关研究表明，受教育水平较高、在政府或事业单位工作、在企业工作的人群中，具有饮酒习惯的人较多（夏翠翠、李建新，2018）；职业为公务员的人群吸烟率较高，科技人员较少吃早餐且睡眠时间较少（刘敏等，2011）；家庭年收入较高的人群更易拥有吸烟、静坐等不健康行为（陈定湾、何凡，2010）。随着社会经济水平的提高，中国居民的膳食结构发生变化，烹饪方式逐渐从较为健康的蒸煮逐渐转向较不健康的油炸，营养状况也逐渐从营养不足发展至营养过剩（Wang et al.，2008；Zhai et al.，2009）。随着生活水平的提高，"富贵病"开始出现并在社会经济水平较高的人群中蔓延开来（Ezzati et al.，2005；Muntner et al.，2005）。受教育水平较高的人群往往收入也较高，有条件购买较贵的高脂肪和高糖食物（倪国华、郑风田，2014），且消费更多零食和油炸食品（Wang et al.，2008），这种不健康的饮食习惯容易导致血脂异常和糖尿病的发生。

需要注意的是，随着社会发展，社会经济地位与慢性疾病的关系也会发生变化。在发达国家，社会经济地位较高的人群通常有健康的饮食搭配、良好的生活习惯并定期进行运动，而社会经济地位较低的人群由于失业率高、收入较低，因此主要购买较不健康的快餐食品，且更多人吸烟，导致慢性疾病的发生风险较社会经济地位较高的人群更高（Luepker et al.，1993；Putnam，Allshouse，and Kantor，2002；Borodulin et al.，2012）。而一些中低收入国家正处于社会经济发展的转型阶段，其人口的生活方式也正在经历"西方化"的过程，社会经济地位较高的人群最先践行西方的生活方式和饮食习惯，摄入较多的高热量或加工食品，消费更多的烟酒，同时随着科学技术的发展，工作较多面对机械或者电脑屏幕，日常活动进一步减少，从而导致社会经济地位较高的人群发生慢性疾病的风险更高（So-owon et al.，2004；杨功焕 等，2005；Steyn and Damasceno，2006；Chan and Leung，2015；王甫勤，2017）。

以上趋势从本研究及相关国内外文献中也可以看出。针对中国、南非、孟加拉国、巴西等国家人群的共患疾病的研究表明，社会经济地位较高的人群患慢性疾病的数量更多、患共患疾病的可能性更大；而欧美国家的相关研究表明，处于社会经济地位劣势的人群更有可能患共患疾病。其他关于慢性疾病的研究也发现了这个现象，即发达国家的研究结果几乎都一致表明，慢性病的患病与社会经济地位负相关，而来自发展中国家的研究却显示出正相关关系（吕敏，2002；Vlismas, Stavrinos, and Panagiotakos，2009；汤淑女、简伟研，2012；谢春艳 等，2014；陈进星、周斌、刘斌，2017；夏翠翠、李建新，2018）。总体而言，国家的社会发展阶段不同，社会经济地位对人口健康的影响便存在差异（Mackenbach et al.，2008），发展中国家正在经历发达国家所经历过的生活方式和疾病转变（吕敏，2002）。本研究针对中国人群，发现我国可能正在经历这样的转变。具体来说，本研究基于 CHARLS 2011 年的数据，发现社会经济地位较高的人群患慢性疾病的数量更多、患共患疾病的可能性更大，而二者的关系随着时间的推移逐渐发生转变，社会经济地位对老年人慢性疾病患病数量或是否患有共患疾病的正向影响逐渐消失甚至发生逆转。虽然发达国家的研究经验和结果并不完全适用，但发达国家社会经济地位与慢性疾病二者关系的转变过程，对发展中国家的疾病转型过程仍具有预测和借鉴意义（吕敏，2002；王甫勤，2017；李建新、夏翠翠，2019）。

（二）获取医疗服务的公平性

本研究结果显示，社会经济地位较高的老年人患慢性疾病的数量更多、患慢性疾病或共患疾病的可能性更大，其原因之一可能是某些慢性疾病流行广泛且社会经济地位较高的人群的患病率更高。此外，前面提到，疾病存在"需要被诊断"的特征，因此研究结果所体现的另一面是不同社会经济地位的老年人获取医疗卫生服务的公平性存在问题。

有关研究显示，过去几十年来，中国医疗费用快速上涨（Tang, Tao,

and Bekedam, 2012)。《2020 年中国卫生健康统计年鉴》显示，2010—2019 年，我国城乡居民门诊和住院费用均显著提高，其增速快于居民日常支出费用的增速。患者的医疗服务利用决策受到其经济支付能力的巨大影响，最贫穷的居民往往缺乏足够的经济手段来获得必要的保健服务，最终放弃或延迟就医，从而导致慢性疾病的诊断不足，自报患有慢性疾病的数量降低（Li et al.，2013）。为更好满足居民医疗卫生服务利用的需求，缩小城乡差距，我国政府不断完善医疗保障体系，形成了公费医疗、城镇职工基本医疗保险、新型农村合作医疗保险、城镇居民基本医疗保险、城乡居民基本医疗保险等多层次医疗保障体系，基本实现全国居民医疗保障全覆盖，切实提高了我国居民的健康水平（齐良书、李子奈，2011）。2011—2018 年 CHARLS 数据显示，我国 60 岁及以上老年人的医疗保险覆盖率达 90%以上，老年人是否拥有医疗保险对共患疾病并不存在显著影响（结果见表 5-4 和表 5-5）。但是不同医疗保障形式的缴费和报销比例存在差异（例如城镇职工基本医疗保险的自缴费水平较低且报销比例较高），导致城乡居民虽然都有医疗保险，但是医疗支出仍存在较大差异（盛帅，2017）。

同时，城乡居民医疗卫生资源的可及性与可得性存在一定差距，城市地区医疗卫生机构床位数及卫生技术人员数均显著高于农村地区，且政府对城乡卫生费用的投入明显向城市倾斜（盛帅，2017）。虽然以上现状可能缘于城乡人口结构的差异性，且随着基层医疗卫生事业的发展，农村医疗卫生服务的利用率显著提升，但我们仍然不能忽视和否认城乡在医疗卫生资源方面存在的差距。需要注意的是，我国存在医疗卫生服务利用的亲富效应，无论是门诊服务还是住院服务都向富人倾斜（赵郁馨 等，2005；陈璐、陈兴宝、夏好，2007；解垩，2009；许东霞 等，2012）。受教育水平较高、收入较高的老年人多居住于城市地区，拥有更好的医疗条件，且获取医疗卫生资源较农村居民更加便利（解垩，2009；林伟权，2016）。有关研究显示，收入较高的人群其医疗卫生服务利用率显著高于低收入人群，他们患病后往往及时就医，且可以选择前往医疗水平较高的医院就诊，疾病诊出率更高（Wang et al.，2011；韩蕊等，2016）。《2020 年中国卫生健康统计年鉴》显示，2008—2018 年，65 岁及以上城市居民两周就诊率在各年份均明显高于农村居民，表明城市居民较农村居民对医疗卫生服务资源的利用更加充足。此外，受教育水平较高的人群通常对疾病具有更高的认知水平以及更强的健康保健意识（林红 等，2002），而文化程度较低的人群其自我认识疾病的能力较差，即相较于其他人更少认识到哪些症状应该前往就医，从而在自报疾病时出现低报的可能性增大（顾杏元、龚幼龙，1990；林红 等，2002）。本研究为进一步验证社会经济地位是否对老年人就医行为产生影响，以是否进行常规体检和是否拥有医疗保险为因变量，以社会经济地位为关键自变量，控制相关人口社会变量，进行模型分析（详见附录 A）。结果显示，社会经济地位相关变量对老年人是否进行常规体检和是否拥有医疗保险具有显著影响，验证了社会经济地位可能显著影响老年人的就医行为，社会经济地位（尤其是受教育水平）较高的老年人更有机会进行常规体检，从而导致检测出更多的疾病。需要注意的是，一些国外关于共患疾病、社会经济地位与医疗卫生服务利用的研究结果与我国存在差异，表现为社会经济地位较低的群体患慢性疾病的数量较多、患共患疾病的可能性更大，导致其卫生资源利用率较高（Droomers and Westert，2004）。此外，全民医疗保险对社会经济地位较低的个体的健康有更大的影响，从而降低了"健康-财富"梯度（health-wealth gradient）的斜率（Anderson et al.，2005）。由此可见，部分发达国家医疗卫生资源的公平性较高，导致健康状况较差的人群的医疗卫生服务的可及性和可得性较高，在其健康受损时他们可以积极寻求医疗卫生服务的帮助，而该行为较少由社会经济地位主导。随着我国社会经济发展，未来针对不同社会阶层的医疗卫生服务的公平性将进一步提高。

（三）慢性疾病的死亡选择性

对于本研究所得出的社会经济地位对共患疾病存在正向影响的结论，除了以上两个方面的可能解释，还可能解释为选择偏倚，即慢性疾病的死亡选择性。

城市老年人拥有较高的社会经济地位，且预期寿命更高，在患有慢性疾病的情况下可以及时获得医疗救治，因此可以带病生存更长的时间；而社会经济地位较低的老年人由于健康状况较差且难以获得较好的医疗卫生服务，因此可能较社会经济地位较高的老年人更早死亡，导致社会经济地位较高的老年人总体表现为健康状况较社会经济地位较低的老年人更差（Kramer，1980）。这与"疾病扩张假说"（expansion of morbidity）的观点一致，即随着社会经济的发展、医疗技术水平的提高以及生活质量的改善，挽救生命的技术进步超过了促进健康的技术进步，老年人口寿命延长的同时体弱者的存活期也延长，导致存活人口的健康变差，人群预期寿命延长但带病生存的时间更长（Gruenberg，1977；范宇新、陈鹤、郭帅，2019），一些学者形象地称之为"胜利的成本"（cost of success）（曾毅等，2017）。

第六章 社区社会经济环境对老年人共患疾病的影响

人不是简单地空降到社区的，很少有个人特征是真正脱离社会环境的，看似环境无涉的个人选择受到了环境的制约（Kawachi and Berkman，2003b）。根据社会生态学理论，健康的不同维度是相互关联的，个体和社区健康取决于人和环境的多个方面，而健康是人与环境相互适应的结果（Moos，1980；McLeroy et al.，1988；Stokols，1996；Grzywacz and Fuqua，2000）。因此社会生态学强调对人和环境需给予平等的、共同的关注（Hawley，1986），生态学则要求对个人或社区健康的理解有一个相互依存的、多维的、多层次的、相互作用的观点，通过对多个层面进行干预并导致改变发生，健康干预才最为有效（Grzywacz and Fuqua，2000）。因此抛开对环境的关注而专注于个体风险因素，我们可能无法真正理解各种健康决定因素的作用。社会经济地位既复杂又动态，其对个体健康状况的影响分析应该在不同的层次上进行（Krieger，Williams，and Moss，1997；Blas and Kurup，2010）。由于长期待在社区，社交圈子减少，功能能力和流动性减退，老年人往往更依赖他们当前的住宅社区服务和设施，因此更容易受到周围环境的影响（Lawton and Simon，1968；Glass and Balfour，2003；Yen，Michael，and Perdue，2009），所以社会经济地位对老年人健康的影响分析不能忽视社区层面的因素。

本章将使用 CHARLS 2011 年的横截面数据，讨论社区的社会经济环境对老年人共患疾病的影响情况。这一部分要解决的主要问题包括：①不同社会经济环境的社区是否存在老年人慢性疾病患病数量以及共患疾病患病率的差异？②社区的社会经济环境是否对老年人共患疾病产生显著影响？考虑个体的社会经济地位后，该影响是否仍然存在？③社区社会经济环境对老年人共患疾病的影响是否与某些社区环境特征相关联？④社区社会经济环境对老年人共患疾病的影响是否与个体特征（年龄、性别、个体社会经济地位）存在显著的交互作用？

第一节　数据与测量

一、数据处理

本章使用的数据为 CHARLS 2011 年的个体数据和社区数据，其中社区层面包含了 150 个县随机抽样的 450 个社区的调查信息。在对数据进行初步处理后，发现部分社区变量存在缺失。对于分层结构的调查数据来说，高层级样本数据缺失将导致其所属的所有低层级样本数据全部缺失，数据缺失后果尤为严重（于力超、金勇进，2018）。本研究也存在同样的情况，虽然在社区层面缺失较少，但是将个体层面和社区层面的数据合并之后，总体的缺失率较高。

对于缺失值的处理，目前较多研究者使用多重插补法，即通过形成若干个完整的数据集，将数据的不确定性考虑在内，使得统计推断更加可靠（李圣瑜，2015）。但是如果对合并后的数据进行缺失值的多重插补，对于本阶段的研究来说可能存在以下问题：其一，多重插补数据的使用将导致采用统计软件进行后期分层分析时存在模型限制；其二，对于分层数据的缺失最好能够在插补阶段就考虑到数据的分层结构，结合分层模型进行缺失值插补（于力超、金勇进，2018），而如果对层-1 和层-2 变量分别进行多重插补，后续无法实现双层数据的合并处理。

鉴于以上的问题，本研究拟采用一种新的缺失值插补方法——K-最近邻（K-Nearest Neighbor，KNN）法。KNN 算法是一种主要用于分类以及回归的非参数统计方法，是所有机器学习算法中最简单的一种，目前主要应用于人脸识别、文字识别、医学图像处理等（毋雪雁、王水花、张煜东，2017）。KNN 算法的基本思路是：如果一个空间中大多数样本属于某一个类别，那么在此空间中的 k 个最相似的样本也属于这个类别（毋雪雁、王水花、张煜东，2017）。社会学家和社区研究人员认为，人类之所以生活在一个社区中，是因为个体产生了对社区的依恋感和对邻居的认同感，因此居住在相同社区的邻里之间应该具备一些主观抑或客观的类似特征（袁振龙，2010）。缺失数据的插补也可以参考类似的观念，即通过距离测量来识别相邻点，使用相邻观测值的完整值来估计缺失值（Kaushik，2020）。目前使用编程软件 Python 中 scikit-learn 包的 impute 模块中的 KNNImputer 函数可以实现 K-近邻法的缺失值插补。KNNImputer 通过距缺失数据一定距离的 k 个完整数据点来推算缺失值的具体取值。KNN 法通常使用的是欧氏距离，在存在缺失坐标的情况下，通过忽略缺失值并放大非缺失坐标的权重来计算欧几里得距离（Kaushik，2020）。

本研究分别对社区社会经济环境变量和个体社会经济地位变量进行了 KNN 法插补（因为存在二分类变量和计数变量，为确保数值的整数性质，设定 K 值为 1），然后将插补好的各子数据库合并起来。需要注意的是，对于年龄、性别、是否有配偶、是否常规体检、居住条件、行为因素、心理因素和地区变量，由于都是基本人口社会特征的变量，并没有进行插补，因此在合并数据后，仍然需要进行缺失值的处理。年龄变量没有缺失且年龄为 60 岁及以上的案例数为 7 689 例，删除相关变量存在缺失值的案例（744 例）后，剩余 6 945 例，缺失率约为 9.68%，因此可以直接删除缺失案例，保留完整案例 6 945 例，其中包含 445 个社区的相关信息。但是由于每个社区内部包含的个体案例数较少，而且社区可能无法准确概括一些资源的配备情况（如医疗卫生资源），因此将社区的基本信息统合起来，将层-2 的基本分析单位提升到县级水平（共 150 个县），但为了便于叙述和解释，还是使用"社区"一词，表明个体所生活的环境。

二、变量测量

本章的主要变量包括基本人口社会变量、慢性疾病变量、个体社会经济地位变量、社区社会经济环境变量、地区变量、社区环境特征变量等，变量的描述性分析情况见表 6-1，其中个体层次的变量进行了加权处理。

表 6-1　CHARLS 2011 年研究对象的基本情况（ N = 6 945）

变量	均值 （标准误） /比例（%）	变量	均值 （标准误） /比例（%）
1. 慢性疾病患病情况		社区服务环境变量	
慢性疾病数量	1.66（0.04）	公共设施平均种类数	4.75（2.01）
患有共患疾病（否=0）	46.27	休闲机构/场所平均种类数	3.87（2.74）
2. 个体社会经济地位		医院平均数量	0.23（0.51）

表6-1(续)

变量	均值 (标准误) /比例(%)	变量	均值 (标准误) /比例(%)
受教育年份	4.74(0.12)	基层医疗机构平均数量	2.17(2.62)
家庭人均年收入(对数)	7.67(0.09)	社区社会环境变量	
3. 社区社会经济环境		压力氛围(无=0)	11.33
社区文化水平(低水平=0)		助老氛围(无=0)	34.67
中低水平	24.00	5. 其他变量	
中高年水	21.33	年龄	68.96(0.14)
高水平	24.67	男(女=0)	49.18
高中文化成年人占比(%)	19.42(8.56)	有配偶(无=0)	75.44
社区收入水平(低水平=0)		常规体检(无=0)	60.14
中低水平	24.67	医疗保险(无=0)	93.40
中高水平	25.33	居住条件	3.05(0.06)
高水平	24.67	吸烟(否=0)	40.99
社区人均年纯收入(对数)	8.26(0.84)	饮酒(否=0)	29.40
4. 社区环境特征变量		抑郁得分	8.91(0.15)
社区物理环境变量		地区(东部=0)	
路况良好(否=0)	72.00	中部	36.67
水质良好(否=0)	64.67	西部	24.00
垃圾处理得当(否=0)	56.00		

本章主要因变量为慢性疾病患病情况,其包括两种形式,即慢性疾病的患病数量以及是否患有共患疾病,并且针对重要的二元共病组合进行分析,以探究社区的社会经济环境是否对不同的共患疾病组合产生差异性的影响。共患疾病的具体测量方法详见前面相关章节。从表6-1可见,2011年,我国60岁及以上老年人患有慢性疾病的平均数量为1.66种,而接近一半的老年人至少患有2种慢性疾病。

主要自变量为社区的社会经济环境和个体的社会经济地位指标。其中社区的社会经济环境主要采用高中文化成年人占比以及社区人均年纯收入,将这两个变量按照数值划分为四个等级,分别代表社区的文化水平和收入水平;而个体的社会经济地位指标主要选择了受教育水平和家庭人均年收入水平,此时没有将工作变量考虑进来,因为后续分析将涉及分层模型，而工作变量由于是无序多分类指标，只能将多个虚拟变量纳入模型，这将导致模型的复杂程度极大提升且影响估计的准确性，因此此处选择另外两个个体社会经济地位变量来表示。

由于表现社区环境特征的变量提升为县级层次，因此社区环境特征变量主要为每个县随机抽取的三个社区或村居的社区变量的平均或集中水平，其中社区物理环境变量包括社区的路况、水质和垃圾处理情况，社区服务环境变量主要包括社区生活服务和医疗服务的情况，社区社会环境变量包括社区的压力氛围和助老氛围。

其他控制变量主要包括年龄、性别、是否有配偶、是否进行过常规体检、是否有医疗保险以及地区变量。各变量的具体测量方法详见前面相关章节。

第二节　研究方法

本章分析社区社会经济环境对共患疾病的影响情况，以及社区社会经济环境与个体社会经济地位之间的交互作用，因此数据结构为个体和社区双层数据，并且采用分层一般化线性模型（hierarchical generalized linear models，HGLMs）进行分析。分层一般化线性模型中的层-1 模型由三个部分组成，即抽样模型、连接函数和结构模型；分层线性模型是其特例形式之一（劳登布什、布里克，2016）。本研究根据因变量采用是否患有共患疾病以及患慢性疾病数量两种类型，为分层一般化线性模型选择不同的抽样模型和连接函数：二分类数据分析采用二项抽样模型和 Logit 连接函数，计数数据分析采用泊松抽样模型和对数连接函数。本研究根据分析目的的不同和因变量形式的差异，采用了不同的统计模型，在 HLM 软件中进行分层分析。具体方法如下：

一、分层 Logistic 回归模型

当因变量为是否患有慢性疾病以及是否患有某种二元共病组合疾病时，由于因变量为二分类变量，因此将进行分层 Logistic 回归。二分类数据分层分析的基本公式如下：

层-1 抽样模型：$Y_{ij} \mid \varphi_{ij} \sim B(m_{ij}, \varphi_{ij})$ (5-1)

（Y_{ij} 服从 m_{ij} 次试验、每一次试验的成功概率为 φ_{ij} 的二项分布）

层-1 连接函数：$\eta_{ij} = \log\left(\dfrac{\varphi_{ij}}{1 - \varphi_{ij}}\right)$ （5-2）

层-1 结构模型：$\eta_{ij} = \beta_{0j} + \sum \beta_{pj} I_{pij}$ （5-3）

层-2 结构模型：$\beta_{0j} = \gamma_{00} + \gamma_{01} \mathrm{CSES}_j + \sum \gamma_{0q} x_{qj} + u_{0j}$ （5-4）

$\beta_{pj} = \gamma_{p0} + \gamma_{p1} \mathrm{CSES}_j + \sum \gamma_{pq} x_{qj} + u_{pj}$ （5-5）

其中 i 指受访个体，j 指社区，η_{ij} 是发生比（odds）的对数，Y_{ij} 指因变量，u_{0j} 和 u_{pj} 均为社区随机误差；I_{pij} 为个体层次的变量（pij 表示第 p 个变量在第 j 个社区的第 i 个个体），CSES_j 为社区 j 的社会经济环境变量，x_{qj} 为其他控制变量。固定效应和随机效应的设定在进行具体的研究时将根据数据拟合情况进行调整。分析中在个体层面进行加权处理。

二、分层泊松回归模型

当因变量为慢性疾病的患病数量时，符合计数变量的特征，因此需要采用计数变量对应的统计模型进行分析，本章选用分层泊松回归模型进行分析。计数数据分层分析的基本公式如下：

层-1 抽样模型：$Y_{ij} \mid \lambda_{ij} \sim P(m_{ij}, \lambda_{ij})$ （5-6）

（Y_{ij} 服从暴露期为 m_{ij}、每时间段的事件发生率为 λ_{ij} 的泊松分布）

层-1 连接函数：$\eta_{ij} = \log(\lambda_{ij})$ （5-7）

层-1 结构模型：$\eta_{ij} = \beta_{0j} + \sum \beta_{pj} I_{pij}$ （5-8）

层-2 结构模型：$\beta_{0j} = \gamma_{00} + \gamma_{01} \mathrm{CSES}_j + \sum \gamma_{0q} x_{qj} + u_{0j}$ （5-9）

$\beta_{pj} = \gamma_{p0} + \gamma_{p1} \mathrm{CSES}_j + \sum \gamma_{pq} x_{qj} + u_{pj}$ （5-10）

其中 i 指受访个体，j 指社区，η_{ij} 是发生比（odds）的对数，Y_{ij} 指因变量，u_{0j} 和 u_{pj} 均为社区随机误差；I_{pij} 为个体层次的变量（pij 表示第 p 个变量在第 j 个社区的第 i 个个体），CSES_j 为社区 j 的社会经济环境变量，x_{qj} 为其他控制变量。固定效应和随机效应的设定在进行具体的研究时将根据数据拟合情况进行调整。分析中在个体层面进行加权处理。

三、层-1 自变量的中心化处理

定量研究的一个基本要求在于：所研究的变量应该具有明确的意义，

以保证其统计结果与实际关注的问题联系起来；而在分层模型中，层-1 的截距和斜率成为层-2 的结果变量，如何理解这些结果变量十分关键，而结果的意义依赖于层-1 自变量的测量位置（劳登布什、布里克，2016）。研究中经常采用的一种处理方法为中心化（centering），也称为"对中"，将层-1 自变量按照均值进行处理。中心化的好处在于可以使得研究结果有更加明确的解释，同时可以减少多重共线性，以提高估计的稳定性（何晓群等，2009）。

目前对中具有多种形式，较为常见的两种方式分别为以总平均数对中 [grand mean centering，CGM；形式为 $(X_{ij} - \bar{X}_{..})$] 和以组平均数对中 [group mean centering/centering within cluster，CWC；形式为 $(X_{ij} - \bar{X}_{.j})$]（Enders and Tofighi，2007）。CGM 使得截距被解释为对第 j 组的调整平均数（adjusted mean），而 CWC 使得截距被解释为对第 j 组的未调整平均数（unadjusted mean）（劳登布什、布里克，2016）。选择不同的对中方式，将对结果解释和估计的准确性产生较大的影响。Enders 和 Tofighi（2007）认为，对中方式的选择不应该基于统计数据，而应该根据具体的研究问题。CGM 和 CWC 两种对中方式具有各自的优势和特点，应该根据具体的研究问题进行选择。他们提出了层-1 自变量对中的四条经验法则：①如果关注层-1 自变量的作用，选择组均值对中；②如果关注层-2 自变量的作用，选择总均值对中；③如果关注同一变量在层-1 和层-2 是否具有不同作用，选择组均值对中或总均值对中均可；④如果关注层间的交互作用，选择组均值对中，而仅关注层-2 变量的交互作用则选择总均值对中（Enders and Tofighi，2007）。

根据以上原则，本章将在不同的部分对层-1 自变量采取不同的对中方式：当关注社区社会经济环境（层-2 自变量）的影响时，对层-1 自变量进行总均值对中；当关注社区社会经济环境（层-2 自变量）与个体特征（层-1 自变量）的交互作用时，对层-1 自变量进行组均值对中。其中虚拟变量与连续变量一致，也将进行对中处理。

第三节　不同社区社会经济环境的慢性疾病患病情况的差异

表 6-2 显示了加权后不同社会经济环境的社区慢性疾病患病数量以及共患疾病患病率的情况。具体来说，随着社区的高中文化成年人比例的提高，老年人患慢性疾病的数量和共患疾病患病率均有所上升，其中慢性疾病患病数量从社区低文化水平的平均 1.58 种疾病上升至高文化水平的平均 1.80 种疾病；共患疾病患病率略有上升，从低文化水平的 43.82% 上升至高文化水平的 49.65%。此外，随着社区收入水平的提升，老年人患慢性疾病的数量和共患疾病患病率同样有所上升，其中慢性疾病患病数量从低收入水平的平均 1.54 种疾病上升至高收入水平的平均 1.80 种疾病，共患疾病患病率从低收入水平的 42.84% 上升至高收入水平的 50.93%。

表 6-2　不同社会经济环境社区慢性疾病的患病情况　（$N = 6\,945$）

社区社会经济环境		慢性疾病数量/ [$\bar{x}$(SE)]	共患疾病患病率/ %
社区文化 水平	低水平	1.58 （0.06）	43.82
	中低水平	1.65 （0.06）	45.20
	中高水平	1.65 （0.06）	47.11
	高水平	1.80 （0.09）	49.65
社区收入 水平	低水平	1.54 （0.06）	42.84
	中低水平	1.65 （0.06）	45.51
	中高水平	1.65 （0.06）	45.57
	高水平	1.80 （0.09）	50.93

与第五章类似，本章仍然选取了具有高患病率或高关联性的 3 组二元共病组合，以探究社区的社会经济环境是否会对这些慢性疾病组合的发生产生重要影响。表 6-3 显示了不同社会经济环境的社区特定二元共病组合患病率情况。从表中可以看出，随着社区的高中文化成年人比例和人均年收入水平的提高，各二元共病组合基本趋势存在差异性，即"消化疾病+关节炎/风湿病"二元组合的患病率随着社区文化水平和收入水平的提升

而下降，而"高血压+心脏疾病""血脂异常+糖尿病"这两种二元共病组合表现为其患病率随着社区文化水平和收入水平的提升而升高，尤其是"高血压+心脏疾病"二元组合的患病率提升显著。这与个体社会经济地位与二元共患组合关系的分析结果类似，因此出现社区社会经济环境影响共病的趋势是否有可能是因为社区内部个体社会经济地位的差异，这个问题将在后续进行解答。

表6-3　不同社会经济环境社区二元共病组合患病率情况 （ N =6 945）

单位:%

		消化疾病+ 关节炎/风湿病	高血压+ 心脏疾病	血脂异常+ 糖尿病
社区文化 水平	低水平	13.56	6.35	1.69
	中低水平	12.47	6.89	1.92
	中高水平	11.35	9.98	2.87
	高水平	10.22	13.06	5.53
社区收入 水平	低水平	12.08	7.68	2.01
	中低水平	13.84	7.64	2.25
	中高水平	12.52	8.20	2.19
	高水平	9.88	11.76	5.11

第四节　社区社会经济环境对共患疾病的影响

本研究从社区整体文化水平和收入水平这两个方面探究社区的社会经济环境对老年人共患疾病的影响情况。具体研究结果如下。

一、社区社会经济环境对共患疾病的总体影响

对于社区社会经济环境对共患疾病的总体影响主要考虑当因变量分别为慢性疾病患病数量、是否患有共患疾病以及特定二元共病组合这三种情况。因此，在模型设置方面，层-1纳入基本人口社会特征变量作为控制变量，层-2依次纳入各社区的社会经济环境变量以及地区变量。分别建立模型一至模型三：模型一纳入社区文化水平变量；模型二纳入社区收入水平

变量；模型三纳入所有社会经济环境变量。由于层-1的其他控制变量均不是本阶段的关键变量，因此为保持模型的简洁性，以上模型均仅在截距项设立随机项，层-1各控制变量的系数的表达式均设定为无自变量的固定效应。表6-4至表6-6分别显示了社区社会经济环境对老年人慢性疾病患病数量、是否患有共患疾病以及是否患有特定二元共病组合影响的分层回归分析结果，其中表6-6直接显示了最终模型。层-1各控制变量的系数由于不是关注的重点，因此在表中省略。

表6-4　社区社会经济环境对老年人共患疾病患病数量的影响的
分层泊松回归分析结果（ N = 6 945）

	模型一	模型二	模型三
固定效应			
截距模型			
截距	0.166（0.091）	−0.724（0.455）	−0.625（0.421）
中部（东部=0）	0.075（0.074）	0.159（0.074）*	0.142（0.073）
西部（东部=0）	0.069（0.080）	0.105（0.081）	0.132（0.077）
社区高中文化成年人占比	0.013（0.005）**		0.009（0.004）*
社区人均年纯收入（对数）		0.133（0.054）*	0.098（0.047）*
随机效应			
层-2截距方差	0.079***	0.077***	0.074***

注：①*** $p<0.001$，** $p<0.01$，* $p<0.05$；②各模型均在层-1加入了年龄、性别、是否有配偶、是否进行常规体检、是否有医疗保险、居住条件、吸烟、饮酒和抑郁指数作为控制变量，且均进行了总均值对中；③表中固定效应部分为系数值，括号中数据为稳健标准误（Robust S. E.）。

表6-4显示，在没有纳入个体社会经济地位变量时，社区社会经济环境对老年人慢性疾病患病数量存在显著影响。模型一结果显示，在控制基本人口社会特征和地区变量后，高中文化成年人比例对慢性疾病患病数量具有显著影响，表现为社区高中文化成年人比例越高，老年人患有慢性疾病的数量越多，即社区高中文化成年人比例增加1%，老年人患有慢性疾病的数量变动为以前的1.013倍。模型二加入社区人均年纯收入的对数后显示，在控制基本人口社会特征和地区变量后，社区人均年纯收入越高，老年人患有慢性疾病的数量越多，即社区人均年纯收入增加1%，老年人

患有慢性疾病的数量变动为以前的 1.142 倍。模型三结果显示，在控制相关变量后，社区高中文化成年人比例和社区人均年纯收入均对老年人慢性疾病患病数量产生显著影响，表现为社区高中文化成年人比例越高，社区人均年纯收入越高，老年人患有慢性疾病的数量越多。由于不同的社区社会经济环境变量纳入同一模型中，可能会相互解释，因此二者的系数值较模型一或模型二有所降低。

表 6-5　社区社会经济环境对老年人是否患有
共患疾病的影响的分层 Logistic 回归分析结果 （ $N = 6\,945$ ）

	模型一	模型二	模型三
固定效应			
截距模型			
截距	−0.694 （0.210）**	−2.519 （1.147）*	−2.406 （1.107）*
中部 （东部=0）	0.080 （0.175）	0.250 （0.172）	0.213 （0.172）
西部 （东部=0）	0.132 （0.179）	0.212 （0.173）	0.262 （0.167）
社区高中文化成年人占比	0.025 （0.012）*		0.019 （0.010）
社区人均年纯收入 （对数）		0.270 （0.136）*	0.212 （0.121）
随机效应			
层-2 截距方差	0.363 ***	0.349 ***	0.347 ***

注：① *** $p<0.001$, ** $p<0.01$, * $p<0.05$；②各模型均在层−1加入了年龄、性别、是否有配偶、是否进行常规体检、是否有医疗保险、居住条件、吸烟、饮酒和抑郁指数作为控制变量，且均进行了总均值对中；③表中固定效应部分为系数值，括号中数据为稳健标准误 （Robust S. E.）。

表 6-5 显示，在没有纳入个体社会经济地位变量时，社区社会经济环境对老年人是否患有共患疾病存在显著影响。模型一结果显示，在控制基本人口社会特征和地区变量后，高中文化成年人比例对老年人是否患有共患疾病具有显著影响，表现为社区高中文化成年人比例越高，老年人患有共患疾病的可能性越大，即社区高中文化成年人比例增加 1%，老年人患有共患疾病的可能性变动为以前的 1.025 倍。模型二加入社区人均年纯收入的对数后显示，在控制基本人口社会特征和地区变量后，社区人均年纯收入越高，老年人患有共患疾病的可能性越大，即社区人均年纯收入增加 1%，老年人患有共患疾病的可能性变动为以前的 1.310 倍。模型三结果显

示，在控制相关变量后，社区高中文化成年人比例以及社区人均年纯收入对老年人是否患有共患疾病的显著影响消失。这可能是因为不同的社区社会经济环境变量纳入同一模型中，可能会相互解释，因此二者对共患疾病的影响消失。

表 6-6　社区社会经济环境对老年人是否患有
特定二元共病组合疾病的影响的分层 Logistic 回归分析结果（N = 6 945）

	消化疾病+ 关节炎/风湿病	高血压+ 心脏疾病	血脂异常+ 糖尿病
固定效应			
截距模型			
截距	−3.898(1.128)***	−3.552(1.061)***	−6.332(1.398)***
中部（东部=0）	0.317(0.181)	0.525(0.187)**	−0.090(0.266)
西部（东部=0）	0.689(0.182)***	−0.083(0.268)	−0.820(0.356)*
社区高中文化成年人比例	0.006(0.011)	0.015(0.012)	0.044(0.015)**
社区人均年纯收入（对数）	0.157(0.125)	0.052(0.114)	0.200(0.155)
随机效应			
层-2 截距方差	0.345***	0.461***	0.663***

注：①*** $p<0.001$，** $p<0.01$，* $p<0.05$；②各模型均在层-1加入了年龄、性别、是否有配偶、是否进行常规体检、是否有医疗保险、居住条件、吸烟、饮酒和抑郁指数作为控制变量，且均进行了总均值对中；③表中固定效应部分为系数值，括号中数据为稳健标准误（Robust S. E.）。

表 6-6 显示，社区社会经济环境对不同二元共病组合的影响存在差异。在控制了基本人口社会特征和地区变量后，3 组二元共病组合中，社区社会经济环境仅对老年人是否患有"血脂异常+糖尿病"具有显著影响，而对老年人是否患有"高血压+心脏疾病"以及"消化疾病+关节炎/风湿病"不存在显著影响。具体来说，社区高中文化成年人占比对老年人是否患有"血脂异常+糖尿病"具有显著影响，表现为社区高中文化成年人比例越高，老年人患有"血脂异常+糖尿病"的可能性越大。

随着理论和方法的逐渐发展，关于社区与健康的研究迅速扩大，社区社会经济条件与健康之间的关系得到了深入的研究（Riva, Gauvin, and Barnett, 2007；Diez-Roux and Mair, 2010；Arcaya et al., 2016）。目前对社区或者更高层面的社会经济环境影响共患疾病的研究主要针对国外人群，研究目标在于探究地区贫困或剥夺程度对共患疾病患病的影响情况。较多研究得出结论：生活于最贫困或剥夺程度最高地区的人群，共患疾病的患病率最高（Mercer and Watt，2007；Salisbury et al.，2011；Barnett et al.，2012；Orueta et al.，2013；Lane et al.，2015；Li et al.，2016；Chamberlain et al.，2020；Guimarães and Andrade，2020）。如 Barnett 等（2012）采用在苏格兰 314 个医疗机构 16 岁及以上人群的医疗数据，探究居住区域的剥夺程度（Carstairs 指数）对共患疾病的影响情况，结果发现共患疾病的粗患病率随着患者居住区域的剥夺程度提高而适度上升，居住在贫困地区的人们可能较居住在富裕地区的人早 10～15 年患上共患疾病。Salisbury 等（2011）基于英国 182 家医疗机构的成年患者（18 岁及以上）的匿名记录，探究剥夺（Townsend 评分）和是否发生共患疾病之间的关系，结果发现被剥夺最多的 1/5 组患者发生共患疾病的可能性几乎是被剥夺最少的 1/5 组患者的两倍。

本研究的结果与上述研究的结果相反，即社区社会经济环境对共患疾病具有显著的独立影响，社区高中文化成年人占比和人均年纯收入水平越高，老年人慢性疾病数量增加、患共患疾病的可能性越大。产生差异的原因可能在于多个方面，包括数据来源、研究对象和社区社会经济地位变量等。首先，本书的数据来源于对普通人群的调查数据，存在对慢性疾病诊断低估的可能性，而其他研究的数据主要来源于医疗机构的数据库，其研究对象都是有医疗救治需求的人，因此患病情况可能存在差异。其次，本研究的主要关注对象为 60 岁及以上的中国老年人，而其他研究较多关注于 18 岁及以上的欧美成年人，因此存在国家经济、文化、社会发展、种族、年龄等方面的差异。最后，国外研究将人口普查的数据与社区联系起来构建社区经济特征指标，而中国的社区研究一般不采用人口普查区的划分，而是以政府定义的县、乡、城区等作为社区来进行相关调查，直接从社区或村落收集社会经济特征相关数据，相较于人口普查数据可能更加符合将社区环境与健康联系起来的因果因素的实际地理分布（Pickett and Pearl，2001）。因此严格说来，本研究与国外相关研究存在较多差异，不存在可比性；结果存在差异是合理的，国外研究仅可作为参考。

二、社区社会经济环境对共患疾病的独立影响：组成效应 vs 环境效应

当控制基本人口社会特征以及地区变量后，社区社会经济环境对老年人共患疾病存在显著影响，那么考虑个体的社会经济地位后，社区社会经济环境对老年人患有共患疾病的影响是否仍然显著？若模型中纳入个体的社会经济地位，社区社会经济环境对老年人患有共患疾病的影响仍然显著，那么表明社区社会经济环境对老年人患有共患疾病的影响为环境效应，反之为组成效应，即社区社会经济环境对老年人患有共患疾病的影响是由社区内部个体社会经济地位的差异导致的。

表6-7和表6-8分别显示了在层-1模型中纳入个体社会经济地位变量后社区社会经济环境对老年人患有慢性疾病数量、是否患有共患疾病以及是否患有特定二元共病组合疾病的分层回归分析结果，其中对个体社会经济地位变量均进行了总均值对中。此外，为了更好地对比在纳入个体社会经济地位变量前后社区社会经济环境对老年人共患疾病的影响的变化情况，在模型中纳入个体社会经济地位变量后，暂时不考虑个体社会经济地位变量的变异性，在模型中将其设置为固定效应。

表6-7　社区社会经济环境对老年人患疾病的影响的
分层回归分析结果（$N = 6\,945$）

	慢性疾病患病数量		是否患有共患疾病	
	未纳入 个体 SES	纳入 个体 SES	未纳入 个体 SES	纳入 个体 SES
固定效应				
截距模型				
截距	−0.625(0.421)	−0.609(0.433)	−2.406(1.107) *	−2.340(1.121) *
社区高中文化成年人占比	0.009(0.004) *	0.008(0.004) *	0.019(0.010)	0.017(0.010)
社区人均年纯收入（对数）	0.098(0.047) *	0.099(0.048) *	0.212(0.121)	0.209(0.122)
受教育年份系数模型		0.017(0.004) ***		0.030(0.011) **
家庭人均年收入（对数）系数模型		0.003(0.006)		0.011(0.013)
随机效应				
层-2 截距方差	0.074 ***	0.073 ***	0.347 ***	0.339 ***

注：①*** $p<0.001$，** $p<0.01$，* $p<0.05$；②各模型均在层-1加入了年龄、性别、是否有配偶、是否进行常规体检、是否有医疗保险、居住条件、吸烟、饮酒、抑郁指数和个体社会经济地位变量作为控制变量，且均进行了总均值对中，层-2截距项控制了地区变量；③表中固定效应部分为系数值，括号中数据为稳健标准误（Robust S. E.）。

表 6-8　社区社会经济环境对老年人是否患有特定

二元共病组合疾病的影响的分层回归分析结果（ $N = 6\,945$ ）

	消化疾病+关节炎/风湿病		高血压+心脏病		血脂异常+糖尿病	
	未纳入个体 SES	纳入个体 SES	未纳入个体 SES	纳入个体 SES	未纳入个体 SES	纳入个体 SES
固定效应						
截距模型						
截距	-3.898^{***}	-3.947^{***}	-3.552^{***}	-3.522^{***}	-6.332^{***}	-6.208^{***}
	(1.128)	(1.163)	(1.061)	(1.037)	(1.398)	(1.380)
社区高中文化成年人占比	0.006	0.005	0.015	0.012	0.045^{*}	0.043^{**}
	(0.011)	(0.012)	(0.012)	(0.012)	(0.015)	(0.015)
社区人均年纯收入（对数）	0.157	0.166	0.052	0.057	0.200	0.188
	(0.125)	(0.128)	(0.114)	(0.112)	(0.155)	(0.151)
受教育年份系数模型		0.029^{*}		0.063^{***}		0.014
		(0.013)		(0.015)		(0.035)
家庭人均年收入（对数）系数模型		-0.018		-0.010		0.031
		(0.016)		(0.023)		(0.045)
随机效应						
层-2 截距方差	0.345^{***}	0.353^{***}	0.461^{***}	0.417^{***}	0.663^{***}	0.644^{***}

注：①$^{***}\,p<0.001$，$^{**}\,p<0.01$，$^{*}\,p<0.05$；②各模型均在层-1加入了年龄、性别、是否有配偶、是否进行常规体检、是否有医疗保险、居住条件、吸烟、饮酒、抑郁指数和个体社会经济地位变量作为控制变量，且均进行了总均值对中，层-2截距项控制了地区变量；③表中固定效应部分为系数值，括号中数据为稳健标准误（Robust S. E.）。

表 6-7 显示，总体而言，在纳入个体社会经济地位变量后，社区社会经济环境对老年人共患疾病的影响略有减弱。具体表现为：当因变量为慢性疾病患病数量，纳入个体社会经济地位变量后，社区高中文化成年人占比对老年人慢性疾病患病数量的影响的系数值略为变小，而社区人均年纯收入对老年人慢性疾病患病数量的影响略有增大；当因变量为是否患有共患疾病时，虽然在纳入个体社会经济地位变量前后社区社会经济环境变量均体现为不显著，但仔细观察系数值可以发现，在纳入个体社会经济地位变量后，社区高中文化成年人占比以及社区人均年纯收入（对数）的系数值也表现为略有降低。表 6-8 与表 6-7 显示的结果一致，在纳入个体社会经济地位变量后，社区社会经济环境对老年人患有特定二元共病组合的影响略有减弱。具体表现为：纳入个体社会经济地位后，社区高中文化成年人占比对老年人是否患有"血脂异常+糖尿病"的影响的系数值降低，表明影响有所减弱；而社区人均年纯收入对老年人是否患有"血脂异常+糖

尿病"的影响虽然不显著，但其系数值也表现为降低。

至此我们可以对本章最初提出的问题进行解答。当控制基本人口社会特征以及地区变量后，社区社会经济环境对老年人共患疾病存在显著影响，而在考虑个体的社会经济地位后，社区社会经济环境对老年人共患疾病的影响程度略有减弱。总体而言，社区社会经济环境对老年人患共患疾病的影响是独立于个体社会经济地位而显著存在的，但也在较小程度上受到了个体社会经济地位的影响，因此可以说，社区社会经济环境对老年人患共患疾病的影响同时存在环境效应和组成效应，即社区社会经济环境对老年人患共患疾病的影响部分是由社区内部个体社会经济地位的差异导致的（组成效应），但是在控制了个体社会经济地位后，社区社会经济环境对共患疾病仍然存在独立影响（环境效应）。

目前较少有共患疾病相关研究探究控制个体社会经济地位后地区的剥夺情况是否仍独立存在，仅 Chamberlain 等（2020）调查美国明尼苏达州七个县级地区层面的社会经济状况衡量指标，即地区剥夺指数（the area deprivation index，ADI）是否与共患疾病存在相关性，并探究对社会经济状况的个体测量进行调整后这种关联是否持续存在，结果发现居住在贫困程度最高的地区的人最有可能患共患疾病，并在调整个人教育水平后关联加强。其他研究也发现，环境的影响可能是真实的，而不仅仅是统计上的假象，在考虑了多种组成特征后，环境效应依然存在（Macintyre，Ellaway，and Cummins，2000；Pickett and Pearl，2001）。但是也有研究者提出，由于缺乏任何明确的理论或可以帮助研究者判别可能将居住地与健康行为或健康联系起来的机制，以及可能形成变量选择和解释的基础，要彻底区分组成效应和环境效应可能存在困难（Mitchell et al.，2000；Macintyre，Ellaway，and Cummins，2002）。

三、社区社会经济环境对共患疾病的影响：社区层面的可能解释

前述表明，在控制个体社会经济地位后，社区社会经济环境对共患疾病存在显著影响。而社区社会经济环境可能通过两个主要途径影响个体健康：一是通过塑造个人的社会经济地位，间接对个体健康产生影响；二是通过直接影响居民共享的社区的社会、服务和物理环境，进而更直接影响健康的个体特征、条件和个人经历（Robert，1999）。第一种途径表明，不同社会经济环境下的社区所呈现的机会和制约因素可以塑造个人的教育成

就、就业前景和收入水平（Jencks and Mayer，1990；Garner and Raudenbush，1991；Foster and McLanahan，1996），对健康产生直接影响；第二种途径表明，社区社会经济环境独立于个体社会经济地位对健康产生影响，社区的物理、服务和社会环境将社区社会经济背景与个人健康独立联系起来（Robert，1999）。如果社区社会经济环境完全通过个体社会经济地位来影响共患疾病，在模型中控制了个体社会经济地位变量后，原本社区社会经济环境变量对共患疾病的显著作用应该变得不再显著；而从上一部分的分析结果可以看出，在控制了个体社会经济地位变量后，社区社会经济环境对共患疾病的显著作用并没有消失，仅有所减弱，这表明个体社会经济地位在社区社会经济环境和共患疾病之间并未起完全中介作用，可能还有其他社区层面的因素在社区社会经济环境影响个体健康的路径中产生影响。

接下来将针对第二种途径进行讨论，探究社区的物理环境、服务环境和社会环境三个方面在社区社会经济环境与共患疾病二者的关系中是否产生影响以及如何影响。由于社区层次的变量为县级层次，因此社区服务环境变量主要为每个县随机抽取的 3 个社区或村落的社区变量的平均或集合水平。

（一）社区社会经济环境对社区环境特征的影响

首先需要明确，是否社区的多方面特征会受到社区社会经济环境的影响。表 6-9 至表 6-11 分别显示了社区社会经济环境对社区物理环境、服务环境和社会环境的影响结果，各模型均对地区变量进行了控制。结果显示，在控制地区变量后，社区社会经济环境对社区物理环境、服务环境和社会环境均具有显著影响，具体表现为：社区高中文化成年人占比越高以及社区人均年纯收入越高，社区的路况良好、水质良好且垃圾处理得当的可能性越大；社区高中文化成年人占比越高，社区的公共设施平均种类数、休闲活动机构或场所平均种类数以及医院平均数量、基层医疗机构平均数量均越多，社区人均年纯收入越高，社区的公共设施平均种类数、休闲活动机构或场所平均种类数以及基层医疗机构平均数量均越多；社区高中文化成年人占比越高以及社区人均年纯收入越高，社区存在助老氛围的可能性越大，而社区社会经济环境对社区的压力氛围无显著影响。以上结果表明：社区的社会经济水平越高，社区的物理环境、服务环境和社会环境均越好，生活在该社区的老年人可以接触到越好的自然环境，拥有越多的公共设施、休闲场所和服务机构，并享受到越便利的医疗卫生服务，且社区的整体氛围越安全、友爱。

表 6-9　社区社会经济环境对社区物理环境的影响的

Logistic 回归分析结果（$N = 150$）

	路况良好 （否=0）	水质良好 （否=0）	垃圾处理得当 （否=0）
社区高中文化成年人占比	1.175(0.039)***	1.102(0.036)**	1.1237(0.048)***
社区人均年纯收入（对数）	1.927(0.642)*	1.960(0.526)*	2.529(0.861)**
中部（东部=0）	2.388(1.385)	0.498(0.225)	0.456(0.236)
西部（东部=0）	0.493(0.274)	1.059(0.536)	0.504(0.278)
常数项	0.001(0.002)*	0.002(0.004)**	0.000(0.000)***

注：① *** $p<0.001$，** $p<0.01$，* $p<0.05$；②表中系数为 OR（odds ratio），即比值比，括号中数据为稳健标准误（Robust S.E.）。

表 6-10　社区社会经济环境对社区服务环境的

影响的泊松回归分析结果（$N = 150$）

	公共设施平均 种类数	休闲机构/场所 平均种类数	医院平均数量	基层医疗机构 平均数量
社区高中文化成年人占比	1.019(0.003)***	1.038(0.005)***	1.041(0.017)*	1.022(0.014)***
社区人均年纯收入（对数）	1.150(0.053)**	1.286(0.092)***	1.023(0.182)	1.142(0.162)
中部（东部=0）	1.108(0.081)	0.949(0.096)	1.657(0.697)	0.955(0.199)
西部（东部=0）	1.110(0.088)	0.951(0.129)	0.693(0.352)	1.453(0.293)
常数项	0.958(0.377)	0.219(0.132)*	0.069(0.099)	0.427(0.532)

注：① *** $p<0.001$，** $p<0.01$，* $p<0.05$；②表中系数为 IRR（incidence-rate ratio），即发生率比值，括号中数据为稳健标准误（Robust S.E.）。

表 6-11　社区社会经济环境对社区社会环境的

影响的 Logistic 回归分析结果（$N = 150$）

	压力氛围（无=0）	助老氛围（无=0）
社区高中文化成年人占比	1.009（0.034）	1.125（0.028）***
社区人均年纯收入（对数）	1.227（0.359）	3.139（1.232）**

社会经济地位影响下中国老年人口的健康变迁——基于共患疾病的视角

表6-11(续)

	压力氛围（无=0）	助老氛围（无=0）
中部（东部=0）	0.479（0.327）	0.874（0.416）
西部（东部=0）	0.824（0.534）	0.652（0.369）
常数项	0.026（0.064）	0.000（0.000）***

注：①*** p<0.001，** p<0.01，* p<0.05；②表中系数为OR（odds ratio），即比值比，括号中数据为稳健标准误（Robust S. E.）。

以上结果与以往研究结果一致，社会经济地位较低的社区可能使用未经处理的地表水，不管理垃圾或随意倾倒、焚烧垃圾，导致更严重的空气或水污染，影响所有居民的健康（Smith，Tian，and Zhao，2013）。同时社会经济水平较低的社区可能提供不太健康的住房、工作场所和娱乐选择，治安、消防和卫生等市政服务可能不够完善，影响所有居民的健康和安全（Wallace R and Wallace D，1990；Troutt，1993）。而贫困地区提供的一些初级保健服务的水平低于富裕地区，每个医生有更多的病人、拥有更少的设备，每个病人可用的时间更少（Wyke，Campbell，and McLver，1992）。此外，人们的行为受到周围人的价值观的影响，因此，生活在社会经济状况较差的社区可能会对一个人增进健康的态度和行为产生负面影响（Crane，1991）。

（二）社区社会经济环境与社区环境特征对共患疾病的影响

接下来考虑在控制个体社会经济地位变量后纳入社区环境特征相关变量，并观察社区社会经济环境对老年人共患疾病的影响是否会发生变化。表6-12和表6-13分别显示了社区社会经济环境与社区环境特征对老年人慢性疾病患病数量以及是否患有共患疾病的影响情况，其中模型一为除社会经济环境变量外尚未纳入任何社区环境特征变量的模型，模型二至模型四分别单独纳入了社区物理环境、社区服务环境和社区社会环境特征变量，模型五将三方面的社区环境特征变量同时纳入模型。各模型均控制了个体人口社会变量和个体社会经济地位变量，其中个体社会经济地位变量根据各模型中随机效应的显著性情况设置为随机效应或固定效应。

表 6-12 社区社会经济环境对老年人慢性疾病患病数量的影响的分层泊松回归分析结果 （N=6 945）

	模型一	模型二	模型三	模型四	模型五
固定效应					
截距模型					
截距	-0.638 (0.404)	-0.682 (0.408)	-0.432 (0.369)	-0.504 (0.403)	-0.343 (0.362)
社区高中文化成年人占比	0.008 (0.004)*	0.011 (0.005)*	0.005 (0.004)	0.007 (0.005)	0.007 (0.004)
社区人均年纯收入（对数）	0.102 (0.045)*	0.119 (0.046)*	0.079 (0.041)	0.086 (0.045)	0.078 (0.040)
路况良好（否=0）		-0.087 (0.060)			-0.087 (0.062)
水质良好（否=0）		-0.145 (0.057)*			-0.137 (0.056)*
垃圾处理得当（否=0）		0.018 (0.063)			-0.024 (0.069)
公共设施平均种类数			-0.000 (0.021)		0.009 (0.021)
休闲机构/场所平均种类数			-0.003 (0.015)		-0.012 (0.016)
医院平均数量			-0.023 (0.043)		-0.011 (0.044)
基层医疗机构平均数量			0.016 (0.005)**		0.013 (0.005)*
压力氛围（无=0）				-0.090 (0.088)	-0.085 (0.088)

表6-12（续）

	模型一	模型二	模型三	模型四	模型五
助老氛围（无=0）				0.094 (0.068)	0.164 (0.070)*
系数模型					
受教育年份	0.018 (0.004)***	0.018 (0.004)***	0.019 (0.004)***	0.018 (0.004)***	0.019 (0.004)***
家庭人均年收入（对数）	0.007 (0.006)	0.007 (0.006)	0.006 (0.006)	0.006 (0.006)	0.006 (0.006)
随机效应					
层-2截距方差	0.073***	0.070***	0.072***	0.072***	0.066***
受教育年份方差	0.000 4***	0.000 4***	0.000 4***	0.000 3***	0.000 4***
家庭人均年收入（对数）方差	0.001***	0.001***	0.001***	0.001***	0.001***

注：① *** $p<0.001$，** $p<0.01$，* $p<0.05$；②各模型均在层-1加入了年龄、性别、是否有配偶、是否进行常规体检、吸烟、饮酒、抑郁指数，个体社会经济地位变量作为控制变量，目均进行了总均值均值对中，其中个体社会经济地位变量设置为随机效应，层-2截距项控制了地区变量；③表中固定效应部分为系数值，括号中数据为稳健标准误（Robust S. E.）。

表6-13 社区社会经济环境对老年人是否患共患疾病的影响的分层 Logistic 回归分析结果（ $N=6\ 945$ ）

	模型一	模型二	模型三	模型四	模型五
固定效应					
截距模型					
截距	-2.367 (0.934)*	-2.430 (0.935)*	-2.011 (0.877)*	-2.097 (0.944)*	-1.826 (0.862)*
社区高中文化成年人占比	0.018 (0.009)*	0.023 (0.011)*	0.012 (0.009)	0.015 (0.010)	0.016 (0.009)
社区人均年纯收入（对数）	0.209 (0.101)*	0.242 (0.103)*	0.172 (0.095)	0.178 (0.104)	0.172 (0.093)
路况良好（否=0）		-0.183 (0.133)			-0.195 (0.136)
水质良好（否=0）		-0.324 (0.127)*			-0.314 (0.129)*
垃圾处理得当（否=0）		0.101 (0.146)			-0.009 (0.160)
公共设施平均种类数			-0.015 (0.049)		0.007 (0.049)
休闲机构/场所平均种类数			0.003 (0.035)		-0.014 (0.041)
医院平均数量			-0.029 (0.108)		-0.006 (0.109)
基层医疗机构平均数量			0.042 (0.015)**		0.037 (0.015)*
压力氛围（无=0）				-0.269 (0.189)	-0.257 (0.182)

社会经济地位影响下中国老年人口的健康变迁——基于共患疾病的视角

表6-13（续）

	模型一	模型二	模型三	模型四	模型五
助老氛围（无=0）				0.188（0.141）	0.307（0.157）
受教育年份系数模型					
受教育年份（对数）系数	0.030（0.011）**	0.030（0.011）**	0.033（0.011）**	0.030（0.011）**	0.033（0.011）**
家庭人均年收入（对数）系数	0.015（0.014）	0.016（0.014）	0.015（0.014）	0.015（0.014）	0.015（0.014）
随机效应					
层-2 截距方差	0.342***	0.327***	0.340***	0.335***	0.316***
受教育年份方差	0.002***	0.002***	0.002***	0.002***	0.002***
家庭人均年收入（对数）方差	0.008***	0.008***	0.007***	0.008***	0.008***

注：① *** $p<0.001$，** $p<0.01$，* $p<0.05$；②各模型均在层-1加入了年龄、性别、是否有配偶、是否进行常规体检、吸烟、饮酒、抑郁指数，个体社会经济地位变量作为控制变量，其中个体社会经济地位变量设置为总均值对中，日均进行了总均值对中，层-2截距项控制了地区变量；③表中固定效应部分为系数值，括号中数据为稳健标准误（Robust S. E.）。

表 6-12 显示，当尚未加入社区环境特征变量时，社区社会经济环境对老年人慢性疾病患病数量存在显著影响。模型二中控制了社区物理环境变量后，我们发现社区的水质对老年人慢性疾病患病数量存在显著负向影响，表现为拥有净化了的自来水（即水质良好）的社区，居住于其中的老年人患慢性疾病的数量更少，而其他方面的社区物理环境没有表现出显著的影响；此时社区社会经济环境对老年人慢性疾病患病数量的影响仍然显著且影响程度增强。模型三中控制了社区服务环境变量后，我们发现社区的基层医疗机构平均数量对老年人慢性疾病患病数量存在显著正向影响，表现为拥有基层医疗机构数量更多的社区，居住于其中的老年人患慢性疾病的数量更多，此时社区社会经济环境对老年人慢性疾病患病数量的影响从显著变为不显著。模型四中控制了社区社会环境变量后，我们发现其对老年人慢性疾病患病数量不存在显著影响，但此时社区社会经济环境对老年人慢性疾病患病数量的影响同样从显著变为不显著。模型五将所有社区环境特征同时纳入后，我们可以发现，社区水质、社区基层医疗机构平均数量以及社区是否有助老氛围对老年人慢性疾病患病数量均存在显著影响，表现为未拥有净化的自来水、拥有基层医疗机构数量较多以及存在助老氛围的社区，其老年人慢性疾病患病数量较多，且社区社会经济环境对老年人慢性疾病患病数量的影响同样从显著变为不显著。表 6-13 的结果与表 6-12 结果类似，当单独纳入社区物理环境变量时，社区社会经济环境对老年人是否患共患疾病的影响增强，而当单独纳入社区服务环境或者社会环境变量或者同时纳入三种社区环境特征变量时，社区社会经济环境对老年人是否患共患疾病的影响的显著性消失。

综合上述结果，从表 6-12 和表 6-13 的模型五中可以看出：无论是否显著，社区物理环境特征对居住于社区的老年人共患疾病的影响为负向影响，即社区物理环境越好，老年人慢性疾病患病数量越少、患共患疾病的可能性越小。因此，在控制社区物理环境变量后，社区社会经济环境对老年人共患疾病的影响增强，这是因为二者对因变量的影响方向相反。社会经济环境较好的社区拥有良好的物理环境（见表 6-9），而社区较差的物理环境对整个社区居民的健康产生负面影响，例如空气污染会加剧慢性阻塞性肺病的症状，从而增加患老年痴呆、中风、心血管、呼吸道等多种疾病的概率（Block and Calderón-Garciduenas, 2009）。

但是除社区物理环境以外，社区的服务环境和社会环境对老年人共患

社会经济地位影响下中国老年人口的健康变迁——基于共患疾病的视角

疾病产生显著的正向影响（虽然有的统计特征不显著的系数值表现为负值）。具体来说，社区基层医疗机构的平均数量较多、拥有助老氛围的社区的老年人慢性疾病患病数量越多，此时社区社会经济环境对老年人共患疾病的显著影响消失，社区医疗服务和助老氛围可能部分解释了社区经济环境对老年人共患疾病的显著正向影响。在前面已提到，个体社会经济地位对老年人共患疾病存在正向的显著影响，其中的一个解释是社会经济地位较高的个体可以更加及时地获取优质医疗服务资源，而社区社会经济环境越好，该社区的基层医疗机构的数量越多（表6-10），居住于该社区的老年人就越能及时求助，因此可以更早、更快得到慢性疾病诊断，同时也增大了其带病生存的可能性；而拥有助老组织的社区，也更有可能传播健康知识且协助对老年人进行照护，同样可以促进老年人及时就医并延长生存时间。但是我们也需要注意，这两个社区环境特征与老年人慢性疾病的患病情况可能存在反向因果的关系，即由于该社区老年人患有慢性疾病的情况较严重，因此就医需求和照料需求高，从而促进了基层医疗机构和助老组织的产生和发展。但由于横截面数据的限制，我们无法进行因果判断，只能初步认为二者存在关联。

总体而言，不同方面的社区环境特征对社区社会经济环境与共患疾病二者关系的影响方向可能存在差异，具体表现为：社区社会经济环境对社区物理环境产生正向影响，表现为社区社会经济环境越好，社区物理环境越好；而社区物理环境对共患疾病存在负向影响，如社区水质越好，老年人患有慢性疾病的数量越少，因此这条负向路径抵消了部分社区社会经济环境对共患疾病的正向影响作用，所以在控制社区服务环境相关变量后，社区社会经济环境对共患疾病的影响更加显著；社区社会经济环境对社区服务环境和社会环境存在正向影响，表现为社区社会经济环境越好，社区服务环境以及社会环境越好，而社区服务环境和社会环境对共患疾病存在正向影响，因此纳入社区服务环境和社会环境特征时，社区社会经济环境对共患疾病的显著影响消失。以上关系可以总结为图6-1。

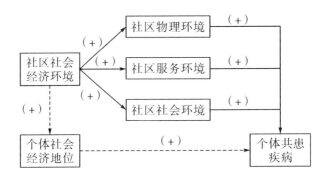

图 6-1 社区社会经济环境对共患疾病的影响的路径示意图

前述研究结果表明，在控制个体社会经济地位相关变量后，社区的社会经济环境对居住于该社区的老年人的共患疾病仍然存在显著影响，从而表明图 6-1 中的个体层面路径存在的可能性，即社区社会经济环境通过塑造个人的社会经济地位，间接对个体健康产生影响。但是前述提到，由于缺乏引导变量设置的理论基础，要明确区分环境效应和组成效应存在困难，因此难以确保环境效应的存在（Macintyre，Ellaway，and Cummins，2002）。而在进一步分析了社区社会经济环境对个体健康影响的社区层面的解释机制后，我们初步认为，虽然不知道程度如何，但环境效应是存在的，因为存在一些无法用个体层面特征来表达的社区特征，它们可以对个体健康产生作用，例如本研究中的社区物理环境、生活服务或医疗服务特征等，以及其他研究中所提到的社区的空气和水的质量、垃圾处理方式等（Bullard，1990；Smith，Tian，and Zhao，2013）。

需要进一步说明的是，虽然本研究根据以往研究的理论及经验将社区环境特征划分为三个方面，且根据我国现有的调查数据构建模型进行分析，并将结果按照社区环境特征的三个方面进行了初步解释，但是，即使在同一方面的社区环境特征内部，具体的、不同的社区环境特征对居住于该社区的老年人或者其他年龄阶段的居民的影响也可能存在差异。例如，表 6-12 和表 6-13 中，对于社区服务环境特征的几个方面，其统计系数虽然不显著，但可以看到其影响方向是不同的。同时，本研究中并没有获取到更贴切的反映社区社会环境特征的变量。因此，未来在探究社区环境特征对居民健康的影响时，希望能够获取更优质的数据，且采取符合社区环境特征的、更加精细的操作方式。

第五节　社区社会经济环境与个体特征的交互作用探析

在使用多层模型研究社区社会经济环境对个体健康的影响时，需要特别注意社区社会经济环境和个体特征之间的交互作用，年龄、性别和个体社会经济地位可能通过各种方式调节了社区社会经济环境对个体健康的影响。在分析了社区社会经济环境对老年人共患疾病的基础影响情况后，我们接下来进一步探究社区社会经济环境与个体特征（包括年龄、性别和个体社会经济地位）的交互作用情况。

表6-14显示了社区社会经济环境对老年人慢性疾病患病数量、是否患有共患疾病以及是否患有特定二元共病组合疾病的影响与年龄、性别和个体社会经济地位交互作用的分层回归分析结果。年龄、性别和个体社会经济地位变量的层－2模型根据随机效应的显著性设置随机效应或固定效应。

在年龄和性别方面，表6-14显示，在控制基本人口社会特征以及个体社会经济地位变量的情况下，社区社会经济环境对老年人慢性疾病患病数量以及是否患有共患疾病的影响与年龄存在显著的交互作用，而与性别不存在显著的交互作用。具体表现为：社区高中文化成年人占比对老年人慢性疾病患病数量的影响与年龄存在显著的正向交互作用，即各社区随着年龄的提高，社区高中文化成年人占比对老年人慢性疾病患病数量的作用程度提高。在特定二元共病组合方面，结果显示，在控制基本人口社会特征以及个体社会经济地位变量的情况下，社区社会经济环境对老年人患有特定二元共病组合疾病的影响与年龄存在显著的交互作用，而与性别不存在显著的交互作用，与总体共患疾病的分析结果基本一致。具体表现为：社区人均年纯收入对老年人是否患有"消化疾病+关节炎/风湿病"与年龄存在显著的正向交互作用。当我们进一步排除交互作用并不显著的个体社会经济地位，仅在模型中考虑社区社会经济环境与年龄和性别的交互作用时（表6-15），可以看到社区社会经济环境与年龄的交互作用更加显著。总体而言，各社区随着年龄的提高，社区社会经济环境对老年人共患疾病的影响的作用程度提高。

表 6-14 社区社会经济环境对老年人共患疾病的影响与个体特征交互作用的分层回归分析结果（N = 6 945）

	总体共患		二元共病组合		
	慢性疾病患病数量	是否患有共患疾病	消化疾病+关节炎/风湿病	高血压+心脏疾病	血脂异常+糖尿病
固定效应					
截距模型					
截距	-0.631 (0.422)	-2.343 (1.129)*	-3.574 (1.037)***	-3.779 (1.117)***	-7.315 (1.297)***
社区高中文化成年人占比	0.009 (0.004)*	0.019 (0.011)	-0.007 (0.011)	0.026 (0.012)*	0.059 (0.013)***
社区人均年纯收入（对数）	0.095 (0.046)*	0.194 (0.122)	0.134 (0.117)	0.055 (0.123)	0.277 (0.153)
年龄系数模型					
截距	-0.042 (0.018)*	-0.067 (0.056)	-0.137 (0.055)*	-0.160 (0.077)*	0.197 (0.170)
社区高中文化成年人占比	0.001 (0.000)**	0.001 (0.001)	0.001 (0.001)	0.001 (0.001)	0.003 (0.002)
社区人均年纯收入（对数）	0.004 (0.002)	0.006 (0.007)	0.014 (0.007)*	0.017 (0.009)	-0.035 (0.019)
性别系数模型					
截距	0.224 (0.315)	0.166 (0.631)	-1.425 (1.580)	0.334 (1.320)	-1.348 (1.582)
社区高中文化成年人占比	-0.009 (0.046)	0.003 (0.006)	-0.021 (0.015)	-0.004 (0.011)	-0.028 (0.017)

表6-14（续）

	总体共患		二元共病组合		
	慢性疾病患病数量	是否患有共患疾病	消化疾病+关节炎/风湿病	高血压+心脏疾病	血脂异常+糖尿病
社区人均年纯收入（对数）	-0.033 (0.039)	-0.037 (0.080)	0.157 (0.178)	-0.063 (0.156)	0.206 (0.190)
受教育年份系数模型					
截距	-0.001 (0.037)	0.177 (0.109)	0.092 (0.185)	-0.117 (0.156)	0.459 (0.394)
社区高中文化成年人占比	0.000 (0.000)	-0.000 (0.001)	0.002 (0.002)	-0.001 (0.002)	-0.003 (0.003)
社区人均年纯收入（对数）	0.002 (0.005)	-0.017 (0.013)	-0.012 (0.021)	0.023 (0.020)	-0.041 (0.044)
家庭收入系数模型					
截距	-0.060 (0.054)	-0.227 (0.146)	-0.121 (0.143)	-0.295 (0.281)	0.622 (0.413)
社区高中文化成年人占比	-0.001 (0.001)	-0.002 (0.002)	0.003 (0.002)	-0.000 (0.004)	-0.005 (0.005)
社区人均年纯收入（对数）	0.009 (0.007)	0.032 (0.018)	0.006 (0.018)	0.035 (0.034)	-0.059 (0.047)
随机效应					
层-2截距方差	0.078***	0.379***	0.368***	0.491***	0.784***

表6-14（续）

	总体共患		二元共患组合		
	慢性疾病患病数量	是否患有共患疾病	消化疾病+关节炎/风湿病	高血压+心脏疾病	血脂异常+糖尿病
年龄方差	0.000 1***	0.001**			
受教育年份方差	0.000 4***	0.003**			
家庭人均年收入（对数）方差	0.001***	0.007***			

注：①*** $p<0.001$，** $p<0.01$，* $p<0.05$；②各模型均在层-1加入了年龄、性别、是否有配偶、是否进行常规体检、是否有医疗保险、居住条件、吸烟、饮酒、抑郁指数、个体社会经济地位变量作为控制变量，且均进行了组均值对中，层-2截距模型控制了地区变量；③表中固定效应部分为系数值，括号中数据为稳健标准误（Robust S. E.）。

表6-15 社区社会经济环境对老年人共患疾病的影响与年龄、性别交互作用的分层回归分析结果（N=6 945）

固定效应	总体共患		二元共病组合		
	慢性疾病患病数量	是否患有共患疾病	消化疾病+关节炎/风湿病	高血压+心脏疾病	血脂异常+糖尿病
截距模型					
截距	-0.644 (0.429)	-2.308 (1.094)*	-3.564 (1.058)***	-3.824 (1.127)***	-7.053 (1.241)***
社区高中文化成年人占比	0.009 (0.004)*	0.018 (0.010)	-0.006 (0.012)	0.026 (0.011)*	0.059 (0.013)***
社区人均年纯收入（对数）	0.097 (0.047)*	0.192 (0.119)	0.132 (0.118)	0.063 (0.124)	0.251 (0.147)
年龄系数模型					
截距	-0.042 (0.018)*	-0.079 (0.053)	-0.167 (0.056)**	-0.132 (0.078)	0.118 (0.139)
社区高中文化成年人占比	0.001 (0.000)**	0.001 (0.001)*	0.001 (0.001)	0.001 (0.001)	0.003 (0.002)*
社区人均年纯收入（对数）	0.004 (0.002)	0.007 (0.007)	0.018 (0.007)*	0.013 (0.009)	-0.028 (0.016)
性别系数模型					

表6-15（续）

	总体共患		二元共病组合		
	慢性疾病患病数量	是否患有共患疾病	消化疾病+关节炎/风湿病	高血压+心脏疾病	血脂异常+糖尿病
截距	0.140 (0.255)	0.528 (0.638)	-1.250 (1.303)	-0.064 (1.263)	0.027 (1.964)
社区高中文化成年人占比	-0.001 (0.003)	0.004 (0.007)	-0.015 (0.013)	-0.007 (0.011)	-0.038 (0.020)
社区人均年纯收入（对数）	-0.022 (0.031)	-0.082 (0.080)	0.122 (0.150)	-0.008 (0.149)	0.074 (0.216)
随机效应					
层-2 截距方差	0.078***	0.364***	0.361***	0.494***	0.776***
年龄方差	0.000 2	0.001***	0.001**		

注：①*** $p<0.001$，** $p<0.01$，* $p<0.05$；②各模型均在层-1加入了年龄、性别、是否配偶、是否进行常规体检、是否有医疗保险、居住条件、吸烟、饮酒、抑郁指数、个体社会经济地位变量作为控制变量，且均进行了组均值对中，层-2截距模型控制了地区变量；③表中固定效应部分为系数值，括号中数据为稳健标准误（Robust S. E.）。

有关研究显示，年龄和性别可能在两方面调节社区社会经济环境对个人健康的影响程度：首先，年龄和性别可能会影响一个人接触社区的社会、服务和物理环境的程度；其次，不同年龄和性别的人群对社区的社会、服务和物理环境的需求存在差异。因此，社会环境产生不利变化时，会对那些对社区资源需求更大的人产生更大的影响（Robert，1999）。本研究结果显示，年龄在社区社会经济环境影响老年人慢性疾病患病数量以及是否患有共患疾病的关系中具有调节作用，表现为随着年龄的增大，社区高中文化成年人占比对老年人共患疾病的影响程度增加。随着年龄的增长，老年人的活动能力下降，他们对所居住社区以外的体力活动参与较少，对社区的依赖程度增加，受社区环境的影响更大（Lawton and Simon，1968；Robert and House，1996）。而性别在社区社会经济环境影响老年人慢性疾病患病数量以及是否患有共患疾病的关系中不具有调节作用，可能原因在于以往研究中的性别区分主要在于青年或者中年的男女性对比（Diez-Roux et al.，1997；Sloggett and Joshi，1998；Davey-Smith et al.，1998），而老年的男性和女性可能更多体现出了老年人的特征，性别的差异则并不明显。

在个体社会经济地位方面，从表6-14显示的结果中可以看出，在控制基本人口社会特征的情况下，社区社会经济环境对老年人共患疾病的影响与个体社会经济地位不存在显著的交互作用。我们希望进一步探究社区社会经济环境与个体社会经济地位是否存在显著的交互作用，因此在模型中单独纳入社区社会经济环境与个体社会经济地位的交互情况，暂不考虑年龄和性别的交互作用。同时，将各模型中的社区社会经济环境变量均采用三等分的形式，构成社区文化水平和社区收入水平这两个变量，以观察个体社会经济地位对共患疾病的影响程度是否存在随社区社会经济环境的变化而发生改变的显著趋势。结果见表6-16。

表 6-16 社区社会经济环境对老年人共患疾病的影响与个体社会经济地位交互作用的分层回归分析结果（N=6 945）

	总体共患		二元共病组合		
	慢性疾病患病数量	是否患有共患疾病	消化疾病+关节/风湿病	高血压+心脏疾病	血脂异常+糖尿病
固定效应					
截距模型					
截距	0.224(0.075)**	-0.568(0.172)**	-2.558(0.200)***	-3.199(0.229)***	-4.286(0.327)***
社区文化中等水平（低水平=0)	0.004(0.067)	-0.055(0.153)	-0.160(0.157)	0.113(0.164)	0.163(0.313)
社区文化高水平（低水平=0)	0.178(0.093)	0.349(0.205)	-0.061(0.221)	0.572(0.224)*	1.120(0.328)***
社区收入中等水平（低水平=0)	0.041(0.067)	0.077(0.153)	0.175(0.173)	-0.027(0.201)	-0.077(0.316)
社区收入高水平（低水平=0)	0.160(0.082)	0.362(0.189)	0.066(0.198)	0.393(0.202)	0.437(0.309)
受教育年份系数模型					
截距	0.019(0.007)**	0.052(0.018)**	0.037(0.024)	0.065(0.036)	0.110(0.055)*
社区文化中等水平（低水平=0)	0.002(0.008)	-0.006(0.025)	0.022(0.029)	0.010(0.038)	0.007(0.070)
社区文化高水平（低水平=0)	0.001(0.009)	-0.006(0.024)	0.038(0.032)	-0.032(0.040)	-0.129(0.066)
社区收入中等水平（低水平=0)	0.003(0.009)	0.008(0.022)	-0.015(0.031)	-0.076(0.038)*	-0.044(0.065)

表6-16（续）

模型	总体共患		二元共病组合		
	慢性疾病患病数量	是否患有共患疾病	消化疾病+关节/风湿病	高血压+心脏疾病	血脂异常+糖尿病
系数					
社区收入高水平（低水平=0）	-0.004（0.008）	-0.047（0.026）	-0.038（0.030）	0.028（0.038）	-0.027（0.064）
家庭人均年收入（对数）					
截距	-0.013（0.011）	-0.046（0.031）	-0.071（0.028）*	-0.055（0.050）	0.092（0.088）
社区文化中等水平（低水平=0）	0.008（0.012）	0.013（0.032）	0.041（0.039）	-0.018（0.049）	-0.006（0.071）
社区文化高水平（低水平=0）	-0.012（0.014）	-0.023（0.036）	0.045（0.035）	0.022（0.053）	-0.036（0.080）
社区收入中等水平（低水平=0）	0.034（0.013）**	0.100（0.035）**	0.047（0.038）	0.098（0.052）	0.032（0.076）
社区收入高水平（低水平=0）	0.022（0.014）	0.057（0.036）	0.021（0.035）	0.009（0.055）	-0.149（0.074）*
随机效应					
层-2 截距方差	0.083***	0.379***	0.364***	0.466***	0.793***
受教育年份方差	0.000 4***	0.003***			
家庭人均年收入（对数）方差	0.001***	0.007***			

注：①***p<0.001，**p<0.01，*p<0.05；②各模型均在层-1加入了年龄、性别、是否有配偶、是否进行常规体检、是否有医疗保险、居住条件、吸烟、饮酒、抑郁指数、个体社会经济地位变量作为控制变量，层-2截距模型控制了地区变量，且均进行了组均值对中，③表中固定效应部分为系数值，括号中数据为稳健标准误（Robust S. E.）。

表 6-16 显示，社区社会经济环境对共患疾病的影响与个体社会经济地位部分存在显著的交互作用，但作用大小和方向存在差异。具体来说，对于老年人的共患疾病总体情况而言，相对于生活在较低收入水平的社区的老年人，生活在中等收入水平社区的老年人受到家庭人均年收入的影响更大。对于老年人是否患有"高血压+心脏疾病"，相对于生活在较低收入水平的社区的老年人，生活在中等收入水平社区的老年人受受教育年份的影响更小；而对于老年人是否患有"血脂异常+糖尿病"，相对于生活在较低收入水平社区的老年人，生活在高收入水平社区的老年人受家庭人均年收入的影响更小。由以上结果可以看出，社区社会经济环境与个体社会经济地位的交互作用总体来说并不具备可以总结的、一致性的规律，即随着社区文化水平或收入水平的变化，个体受教育年份或者家庭人均年收入（对数）对老年人共患疾病的影响方向和显著性并不一致，因此可以认为社区社会经济环境与个体社会经济地位在对老年人共患疾病的影响情况下并不存在具有实际意义的交互作用。

一些研究者认为，一个人所生活的社区环境对健康的最终影响可能会受到其自身的社会经济地位的调节，即使社区的社会经济环境可能影响所有或大多数居民的健康，这些影响的性质也可能因个人的社会经济地位而有所不同（Robert，1999）。一些研究发现，在预测健康和死亡率时，社区社会经济环境和个人社会经济地位之间没有统计上显著的交互作用（Diez-Roux et al.，1997；Sloggett and Joshi，1998），然而其他研究发现了显著的多层次互动（Jones and Duncan，1995；O'Campo et al.，1997；Yen and Kaplan，1999）。社区社会经济环境和个体社会经济地位之间可能存在一些影响健康的交互作用，但两者交互作用的具体形式和意义尚不明确。而本研究结果发现，社区社会经济环境在对共患疾病的影响过程中，与个体社会经济地位不存在显著的交互作用。未来可以从其他个体健康指标或不同年龄阶段人群的角度进一步探究我国社区社会经济环境与个体社会经济地位的交互关系。

第六节　本章小结

目前已有较多研究对社区的社会经济特征对个体健康的影响进行探究（Riva et al.，2007；Yen, Michael, and Perdue，2009；Meijer et al.，2012；

Jonker et al.，2015；Schule and Bolte，2015），发现社区的社会经济特征关系到服务提供、环境、安全和与健康相关的习惯，可能会影响居住于其中的居民，最终对居民的健康产生影响，且该影响可以独立于个体的社会经济地位而存在（Ludwig，2011；Corrigan，Fisher，and Heiser，2015）。但较少有研究采用共患疾病作为该类研究中的个体健康的特征代表来探究社区的经济特征对其的影响情况。本章使用 CHARLS 2011 年个体和社区的横截面数据，借助多种形式的分层模型，对我国社区社会经济环境对共患疾病的影响情况进行探究。本章的主要结论有以下三个方面。

其一，不同社会经济环境的社区的慢性疾病患病情况存在差异。随着社区文化水平和社区收入水平的提高，老年人慢性疾病的患病数量和共患疾病的患病率均有所上升，同时"高血压+心脏疾病"以及"血脂异常+糖尿病"这两组二元共病组合同样表现为患病率的提升，而"消化系统疾病+关节炎或风湿病"共病组合总体表现为患病率下降。

其二，社区社会经济环境对共患疾病具有显著的独立影响。在控制了基本人口社会特征和地区变量后，社区高中文化成年人占比和人均年纯收入水平越高，老年人患有慢性疾病数量增加、患有共患疾病的可能性增大。同时，本研究发现，社区社会经济环境对老年人患有共患疾病的影响同时存在环境效应和组成效应，即社区社会经济环境对老年人患有共患疾病的影响部分是由社区内部个体社会经济地位的差异导致的（组成效应）；但是在控制了个体社会经济地位后，社区社会经济环境对共患疾病仍然存在独立影响（环境效应），社区的物理环境、服务环境和社会环境特征作为社区环境效应的重要方面对居住于社区中的个体的健康产生显著影响。

其三，社区社会经济环境对共患疾病的影响与年龄存在交互效应，而与性别和个体社会经济地位不存在交互效应。随着年龄的增长，社区社会经济环境对老年人共患疾病的影响作用加大，即年龄越大，老年人受到社区社会经济环境的影响越大；而社区社会经济环境对共患疾病的影响与性别和个体社会经济地位的交互效应并不显著。

总体而言，共患疾病的患病情况在不同社会经济环境的社区中存在差异，再一次从共患疾病的角度证实，社区环境可能独立于个体社会经济地位与个体健康存在关联。因此，在确定哪些人有健康状况不佳的风险以及哪些人有资格接受干预时，应该将社区背景考虑进去。

第七章　个体社会经济地位对老年人共患疾病发展轨迹的动态影响

在进行纵向研究时，研究人员往往关注单一少数群体中的多种疾病或不同种族群体中的单一疾病，而这种方法不能准确地反映疾病发展的动态，因为它没有提供区分不同生长曲线或轨迹的基础（Rogosa，1988）。随着年龄的增长，老年人共患疾病的数量和类型不断累积，不同个体之间呈现出差异性的发展轨迹，而要充分了解人群的共患疾病情况，需要通过连续数年观察其疾病的变化路径，了解疾病发展轨迹的不同形式与意义（Quinones et al.，2011）。因此，在了解了个体社会经济地位和社区社会经济环境对共患疾病的影响后，需要进一步通过纵向数据探究老年人共患疾病的发展轨迹以及社会经济地位对共患疾病发展轨迹的动态影响。

本阶段将使用 CHARLS 2011—2018 年的四期追踪数据，以慢性疾病患病数量为共患疾病指标，描绘老年人慢性疾病患病数量的累积轨迹及轨迹的分化情况，并探究个体社会经济地位对慢性疾病患病数量发展轨迹的动态影响。这一部分要解决的主要问题包括：①随着年龄的增长，我国老年人慢性疾病患病数量的发展轨迹是否存在异质性？不同的轨迹类型是否受到人口社会特征和社会经济地位的影响？②老年人慢性疾病患病数量的平均发展轨迹如何？其起点或累积速度是否存在着显著的队列效应？③不同人口社会特征和社会经济地位的个体，其慢性疾病患病数量的发展轨迹是否存在起点或累积速度的差异？

社会经济地位影响下中国老年人口的健康变迁——基于共患疾病的视角

第一节　数据与测量

一、数据处理

本章使用的数据为 CHARLS 2011—2018 年的四期追踪数据，纳入从 2011 年开始进入调查的、年龄为 60 岁及以上的老年人案例，2013 年及以后新纳入调查的案例暂时不纳入本章的研究之中。

在缺失值的处理方面，为保证尽量多的有效观测，在合理的前提下，通过参考前后相邻年份的数值进行部分缺失值的填补。例如，某观测案例 2011 年纳入调查，2011 年、2013 年和 2018 年的年龄均存在数值且符合调查间隔，而 2015 年的年龄缺失，那么就可以根据调查间隔填补 2015 年的年龄。又如，某案例 2011 年第一份工作变量缺失，而对于老年人来说，这是一个不随时间改变的变量，因此，可以用 2013 年调查时的数据来填补 2011 年的缺失；其他变量进行类似处理。通过对全部案例进行缺失值填补和梳理，纳入有效案例数 7 293 例，有效观测次数 25 288 次，平均观测次数约 3.5 次/人，其中完成 4 次观测的案例数为 5 175 例，完成 3 次观测的案例数为 937 例，完成 2 次观测的案例数为 596 例，完成 1 次观测的案例数为 585 例。

二、变量测量

本章的主要变量包括各年份的基本人口社会变量、慢性疾病变量、社会经济地位变量、生活方式变量、心理健康变量等，并根据该变量是否随时间变化分为随时间变化的变量和不随时间变化的变量。变量的描述性分析情况见表 7-1。

表 7-1　CHARLS 2011—2018 年四期纵向观测数据的变量描述性统计 [% ; $\bar{x}$(SE)]

	2011 年 （N = 7 293）	2013 年 （N = 6 708）	2015 年 （N = 6 112）	2018 年 （N = 5 175）
不随时间变化的变量				
男性（女 = 0）	50. 31	50. 13	49. 74	48. 75

表7-1（续）

	2011 年	2013 年	2015 年	2018 年
	(*N* = 7 293)	(*N* = 6 708)	(*N* = 6 112)	(*N* = 5 175)
城镇（农村＝0）	39.28	37.84	36.86	35.85
区域（东部＝0）				
中部	36.54	36.57	36.37	36.62
西部	26.02	26.15	26.47	26.32
出生队列（1929 年及以前＝0）				
1930—1934 年	8.52	7.99	7.10	6.01
1935—1939 年	15.41	15.03	14.53	13.41
1940—1944 年	22.19	22.39	22.81	23.03
1945—1949 年	33.24	34.39	35.55	37.57
1950 年及以后	16.28	16.67	17.60	18.82
受教育水平（文盲＝0）				
小学	44.80	45.44	45.99	46.84
初中	19.11	18.78	18.68	18.71
第一份工作（农民＝0）				
政府/事业单位	8.30	7.96	7.67	7.40
企业/机构	9.98	9.47	8.95	8.79
个体户/其他	8.53	8.53	8.57	8.17
随时间变化的变量				
慢性疾病患病数量	1.62 (1.48)	1.88 (1.60)	2.01 (1.69)	2.71 (2.03)
年龄	68.10 (6.63)	69.78 (6.37)	71.33 (6.02)	73.76 (5.59)
有配偶（无＝0）	78.84	76.91	74.79	70.63
常规体检（无＝0）	58.73	78.04	86.16	92.48
居住条件	2.87 (1.39)	3.14 (1.35)	3.34 (1.31)	3.46 (1.32)
吸烟（否＝0）	42.27	46.32	48.02	45.76
饮酒（否＝0）	30.07	30.19	30.50	28.29

表7-1(续)

	2011 年 ($N=7\,293$)	2013 年 ($N=6\,708$)	2015 年 ($N=6\,112$)	2018 年 ($N=5\,175$)
抑郁得分	9.05 (6.45)	8.52 (6.12)	8.85 (6.62)	9.15 (6.71)
下一个观测死亡 (否=0)	3.52	4.80	8.52	——
下一个观测退出 (否=0)	4.10	3.65	6.23	——

本章主要因变量为慢性疾病患病数量。从表 7-1 可见，随着调查的进展，老年人的慢性疾病患病数量逐渐增长，从 2011 年的人均 1.62 种慢性疾病增长为 2018 年人均 2.71 种疾病，其中 2015 年时人均患有 2.01 种慢性疾病，进入了"人均共患"的局面。

本章主要自变量为个体的社会经济地位指标。个体的社会经济地位指标主要为老年人的受教育水平和第一份工作类型这两个变量，选择这两个变量的原因在于：对于老年人而言，受教育水平和第一份工作都是不随时间变化的变量，且能够部分反映老年人社会经济地位状况。此时没有将老年人家庭人均年收入水平纳入分析，原因在于以下两个方面：一是各年份缺失较多；二是同一观测案例不同年份的值差异过大，稳定性较差。从表 7-1 可以看出，随着调查的持续开展，第一份工作为政府/事业单位和企业/机构的老年人的占比略微下降，表明有较多该职业的老年人在后续的调查年份发生死亡或者退出调查。

其次的关键自变量为出生队列变量——用于分析共患疾病发展过程中的队列效应。本研究纳入分析的老年人样本覆盖年龄为 60~90 岁，出生年份跨度为 1921—1951 年。为了更加详细地比较队列效应，按照 5 年一组将样本划分为 6 个队列：在 1930 年以前出生的老年人被划分为第一队列，编码为 0；在 1930—1934 年、1935—1939 年、1940—1944 年、1945—1949年以及 1950 年及以后出生的老年人，其队列编码分别为 1，2，3，4 和 5。为了保持模型的简洁性，分析中将出生队列变量作为一个连续变量使用①。

---

① 参考相关研究（李婷、张闫龙，2014），本研究将出生队列变量作为离散变量纳入模型进行分析，得出的结果与采用连续变量进行分析的结果类似，因此为保持模型的简洁性，将出生队列变量作为一个连续变量使用。

其他控制变量包括基本人口社会变量、健康行为变量、心理健康变量、居住条件变量以及调查状态变量。其中基本人口社会变量包括年龄、性别、婚姻状况、城乡和区域，该变量中年龄和婚姻状况是随时间变化而变化的变量，其他变量为固定变量。从表7-1可以看出，随着调查的持续开展，这一批老年人的年龄逐渐增长，且男性老年人的占比逐渐降低，这与女性老年人预期寿命较男性老年人更长的现象一致。城镇老年人的占比逐渐下降，表明有越来越多的城镇老年人死亡或者退出追踪调查。且随着调查的开展和老年人年龄的增长，老年人失去配偶的比例增加。需要注意的是，通常死亡或者退出调查的老年人的健康状况较继续参与调查的老年人更差，因此为了控制老年人死亡或者退出调查对研究所造成的偏倚，本研究纳入了两个变量予以控制，即案例是否在下一次观察中死亡或者退出调查。

第二节　研究方法

本章使用CHARLS 2011—2018年的四期追踪数据，对老年人慢性疾病患病数量的累积轨迹进行描绘，并探究轨迹的分化情况。因此我们主要分两个部分进行分析：第一部分分析老年人共患疾病发展轨迹的分化类型及其影响因素，第二部分分析老年人慢性疾病患病数量的生长曲线及其影响因素。其中第一部分的分析将采用增长混合模型以及Logistic回归模型进行，第二部分将采用分层生长曲线模型进行分析。本章采用Mplus 8.0和Stata 16.0两种统计软件进行分析。具体分析方法如下。

一、增长混合模型

通常社会科学领域中用于处理纵向数据的模型较多，包括潜变量增长曲线模型（latent growth curve models，LGCM）、分层模型（hierarchical models）等，但这些模型都假设研究样本存在相同的发展轨迹，即具有内部同质性（王孟成、毕向阳、叶浩生，2014）。但是实际情况往往与此存在差异，虽然总体存在着平均发展轨迹，但是在一些情况下，不同特征的个体会呈现出异质性的发展轨迹，传统的同质性假设受到威胁，所以合理的增长模型应该考虑到群体发展轨迹的异质性（王孟成、毕向阳、叶浩生，2014）。

潜类别分析（latent class analysis，LCA）通过潜在类别变量来解释外显指标之间的关联，从而区分出不同群体的局部独立性（王孟成、毕向阳，2018）。如果将传统的潜变量增长模型和潜类别分析结合起来，就能够获取群体异质性的增长趋势。潜类别增长模型（latent class growth analysis，LCGA）和增长混合模型（growth mixture modeling，GMM）是目前使用较多的处理群体增长轨迹异质性的模型，其中 LCGA 为 GMM 的特殊形式，二者的主要区别在于组内的发展轨迹是否存在方差变异（王孟成、毕向阳，2018）。本研究拟采用增长混合模型进行分析。其分析的基本公式如下：

$$y_{it} = \sum_{k=1}^{k} p(c_i = k) \left[\alpha_{it} + \beta_{it} + \varepsilon_{it} \right] \tag{7-1}$$

$$\alpha_{ki} = \mu_{\alpha k} + \zeta_{\alpha ik} \tag{7-2}$$

$$\beta_{ki} = \mu_{\beta k} + \zeta_{\beta ik} \tag{7-3}$$

其中 c 为潜类别变量，共 k 个水平，p 为类别概率，i 为个体，t 为测量时间。μ_α 和 μ_β 分别表示全部个体截距和斜率的平均水平（总均值）；$\zeta_{\alpha i}$ 和 $\zeta_{\beta i}$ 分别表示个体截距和斜率与对应的总均值间的差异，个体均有一个特定的值。当潜类别变量设置为 1 个类别（$k=1$），则 GMM 简化为 LGCM；当类别组内不存在方差变异（即将各类别组内的增长因子方差固定为 0）时，GMM 简化为 LCGA（王孟成、毕向阳，2018）。

在采用 Mplus 软件分析的过程中，需要设定截距和斜率的时间分值，通常截距的时间分值都固定为 1，而斜率的时间分值设置为等距数字（如四个时间，设置为 0，1，2，3）。而有的研究者又提出，为提高模型的拟合性，可以设定某些自由取值的潜斜率发展因子的载荷（即自由取值的时间分值）来估计增长模型，如此可以使结局的变化轨迹的估计更加灵活。这样设定的优点在于让数据来决定结局测量的发展形态，而非人为设定发展轨迹。通常设定起始时间点的时间分值为 0，并设定另一个时间分值固定在非零值（通常为 1.0），以建立潜斜率因子的测量尺度，其余时间点的时间分值设定为自由取值（以"＊"表示）（见图 7-1）（王济川、王小倩、姜宝法，2011）。本研究将按照以上原则进行模型设定①。

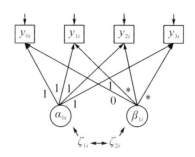

图 7-1　GMM 自由时间分值设定示意图

二、Logistic 回归模型

根据 GMM 的分析结果，将老年人是否符合某种慢性疾病发展类型作为因变量（二分类变量），将不随时间变化的基本人口社会变量以及社会经济地位变量作为自变量，为每种慢性疾病发展类型分别建立 Logistic 回归模型。

Logistic 回归模型的基本表达式如下：

$$\mathrm{logit}(p_i) = \ln\left(\frac{p_i}{1 - p_i}\right) = \sum \beta_i x_i \qquad (7\text{-}4)$$

其中 p_i 表示对于个体 i 而言符合某种慢性疾病发展类型的概率，p_i 与 $(1 - p_i)$ 之比即为符合与不符合的概率之比，即发生比（odds）。β_i 为对应自变量的系数，解释为 x_i 的变化对 $\mathrm{logit}(p_i)$ 的作用，即 x_i 变化 1 个单位发生某事的概率是不发生的概率的 $\exp(\beta_i)$ 倍。Logistic 回归通过最大似然法（maximum likelihood estimate，MLE）求解参数。

三、分层生长曲线模型

为分析老年人慢性疾病患病数量的生长曲线及其影响因素，本研究采用分层生长曲线模型（hierarchical growth curve model）进行分析。追踪研究所获取的纵向数据具有分层数据的特征，可以将对每一个个体的多次观

①　本研究也尝试了设定斜率的时间分值为固定数值，结果多种拟合指标均显示模型的拟合情况较设定自由时间分值的模型拟合状况更差，因此本研究选择设定斜率为自由时间分值进行分析。

测视为嵌套于这个个体，因此个体变化可以通过一个两层模型进行拟合：层-1中，每个个体的发展可以用特定参数决定个体增长轨迹，个体增长参数则为层-2的结果变量，并受到一些个体特征的影响（劳登布什、布里克，2016）。此外，分层生长曲线模型在分析中的优势在于，它允许数据的不平等设计，即每个个体可以有不同次数的观测，只要最长观测次数高于模型拟合的阶次，就可以正常估计，从而最大限度地利用数据信息（李婷、张闰龙，2014）。

本研究的分层生长曲线模型主要包含两层：层-1为老年人个体内的重复测量，层-2为个体层面特征对层-1参数的估计。具体公式如下：

层-1模型：

$$y_{ti} = \pi_{0i} + \pi_{1i}\, age_{ti} + \pi_{2i}\, age_{ti}^2 + \sum \pi_{pi} Z_{pti} + e_{ti} \tag{7-5}$$

其中 y_{ti} 为个体 i 在时间 t 的慢性疾病患病数量，age_{ti} 为个体 i 在时间 t 时的年龄，此处采用年龄的二次方来拟合慢性疾病患病数量随时间变化的发展轨迹，其中对年龄进行对中处理（减去平均年龄70岁），对应的参数则表示平均年龄处的发展状况。π_{0i} 为截距，表明平均年龄处的慢性疾病患病数量情况，π_{1i} 和 π_{2i} 分别为线性斜率和二次斜率，π_{pi} 为其他变量的对应斜率（$p > 3$）。Z_{pti} 为其他随时间变化的控制变量，e_{ti} 表示不同个体在每个测量时点的随机误差。

层-2模型：

$$\pi_{0i} = \beta_{00} + \beta_{01}\, edu_i + \beta_{02}\, job_i + \beta_{03}\, cohort_i + \beta_{04}\, cohort_i^2 + \beta_{05}\, cohort_i \times edu_i$$
$$+ \beta_{06}\, cohort_i c \times job_i + \sum \beta_{0q} X_{ni} + r_{0i} \tag{7-6}$$

$$\pi_{1i} = \beta_{10} + \beta_{11}\, edu_i + \beta_{12}\, job_i + \beta_{13}\, cohort_i + \beta_{14}\, cohort_i^2 + \beta_{15}\, cohort_i \times edu_i$$
$$+ \beta_{16}\, cohort_i c \times job_i + \sum \beta_{1q} X_{ni} + r_{1i} \tag{7-7}$$

$$\pi_{2i} = \beta_{20} \tag{7-8}$$

层-2模型用个体层面的特征变量分别拟合了截距、线性斜率和二次斜率参数模型。其中 edu_i 和 job_i 分别为每个个体的受教育水平和第一份工作，是不随时间变化的变量。$cohort_i$ 为每个个体出生队列，模型中同时拟合了队列变量的二次方，以及队列和社会经济地位变量的交互项，后续是否在各模型中保留需要根据模型的具体拟合情况而定。X_{ni} 为其他不随时间变化的控制变量。r_{0i} 和 r_{1i} 分别为截距和斜率的随机效应。本研究中二次斜率系数的随机效应不显著，因此作为固定效应加入模型。

第三节　老年人慢性疾病患病数量发展轨迹的分化类型及其影响因素

一、老年人慢性疾病患病数量增长混合模型分析结果

（一）各观测时点老年人慢性疾病患病数量描述性统计及相关性分析

表 7-2 显示了各观测时点老年人慢性疾病患病数量描述性统计结果及相关性分析，可以看出 4 次观测时点的老年人慢性疾病患病数量两两之间均呈现显著的正相关关系，且年份间隔越久，其相关性越低，反映出了发展变化的连续性和合理性。此外，随着时间的推移，老年人的慢性疾病患病数量呈现逐渐增长的态势。

表 7-2　各观测时点老年人慢性疾病患病数量描述性统计及相关系数矩阵

时点	T1	T2	T3	T4
T1	1			
T2	0.745***	1		
T3	0.677***	0.754***	1	
T4	0.610***	0.685***	0.854***	1
均值	1.62	1.88	2.01	2.71
标准差	1.48	1.60	1.69	2.03

注：① *** $p<0.001$，** $p<0.01$，* $p<0.05$；②T1—T4 分别为四期观测。

（二）老年人慢性疾病患病数量潜在类别结果

本研究根据模型拟合情况考察了老年人慢性疾病患病数量的发展轨迹是否存在异质性以及确定最佳的潜在类别结果。确定潜在类别数据的指标可以分为两类，即信息指数和基于似然比的检验统计量。信息评价指标 AIC、BIC 以及样本校正的 BIC（sample size-adjusted BIC，aBIC）主要用于判断模型的拟合优劣，统计值越小表明拟合得越好。Entropy 通常用于评价

分类的精确性，取值范围为 0~1，越接近于 1 表明分类越精确[①]。在模型比较中，通常采用基于 Bootstrap 的似然比检验（BLRT）和 LMR（Lo-Mendell-Rubin, LMR）进行检验，比较 $k-1$ 个和 k 个类别模型间的拟合差异。实际研究中可能存在各评价指标结果不一致的情况，此时应结合分类的实际意义和类别所包含的样本数来确定最佳的类别数目（王孟成、毕向阳，2018）。本研究根据模型拟合情况确认老年人慢性疾病患病数量发展轨迹是否存在异质性，以及轨迹的最佳潜类别数目，主要选取了 1 至 5 种潜在类别的增长混合模型进行模型拟合度分析。表 7-3 显示了含截距和一次斜率潜类别增长混合模型拟合信息汇总结果[②]。

表 7-3　增长混合模型拟合信息汇总

类别	k	AIC	BIC	aBIC	Entropy	LMR	BLRT	潜类别概率/%
1	11	79 854.451	79 930.292	79 895.337	—	—	—	1
2	14	78 969.727	79 066.252	79 021.763	0.806	0.000 0	0.000 0	11.8/88.2
3	17	78 365.783	78 482.992	78 428.970	0.767	0.000 0	1.000 0	10.7/83.0/6.3
4	20	78 143.093	78 280.986	78 217.431	0.759	0.007 6	1.000 0	1.9/6.8/18.0/73.2
5	23	77 889.038	78 047.616	77 974.527	0.753	0.010 5	1.000 0	2.2/71.6/1.0/9.8/15.3

注：k 为自由估计参数的数目。

从表 7-3 可以看出，随着类别数目的增加，AIC、BIC 和 aBIC 均降低，表明潜类别数越多，模型拟合情况越好。而从 2 个类别开始，Entropy 数值逐渐下降，表明分类精度下降。同时 BLRT 在 3 个类别时无统计意义（$P>$ 0.05），表明划分 3 个类别与 2 个类别无显著差异，而 LMR 在 3 个类别时仍然统计显著。以往研究发现，在每个类别至少含有 50 个案例的情况下，aBIC 是分类准确度最高的信息指数（Yang，2006）。目前各评价指标存在差异，因此可以进一步参考 aBIC 的陡坡图进行观察，aBIC 值出现明显拐点的

①　Lubke 和 Muthén（2007）指出，Entropy<0.60 则相当于超过 20% 的个体存在分类错误，Entropy=0.80 表明分类准确率超过 90%，但随着类别数、样本量和指标数的变化，其临界值可能发生改变，例如样本量越大，Entropy 的值会越小，分类精确度越差，因此需要根据实际情况进行判断。

②　在实际进行拟合分析的过程中，本研究尝试拟合了潜变量包括截距、一次斜率和二次斜率的 GMM，结果显示在分类为 2 类的情况下，AIC、BIC 和 aBIC 的统计值均增大，同时 LMR 的 P 值为 0.239 7，表明相较于不分类，该分类并没有显著提高拟合程度。此外，本研究还尝试设置了跨类别自由估计的 GMM，结果显示 AIC、BIC 和 aBIC 的统计值均减小，模型拟合程度较大提高，但 Entropy 值低于 0.6，表明分类精确度较低，综合考虑下选择不设置跨类别自由估计。因此本研究表 7-3 中仅显示含截距和一次斜率的 GMM 的拟合情况。

位置表明类别增加 1 个单位时信息指数改善程度最高，可能是较为合适的分类。图 7-2 展示了 aBIC 的陡坡图，可以看出 $k=3$ 时 aBIC 出现拐点。

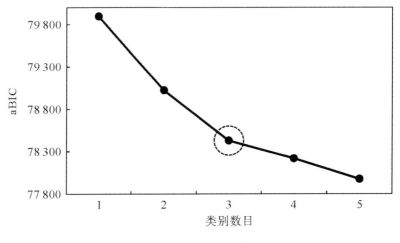

图 7-2　aBIC 值陡坡图

　　分类为 3 个类别时，Entropy 值为 0.767，分类精准性较好，同时结合 Mplus 给出的分类轨迹图，本研究将老年人慢性疾病患病数量发展轨迹划分为 3 个潜在类别。

（三）老年人慢性疾病患病数量的各潜在类别发展轨迹

　　前面确定了将老年人慢性疾病患病数量发展轨迹划分为 3 个潜类别。在此基础上，我们进一步考察老年人慢性疾病患病数量在 3 个潜在类别发展轨迹的特征，并对这三种类别模式进行描述性命名。反映各潜在类别差异性的主要指标包括截距（α）均值及其变异、斜率（β）均值及其变异。截距均值反映了个体平均初始状况，其方差反映了个体之间的变异程度，方差越大表明个体间初始差异越显著；斜率均值显示了个体在各时间点间的平均变化率，越大则表明个体发展速度越快，其方差反映了个体之间发展速度的差异状况，方差越大表明个体间发展轨迹的差异越显著。表 7-4 显示了各潜在类别截距和斜率的均值及方差。由于本研究没有设定方差跨类别自由估计，因此各潜在类别的方差跨组等同。

表 7-4　各潜在类别截距和斜率均值及方差

类别		概率/%	截距				斜率			
			Estimate	S.E.	Est./S.E.	P 值	Estimate	S.E.	Est./S.E.	P 值
均值	C1	10.7	4.262	0.109	39.034	0.000	0.136	0.027	5.071	0.000
	C2	83.0	1.319	0.033	40.473	0.000	0.085	0.016	5.244	0.000
	C3	6.3	1.471	0.086	17.168	0.000	0.481	0.084	5.729	0.000
方差			0.833	0.042	20.040	0.000	0.030	0.007	4.146	0.000

从表 7-4 可以看出，各潜在类别的截距估计值均为正值且各组存在显著差异，其中 C1 组的截距最大，C2 组和 C3 组较为接近。各潜在类别的斜率估计值均为正值，表明随着调查年份的推移，各组老年人的慢性疾病患病数量均显著增加，其中 C3 组的增速最大，C1 组次之，C2 组增速最低。图 7-3 为三个潜在类别样本均值的发展轨迹图。结合表 7-4 和图 7-3，我们发现这三个组的特点可以归纳如下：C1 组起点高，增速慢；C2 组起点低，增速慢；C3 组起点低，增速快。根据三个组的各自特点，可以将其分别命名为"高起缓升组""低起缓升组""低起速升组"，它们在总体案例中的占比分别为 10.7%、83.0% 和 6.3%。

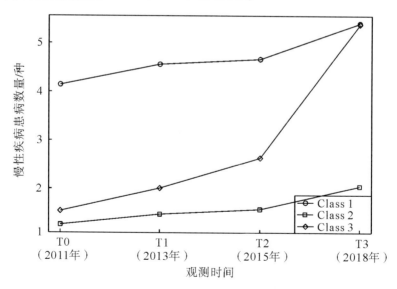

图 7-3　潜在类别样本均值的发展轨迹图

老年人共患疾病的流行率较高，但疾病累积并非遵循相同的轨迹，存在相当大的异质性（Strauss et al.，2014），且异质性的轨迹可能受到多种因素的影响。本研究发现，我国老年人慢性疾病患病数量的发展轨迹存在异质性，可以将轨迹划分为 3 个潜在类别，即"高起缓升组""低起缓升组""低起速升组"。其他研究也发现了共患疾病发展轨迹的异质性，并从两种视角出发，总结出了差异性的轨迹类型。一种视角从共患疾病患病数量或者患病概率总体入手，通过描述共患疾病的基线和发展特征，总结出不同类型的轨迹。如 Jackson 等（2015）利用澳大利亚妇女健康纵向研究数据，采用潜在类别增长模型探究老年女性共患疾病发展轨迹及其分化类型，结果确定了 5 种轨迹，即"无患病-稳定组""低患病-稳定组""中等患病-稳定组""无患病-增长组""低患病-增长组"。有学者采用2002—2005 年连续登记的我国台湾地区健康保险受益人的随机样本，探究慢性疾病患病水平如何随时间变化而变化。研究者根据慢性疾病的自然发生模式，确定了 6 种轨迹，即"高患病稳定组""中等患病稳定组""低患病稳定组""患病下降组""患病增长组""非稳定患病组"。Strauss 等（2014）采用 10 个英国常规医疗机构对 50 岁及以上中老年人在 3 年内的42 种共识定义的慢性病进行会诊的结果，以潜在类别生长模型分析探究中老年人共患疾病患病概率随时间变化而变化的情况，结果确定了 5 种不同轨迹，即"无慢性病组""首次患病组""发展共患疾病组""疾病数量增加组"以及"共患疾病组"。

另外一些研究采用与本研究不同的视角，即从多种单一疾病类型入手，总结出不同共患模式的轨迹类型。Hsu（2015）采用 1993—2007 年在我国台湾地区进行的一项具有地区代表性的小组调查数据，以组基轨迹模型识别 6 种慢性疾病的多个发展轨迹，据此归纳出 4 组慢性疾病轨迹类型："低风险组""仅心血管风险组""胃肠疾病和慢性非特异性肺部疾病组""多风险组"。Zacarías-Pons 等（2021）采用欧洲健康、老龄化和退休调查（SHARE）数据，探究 50 岁及以上的中老年人慢性疾病共患状况的出现及其随时间变化而变化的情况。作者根据 3 个时间点的 15 种自报慢性疾病，进行了性别分层潜在转换分析（latent transition analysis，LTA），最终根据性别各自拟合了 4 种慢性疾病的潜在类别，其中女性为"健康组""代谢疾病组""骨关节疾病组""严重受损组"，男性为"健康组""代谢疾病组""关节-COPD-溃疡疾病组""严重受损组"。

从以上两种视角的多个研究中可以看出，各研究对于共患疾病发展的异质性轨迹分类存在较大差异，且根据研究所采用的数据和研究目的它们具备各自的分类特点。

二、人口社会特征对老年人慢性疾病患病数量发展轨迹的影响

从表7-4可以看出，各潜在类别发展轨迹的内部也是存在着变异的，因此本研究将3种潜在类别分别作为因变量，以老年人不随时间变化的基本人口社会特征和社会经济地位作为自变量，进一步探究影响老年人慢性疾病患病数量发展轨迹的人口社会因素。其分析结果见表7-5。

表7-5　人口社会因素对老年人慢性疾病患病数量
发展轨迹的影响的 Logistic 回归分析结果（ $N = 7\ 293$ ）

变量	C1	C2	C3
	高起缓升组	低起缓升组	低起速升组
年龄	0.951（0.031）	1.073（0.028）**	0.914（0.035）*
男性（女＝0）	0.667（0.079）***	1.446（0.135）***	0.809（0.095）
城镇（农村＝0）	0.948（0.113）	1.105（0.103）	0.853（0.116）
中部（东部＝0）	1.542（0.212）**	0.697（0.070）***	1.153（0.164）
西部（东部＝0）	1.409（0.235）*	0.695（0.081）**	1.365（0.204）*
出生队列	0.753（0.119）	1.412（0.177）**	0.692（0.129）*
小学（文盲＝0）	1.334（0.154）*	0.795（0.077）*	1.081（0.150）
初中及以上（文盲＝0）	1.667（0.361）*	0.657（0.117）*	1.169（0.230）
政府/事业单位（农民＝0）	1.306（0.255）	0.718（0.115）*	1.441（0.319）
企业/机构（农民＝0）	2.143（0.333）***	0.593（0.079）***	0.811（0.169）
个体户/其他（农民＝0）	1.350（0.197）*	0.873（0.108）	0.804（0.156）
常数项	5.909（16.249）	0.018（0.039）	92.411（294.648）

注：① *** $p < 0.001$ ，** $p < 0.01$ ，* $p < 0.05$ ；②表中系数为 OR（odds ratio），即发生比，括号中数据为稳健标准误（Robust S. E.）；③按照2011年的个体权重进行了加权。

结果显示，老年人慢性疾病患病数量发展轨迹属于某种类别的可能性因老年人的年龄、性别、地区、出生队列、受教育水平和第一份工作而存在差异。

在年龄方面，在控制其他特征的情况下，随着老年人年龄的增长，老年人慢性疾病患病数量发展轨迹属于 C2 组的可能性逐渐加大，而属于 C3 组的可能性逐渐减小。

在性别方面，男性老年人慢性疾病患病数量的发展轨迹属于 C1 组的可能性为女性老年人的 66.7%，表明女性老年人更可能属于 C1 组，表现出慢性疾病初始患病较多且增长缓慢的态势；相应地，男性老年人慢性疾病患病数量的发展轨迹属于 C2 组的可能性为女性老年人的 1.446 倍，表明男性老年人更可能属于 C2 组，表现出慢性疾病初始患病较少且增长缓慢的态势。

在地区方面，位于中部地区和西部地区的老年人较东部地区的老年人慢性疾病患病数量的发展轨迹更可能属于 C1 组，可能性分别为东部地区的 1.542 倍和 1.409 倍；相应地，位于中部地区和西部地区的老年人较东部地区的老年人更不可能属于 C2 组，而位于西部地区的老年人较东部地区的老年人更可能属于 C3 组。总体来说，东部地区的老年人较多体现出初始慢性疾病患病数量较低且上升速度较慢的特点，中部地区老年人慢性疾病患病数量的发展轨迹主要体现为"高起缓升"的态势，而西部地区的老年人较多表现为无论初始慢性疾病患病水平如何，随着时间的推移都趋近于较高水平的患病状态。

在出生队列方面，在控制其他特征的情况下，越晚出生的老年人，其慢性疾病患病数量的发展轨迹越可能属于 C2 组，且更不可能属于 C1 组或 C3 组。具体来说，较晚出生的老年人的慢性疾病患病数量初始水平较低且进展较慢，而较早出生的老年人的慢性疾病患病数量初始水平较低但进展迅速。这可能与年龄有关，即越晚出生的老年人越年轻，与年龄较大的老年人相比衰老程度越低，因此患有慢性疾病的数量较少且进展缓慢。关于出生队列的进一步讨论将在后续共患疾病生长曲线部分进行。

在受教育水平方面，相较于受教育水平为文盲的老年人，受教育水平为小学或初中及以上的老年人的慢性疾病患病数量的发展轨迹更可能属于 C1 组，且更不可能属于 C2 组。具体表现为：受教育水平越高的老年人，其慢性疾病患病数量初始水平越高但进展越慢。

在工作方面，相较于第一份工作为农民的老年人，第一份工作为企业/机构或个体户/其他的老年人的慢性疾病患病数量的发展轨迹更可能属于C1组，尤其是第一份工作为企业/机构的老年人，其属于C1组的可能性为参照组的2.143倍。而相较于第一份工作为农民的老年人，第一份工作为政府/事业单位或企业/机构的老年人的慢性疾病患病数量的发展轨迹更不可能属于C2组，更可能属于C3组，即其慢性疾病患病数量初始水平较低但进展迅速。而其他研究的结果与本研究存在差异。有关研究显示，教育程度低和收入管理困难与中年女性较差的健康状况轨迹有关（Jackson et al.，2015）。对我国台湾地区的老年人的研究发现，受教育程度较低的老年人相较于"低风险组"，属于"胃肠疾病和慢性非特异性肺部疾病组"的可能性更大（Hsu，2015）。对欧洲老年人的相关研究也发现，较高受教育水平或正在就业的老年人相较于"健康组"，属于"严重受损组"和"代谢疾病组"的可能性较小，而剥夺水平较高的老年人属于较差的健康状况轨迹的可能性更大（Zacarías-Pons et al.，2021）。

第四节 出生队列效应下社会经济地位对老年人慢性疾病患病数量的生长曲线的影响

一些研究者认为，在估计疾病的生命历程轨迹时，必须控制出生队列，因为忽略队列维度可能会产生不正确的轨迹（Bell，2014）。队列效应的估计本身也很重要，因为队列效应可能是整个生命过程中累积风险的结果（Canizares et al.，2018）。因此，本研究将在出生队列效应下，估计老年人慢性疾病患病数量生长曲线，并探究社会经济地位对其的影响。

一、老年人慢性疾病患病数量的生长曲线的"年龄-队列"变化趋势

鉴于老年人慢性疾病患病数量发展轨迹存在异质性，并已经将其分为"高起缓升组""低起缓升组""低起速升组"3个类别，因此接下来在采用分层生长曲线模型拟合全样本数据的基础上，也将分别拟合这3种慢性疾病患病数量的发展轨迹。拟合模型前，在分层生长曲线模型的层-1模型中仅纳入年龄（均值对中）及其二次项，通过AIC、BIC和LR检验判断最适合各组模型的分层模型设置。结果显示各潜在类别发展轨迹模型的最佳

拟合模型是层-1模型中纳入年龄及其平方项，但仅截距项和一次项纳入随机效应，年龄二次项在层-2中处理为固定效应。

为探究老年人慢性疾病患病数量的生长曲线的"年龄-队列"变化趋势，除年龄和队列变量及其各自的平方项外，仅纳入表示案例追踪状况的下一次观测中是否死亡或退出调查这两个变量，暂不加入其他控制变量。表7-6显示了各组分层生长曲线模型的拟合结果，图7-4综合显示了各潜在类别组和全样本情况下老年人慢性疾病患病数量随年龄变化的趋势，图7-5显示了各潜在类别组和全样本情况下老年人慢性疾病患病数量分队列随年龄变化的趋势（需要注意的是，各趋势图的纵坐标存在差异）。

表7-6 老年人慢性疾病患病数量各潜在类别发展轨迹的分层生长曲线模型估计结果

	C1-高起缓升组 (N=2 608)	C2-低起缓升组 (N=20 881)	C3-低起速升组 (N=1 799)	全样本 (N=25 288)
固定效应				
截距模型				
截距	2.315(0.198)***	0.580(0.191)**	3.329(0.930)***	1.232(0.229)***
队列	0.792(0.054)***	0.169(0.114)	-2.641(0.553)***	-0.117(0.137)
队列^2		0.039(0.017)*	0.709(0.081)***	0.105(0.020)***
线性增长模型				
截距	0.170(0.036)***	-0.001(0.021)	-0.727(0.098)***	-0.096(0.025)***
队列	-0.000 3(0.010)	0.031(0.006)***	0.361(0.028)***	0.079(0.010)***
队列^2				-0.002(0.001)*
二次增长模型				
截距	-0.001(0.002)	0.003(0.001)***	0.041(0.003)***	0.007(0.000 7)***
随时间变化的控制变量				
下一个观测死亡(否=0)	-0.030(0.117)	0.062(0.032)	2.356(0.313)***	0.043(0.036)
下一个观测退出(否=0)	0.142(0.130)	0.058(0.035)	1.929(0.390)***	0.068(0.040)
随机效应				
层-1 方差	1.276(0.045)***	0.504(0.007)***	1.160(0.049)***	0.658(0.009)***
层-2 截距方差	0.761(0.064)***	0.875(0.021)***	1.670(0.141)***	2.017(0.042)***
线性增长方差	0.003(0.001)*	0.005(0.000 4)***	0.004(0.002)*	0.015(0.001)***
AIC	8 976.508	58 342.83	6 325.259	82 498.02
BIC	9 035.171	58 430.25	6 385.704	82 595.68

注：①*** p<0.001，** p<0.01，* p<0.05；②表中为系数值，括号中数据为标准误；③表中的 N 为观测次数，非案例数。

图 7-4 将各潜在类别的全样本生长曲线进行对比，从中可以看到曲线的形态与图 7-3 类似，符合分组特征。具体来说，随着年龄的增长，C1 组至 C3 组分别表现为"高起缓升""低起缓升""低起速升"的特点，由于83% 的案例都归为 C2 组，因此全样本的生长曲线与 C2 组的发展曲线形态类似且预测数值较为接近。

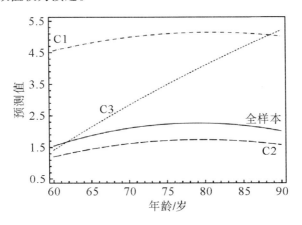

图 7-4　老年人慢性疾病患病数量随年龄变化趋势

表 7-6 的结果和图 7-5 的全样本轨迹图显示，随着年龄的增长，老年人慢性疾病患病数量先增长后降低，呈现出倒 "U" 形曲线，表现为低龄老人和高龄老人患有慢性疾病的数量少，而年龄居中的老年人患有慢性疾病的数量较多，75 岁至 80 岁左右的老年人患有慢性疾病的数量最多。而在不同队列的内部，均表现为慢性疾病患病数量与年龄呈正相关关系，即随着年龄的增长，老年人患有慢性疾病的数量逐渐增加；虽然不同队列的老年人慢性疾病患病数量发展轨迹的起点和斜率存在差异，但差异幅度较小。与本研究类似，相关研究同样以慢性疾病患病数量为因变量，采用生长曲线模型等方法探究慢性疾病患病数量随时间推移的平均发展轨迹。如 Quinones 等（2011）采用美国健康与退休调查 11 年的纵向数据，探究美国 51 岁及以上中老年人共患疾病轨迹的发展情况，研究中纳入 7 种自报慢性疾病，将慢性疾病患病数量作为结局变量，结果发现中老年人共患疾病的平均发展轨迹随着时间推移逐渐增长，而线性斜率的显著随机效应表明平均斜率存在显著的个体变异性。同时也有另一类研究以共患疾病患病概率或者多种单一疾病的患病概率为因变量，采用分层 Logistic 回归模型等，探究共患疾病患病概率的发展轨迹情况。如 Canizares 等（2018）利用加拿

大纵向全国人口健康调查（1994—2010年）的数据，采用多水平 Logistic 增长模型探究不同出生队列共患疾病患病概率的年龄轨迹，结果发现在所有队列中，共患疾病患病概率在整个生命过程中均稳步加大。无论采用何种方法，总体而言，共患疾病总体或者分队列发展轨迹随着时间的推移呈现增长态势，与本研究结论一致。

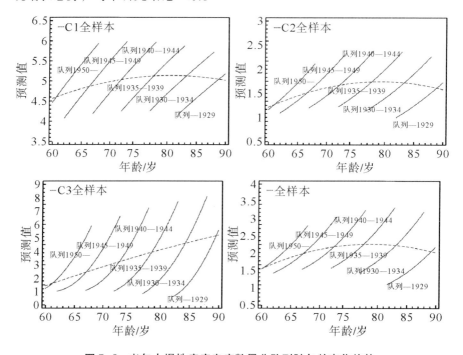

图 7-5　老年人慢性疾病患病数量分队列随年龄变化趋势

在队列效应方面，从全样本来看，表 7-6 显示，出生队列对于老年人慢性疾病患病数量随年龄变化的初始水平和增长率存在显著影响，表现为越晚出生的队列的初始患病数量和增长率越高，且在同一年龄的情况下，较晚出生的老年人患有慢性疾病的数量高于较早出生的老年人。其他研究关于队列效应的结论与本研究一致。如 Katikireddi 等（2017）于 1987 年招募了 15 岁、35 岁和 55 岁的研究对象，并对他们进行了 20 年的跟踪调查，采用分层 Logistic 回归模型分析患有共患疾病的概率轨迹，结果发现各队列的共患疾病患病概率均随着年龄的增长而升高，且年轻队列较年长队列在相同年龄时经历更高的共患疾病患病率。Canizares 等（2018）通过 5 个出生队列比较了加拿大成年人共患疾病患病概率的年龄轨迹，结果发现共患疾病患病概率的年龄轨迹存在显著的队列差异，在相应的年龄段，每个较晚出生的队列报告的共患疾病概率都高于较早出生的队列。原因可能在于：近年来医疗卫生进步和社会经济发展导致疾病扩展，即预期寿命延长和生存率提高（尤其是心血管疾病）带来的收益导致了慢性疾病患病率的提高，较晚出生的人群患有多种疾病的人数也逐渐增加（Yang，2008；Boyd and Fortin，2011；Crimmins and Beltran-Sanchez，2011；Bloom et al.，2015），这与"疾病扩张假说"的观点一致（Gruenberg，1977；曾毅 等，2017）。也有研究者认为，慢性病的高患病率可能与诊断和治疗实践随时间变化有关，而并不是人群健康状况本身发生恶化（Howard，Thorpe，and Busch，2010；McGrail，Lavergne，and Lewis，2016）。如 Howard 等（2010）发现，在 20 世纪 90 年代和 21 世纪初，美国慢性病发病率的提高并不能用这段时间死亡率的下降来解释，部分原因与疾病的早期发现和治疗轻微症状有关。

从各潜在类别组的分层生长曲线来看，C2 组预测值的生长曲线与全样本预测值的生长曲线较为类似；而 C1 组与 C2 组相比，其预测值随年龄变化的生长曲线的初始水平较 C2 组更高，生长曲线形态以及分队列的发展情况与 C2 组类似；C3 组预测值生长曲线的初始水平与 C2 组类似，但随着年龄的增长，老年人慢性疾病的患病数量基本呈线性增长，且增长率随着队列的发展发生改变，越晚出生的老年人，其增长率越高。总体而言，不同潜在类别组之间老年人慢性疾病患病数量的发展轨迹虽然存在差异，但差异的幅度较小。鉴于上述分析，绝大部分案例所拟合的生长曲线（C2组）与全样本生长曲线基本相同，因此后续分析社会经济地位对慢性疾病患病数量发展轨迹的影响时，将不再区分各潜在类别轨迹的异质性，而是采用全样本进行分析。

二、社会经济地位对老年人慢性疾病患病数量的生长曲线的影响

与前述类似，在采用全样本进行分析时，年龄二次项在层-2 中仍处理为固定效应，随后在各组分层生长曲线模型逐步纳入年龄及其平方、出生队列及其平方、社会经济地位变量及其与队列变量的交互项，以及其他表7-1 中显示的各种控制变量进行模型拟合。表 7-7 显示了全样本分层生长曲线模型的拟合结果。模型一纳入本研究所重点关注的社会经济地位、出生队列及二者交互项、重要的控制变量（包括性别、城乡、地区等不随时间变化的基本人口特征变量），以及是否常规体检、下一次观测中是否死亡或退出调查；模型二在模型一的基础上，通过 AIC、BIC 和 LR 检验进行模型调整，判断是否在层-2 的截距模型和线性增长模型中纳入出生队列变量的平方项，以及出生队列变量与社会经济地位变量的交互项；模型三在模型二的基础上，加入了剩余的随时间变化的控制变量。

表 7-7　老年人慢性疾病患病数量发展轨迹的分层生长曲线模型估计结果

	模型一	模型二	模型三
固定效应			
截距模型			
截距	1.196(0.241)***	0.995(0.219)***	0.600(0.219)**
队列	−0.269(0.139)	−0.154(0.130)	−0.073(0.130)
队列²	0.121(0.020)***	0.106(0.019)***	0.095(0.019)***
小学(文盲=0)	0.295(0.155)	0.207(0.046)***	0.218(0.044)***
初中及以上(文盲=0)	0.281(0.233)	0.179(0.065)**	0.243(0.063)***
政府/事业单位(农民=0)	−0.324(0.280)	0.184(0.078)*	0.230(0.076)**
企业/机构(农民=0)	0.372(0.243)	0.254(0.071)***	0.302(0.068)***
个体户/其他(农民=0)	−0.297(0.241)	0.077(0.069)	0.086(0.067)
队列 * 小学	−0.018(0.042)		
队列 * 初中	−0.037(0.063)		
队列 * 政府/事业单位	0.152(0.080)		
队列 * 企业/机构	−0.038(0.066)		
队列 * 个体户/其他	0.096(0.066)		
男性(女性=0)	−0.300(0.040)***	−0.298(0.040)***	−0.270(0.045)***
城镇(农村=0)	0.043(0.043)	0.043(0.043)	0.092(0.042)*
中部(东部=0)	0.365(0.043)***	0.365(0.043)***	0.311(0.042)***
西部(东部=0)	0.345(0.048)***	0.346(0.047)***	0.276(0.046)***
线性增长模型			
截距	−0.121(0.026)***	−0.098(0.024)***	−0.080(0.024)***
队列	0.082(0.010)***	0.066(0.007)***	0.061(0.007)***
队列²	−0.002(0.001)		
小学(文盲=0)	−0.006(0.014)	0.012(0.006)*	0.010(0.005)⁺
初中(文盲=0)	0.049(0.049)*	0.019(0.008)*	0.018(0.008)*

表7-7(续)

	模型一	模型二	模型三
政府/事业单位(农民=0)	0.038(0.026)	0.021(0.010)*	0.020(0.010)*
企业/机构(农民=0)	0.013(0.023)	0.017(0.009)	0.017(0.009)
个体户/其他(农民=0)	0.038(0.022)	0.001(0.008)	−0.001(0.008)
队列*小学	0.005(0.004)		
队列*初中	−0.009(0.006)		
队列*政府/事业单位	−0.003(0.007)		
队列*企业/机构	0.000(0.006)		
队列*个体户/其他	−0.010(0.006)		
男性(女性=0)	−0.011(0.005)*	−0.012(0.005)*	−0.011(0.005)*
城镇(农村=0)	−0.002(0.005)	−0.003(0.005)	−0.002(0.005)
中部(东部=0)	0.010(0.005)*	0.010(0.005)*	0.010(0.005)
西部(东部=0)	0.014(0.006)*	0.014(0.006)*	0.013(0.006)*
二次增长模型			
截距	0.007(0.001)***	0.007(0.001)***	0.007(0.001)***
随时间变化的控制变量			
有配偶(无=0)			−0.031(0.029)
居住条件			−0.012(0.007)
吸烟(否=0)			0.092(0.033)**
饮酒(否=0)			−0.078(0.021)***
抑郁得分			0.031(0.001)***
常规体检(无=0)	0.097(0.018)***	0.096(0.018)***	0.102(0.018)***
下一个观测死亡(否=0)	0.058(0.036)	0.054(0.036)	0.032(0.036)
下一个观测退出(否=0)	0.039(0.040)	0.039(0.040)	0.027(0.040)
随机效应			
层-1方差	0.661(0.009)***	0.662(0.009)***	0.668(0.009)***
层-2截距方差	1.941(0.041)***	1.938(0.041)***	1.793(0.038)***
线性增长方差	0.014(0.001)***	0.014(0.001)***	0.013(0.001)***
AIC	82 303.61	82 301.45	81 839.47
BIC	82 637.28	82 545.59	82 124.30

注：① *** $p<0.001$, ** $p<0.01$, * $p<0.05$；②表中为系数值，括号中数据为标准误；③观测数 $N=25\ 288$。

由于模型一中社会经济地位变量与出生队列变量的交互效应以及线性增长模型中出生队列变量的平方不显著，比较 AIC、BIC 以及进行 LR 检验后，在模型二中将其从模型中去掉。图 7-6 和图 7-7 根据模型二的拟合结果分别展示了老年人慢性疾病患病数量在不同观测时期和不同年龄按受教育水平和按第一份工作的变化情况。由模型二的结果可知，年龄为 70 岁（平均年龄）的老年人患有慢性疾病的数量平均为 0.995 种，慢性疾病的平均增长率为-0.098，其增长率加速度为 0.007。

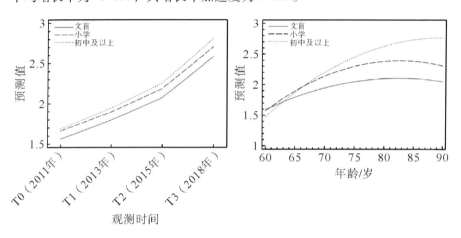

图 7-6 老年人慢性疾病患病数量按受教育水平随观测时间或年龄变化而变化的趋势

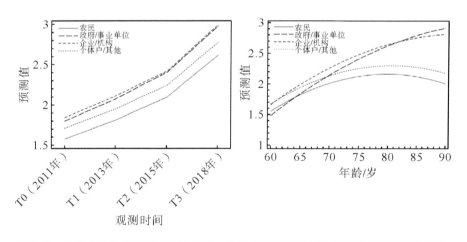

图 7-7 老年人慢性疾病患病数量按第一份工作随观测时间或年龄变化而变化的趋势

结合模型二和图 7-6 至图 7-7 可知，在控制其他变量的情况下，社会经济地位变量对老年人慢性疾病患病数量发展轨迹的初始水平和增长率存在显著影响。具体来说，对截距模型而言，受教育水平为小学或初中及以上的老年人患有慢性疾病数量生长曲线的初始水平显著高于受教育水平为文盲的老年人，第一份工作为政府/事业单位或者企业/机构的老年人患有慢性疾病数量生长曲线的初始水平显著高于第一份工作为农民的老年人。对线性增长模型而言，随着年龄的增长，受教育水平为小学或初中及以上的老年人患有慢性疾病数量的增长率显著高于受教育水平为文盲的老年人，而第一份工作为政府/事业单位的老年人患有慢性疾病数量的增长率显著高于第一份工作为农民的老年人。总体而言，在控制其他变量的情况下，社会经济地位变量对我国老年人慢性疾病患病数量发展轨迹的初始水平和增长率存在显著影响，具体表现为：社会经济地位越高的老年人，其慢性疾病患病数量的初始水平和增长率均显著高于社会经济地位较低的老年人，且随着年龄的增大，不同社会经济地位的老年人慢性疾病患病数量的差距逐渐增大。此外，从图7-6至图7-7也可以看出一些不同社会经济地位老年人之间慢性疾病关系转变的痕迹，在60~65岁的区间（对应出生较晚的队列），可以看到社会经济地位较高的老年人慢性疾病患病数量较低的发展态势。

在加入其他随时间变化的控制变量（婚姻状况、居住条件、吸烟、饮酒和心理因素）后，模型三结果显示，吸烟、饮酒和抑郁状况对老年人慢性疾病患病数量的生长曲线产生显著影响，具体表现为：吸烟、抑郁得分较高的老年人患有慢性疾病的数量更多，而居住条件较好和饮酒的老年人患有慢性疾病的数量更少，表明老年人慢性疾病患病数量的发展轨迹与老年人的生活方式与心理健康有关，与第五章的结论基本一致。但总体而言，加入这些控制变量对老年人慢性疾病患病数量随年龄变化的动态趋势以及社会经济地位对共患疾病的作用均影响不大。

以上结论与国外相关研究结果存在差异。国外研究发现，受教育程度高的美国中老年人患有共患疾病的概率更低，其改变的速度也更慢（Quinones et al.，2011）。Katikireddi等（2017）对英国成年人的研究发现，剥夺程度越高，患有共患疾病的可能性越大，其共患疾病的发展速度越快，表明共患疾病的发展过程中存在着重大的社会经济不平等，且50~70岁人群的不平等程度最大。Pevala和Latham（2015）也发现在美国成年人中，较高的受教育年限、家庭收入和家庭财富，与较低的慢性疾病数量和增长速度相关。有关加拿大人群的研究也发现了类似的结果：共患疾病轨迹因收入水平不同而不同，低收入人群较高收入人群的轨迹更为陡峭，且共患疾病的收入差距随着个人年龄的增长而扩大（Canizares et al., 2018）。本研究结论与国外研究存在差异，其原因可能在于研究对象所生活的国家的社会经济发展水平以及疾病谱转变程度的不同，具体情况在前面已有阐述，此处不再赘述。

此外，虽然模型一的统计结果显示，出生队列变量与社会经济地位变量之间不存在显著的交互作用，但是如果将老年人慢性疾病患病数量分队列、分社会经济地位随年龄变化的趋势用图形展示出来（图7-8至图7-9），还是能够看到不同出生队列和不同社会经济地位的老年人的慢性疾病的患病数量在特定年龄存在着细微差异，总体表现为越早出生的老年人，预测值曲线之间的间距越大，即不同社会经济地位的个体患有慢性疾病的数量的差距越大。只是这种差距在不同队列之间可能并不遵循同样的变化规律，因此导致多样的差异并呈现出不显著的统计结果。这与图7-6和图7-7所显示的结论一致，即随着年龄的增大（越早出生），不同社会经济地位的老年人慢性疾病患病数量的差距逐渐增大。

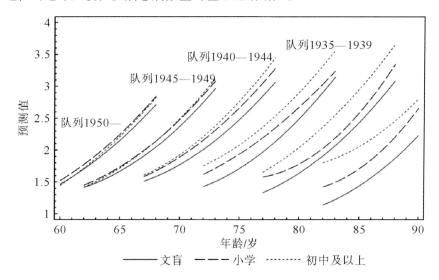

图7-8　老年人慢性疾病患病数量分队列、分受教育水平随年龄变化而变化的趋势

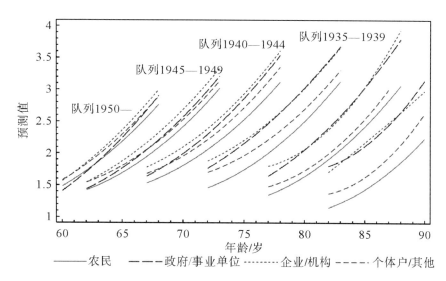

图 7-9　老年人慢性疾病患病数量分队列、分第一份工作随年龄变化而变化的趋势

　　笔者在第五章中对于社会经济地位影响共患疾病的解释中提到，社会经济地位较高的人更有机会和资源获得高脂高糖饮食（Wang et al.，2008；倪国华、郑风田，2014），且由于工作类型容易导致压力较大和体力活动较少（汤淑女、简伟研，2013），同时有更好的经济条件前往就医获得疾病诊断（Li et al.，2013），因此较社会经济地位较高的人群表现为患有更多的慢性疾病。本研究中的老年人出生于 1921—1951 年，较早出生的老年人主要成长于社会动荡的战争时期（国内革命战争以及第二次世界大战），物质资源极其匮乏，不同社会经济地位的群体之间生活条件差异巨大，仅社会经济地位较高的家庭能够有机会享受"不健康的生活习惯"（即高脂高糖饮食、吸烟、久坐不动等），为未来患有更多"富贵病"埋下了伏笔；而随着时间的推移，较晚出生的老年人成长于新中国成立后、中国经济复苏发展的时期，人民物质生活得到改善，生活水平逐步提高，各种不健康的饮食和生活习惯在社会经济地位较高的人群中出现，并逐渐向社会经济地位较低的人群普及（杨功焕 等，2005；Steyn and Damasceno，2006；王甫勤，2017），伴随此过程的还有我国医疗保障体系的不断完善（齐良书、李子奈，2011），从而导致不同社会经济地位的群体之间的慢性疾病患病数量的差距逐渐缩小，但差距依然存在。

　　同时，这也可能反映了第四章和第五章所提到的老年人社会经济地位与共患疾病二者关系的逆转过程。具体来说，最初社会经济地位与老年人慢性疾病患病数量为正相关关系，而随着出生队列的发展，不同社会经济地位的老年人之间慢性疾病患病数量的差距逐渐缩小，其关系逐渐交叉甚至逆转。

第五节　本章小结

一、主要结论

目前较多研究采用横截面的数据对共患疾病患病情况及其模式进行探究，而较少有研究从纵向视角探究共患疾病的发展轨迹。对于共患疾病进行纵向分析是重要的，通过深入了解共患疾病的发展轨迹，可以评估共患疾病模式是否随时间发展保持稳定，提供关于共患疾病严重性的额外信息（Zacarías-Pons et al.，2021），并了解疾病发展的过程和结果（Strauss，Jones，and Kadam，2014）。目前对慢性疾病发展轨迹进行研究的主要是国外学者，国内研究尚缺乏。本阶段使用 CHARLS 2011—2018 年的四期追踪数据，采用增长混合模型和分层生长曲线模型，对老年人慢性疾病患病数量的累积轨迹及其异质性进行描绘，并探究个体社会经济地位对其发展轨迹的影响情况。本章的主要结论有以下三个方面。

其一，我国老年人慢性疾病患病数量的发展轨迹存在异质性，且受到人口社会因素的影响。具体而言，我国老年人慢性疾病患病数量的发展轨迹可以划分为三个潜在类别，分别命名为"高起缓升组""低起缓升组""低起速升组"，而老年人慢性疾病患病数量发展轨迹属于某种类别的可能性因老年人的年龄、性别、地区、出生队列、受教育水平和第一份工作而存在差异。

其二，出生队列对于老年人慢性疾病患病数量随年龄变化的初始水平和增长率存在显著影响，表现为越晚出生的队列，其初始患病数量和增长率越高。总体来看，随着年龄的增长，老年人慢性疾病患病数量先增长后降低，呈现出倒"U"形曲线，表现为低龄老人和高龄老人患有慢性疾病的数量少，而年龄居中的老年人患有慢性疾病的数量较多；而在不同队列的内部，均表现为慢性疾病患病数量与年龄正相关，即随着年龄的增长，老年人患有慢性疾病的数量逐渐增加。虽然不同队列的老年人慢性疾病患病数量发展轨迹的起点和斜率存在差异，但差异幅度较小。

其三，在控制其他变量的情况下，社会经济地位变量对老年人慢性疾病患病数量发展轨迹的初始水平和增长率存在显著影响。社会经济地位越高的老年人，其慢性疾病患病数量的初始水平和增长率均显著高于社会经济地位较低的老年人。随着年龄的增大，不同社会经济地位的老年人慢性疾病患病数量的差距逐渐增大。同时，与较晚出生的老年人相比，较早出生的、不同社会经济地位的老年人之间慢性疾病患病数量的差距更大。

总体而言，对于共患疾病的未来研究需要认识到，随着时间的推移，老年人共患疾病的发展会有所不同（Strauss，Jones，and Kadam，2014），研究慢性疾病发展的时间趋势可以揭示共患疾病是如何随着时间的推移与社会人口相关变量一起发展和变化的（Head et al.，2021）。更重要的是，对共患疾病的深入研究可以帮助我们认识衰老，通过识别那些慢性疾病患病数量随着时间的推移而加速增加的个体，对于减缓衰老进程和多重发病负担的策略至关重要（Fabbri et al.，2015b）。

二、慢性疾病发展过程中健康不平等转变的简要讨论

至此，本研究已对社会经济地位与共患疾病的关系进行了从截面到纵向、从现状到趋势、从时间到空间、从社区到个体等多方探究。可以说，对于我国老年人社会经济地位与共患疾病的关系，本研究已经具备了一个初步的认识。在前面的部分，本研究较少提及"健康不平等"的概念，因为在多数时候所体现出的不平等只是差异性，可能并非真正意义上的不平等。而研究进展到这里，还是不能免俗地认为，在社会经济地位与共患疾病二者的关系中，的确存在着健康不平等，而现在希望就研究中所观察到的健康不平等进行一点简要讨论。

从第四章、第五章和第六章中，我们都能看到社会经济地位与共患疾病关系的变迁趋势，体现了我国社会经济发展和慢性疾病转型的态势，证实了发展中国家正在经历西方国家的疾病转型过程（吕敏，2002）。具体来说，2011年的分析结果显示：社会经济地位越高，老年人慢性疾病患病数量越多、患有共患疾病的可能性越大；而随着时间的推移，在年龄较轻、出生较晚的老年人中二者体现出了差异性的关系，即社会经济地位越高，老年人慢性疾病患病数量越少、患有共患疾病的可能性越小。而二者关系的变迁正是反映了以下两个社会发展阶段的健康不平等。

随着疾病谱的转变，慢性疾病的重要性逐渐提升，而如高血压、血脂

异常和糖尿病等慢性疾病最初被称为"富贵病",随着生活水平的提高在社会经济水平较高的人群中出现（Ezzati et al., 2005；Muntner et al., 2005）。同时,慢性疾病存在需要被诊断的特征,因此社会经济地位较高的人群具有及时就诊的意识和资源,导致其慢性疾病在早期就获得了诊断（Wang et al., 2011；韩蕊 等, 2016）,而到底有多少社会经济地位较低的人群由于尚未就医以致未获得疾病诊断,我们不得而知。此外,社会经济地位较高的老年人即使患有较多慢性疾病,也由于有更多可获取的资源,可以较社会经济地位较低的老年人带病生存更长时间（Gruenberg, 1977；Kramer, 1980）。因此,早期的社会经济地位与共患疾病的正向关系体现出了社会经济地位不同的人群在获取营养食物、医疗资源等多方面的不平等,最终体现为社会经济地位较高的人群所患慢性疾病更多。

任何变革都是从社会经济地位更高的人群中首先出现,因为他们有更高水平的意识、可获得更广泛的资源。而随着社会的发展,人们的健康观念发生变革,开始改变生活习惯并提倡健康饮食,因此社会经济地位较高的人群通常有健康的饮食搭配、良好的生活习惯并定期进行运动,而社会经济地位较低的人群主要购买较不健康的快餐食品,且更多人吸烟,导致慢性疾病的发生风险较社会经济地位较高的人群更高（Luepker et al., 1993；Putnam, Allshous, and Kantor, 2002；Borodulin et al., 2012）。同时,随着我国居民健康素养的不断提升（王萍 等, 2010；李英华 等, 2015）,社会经济地位较低的人群的就医意识也逐渐提升。因此,社会经济地位与共患疾病的关系开始逆转,二者的负向关系体现出了社会经济地位不同的人群在获取健康信息、践行健康饮食和生活习惯等多方面的不平等,社会经济地位较高的人群利用多方资源规避患病风险,最终体现为社会经济地位较高的人群所患慢性疾病更少。

正如根本原因理论所提到的那样,社会经济地位与许多疾病结果之间存在一种持久的甚至是日益增加的关联（Pappas et al., 1993）,但这种联系的风险因素发生了变化,随着一些风险因素被消除,新的风险因素出现。随着新的风险因素变得明显,社会经济地位较高的人更容易了解这些风险,并拥有资源,使他们能够采取保护措施来避免这些风险。因此,尽管风险因素发生了根本性的变化,社会经济地位对疾病的影响依然存在,因为更深层次的社会学进程正在发挥作用（Link and Phelan, 1995）。在疾病发生时,他们更有途径获得用于避免风险或尽量减少疾病后果的资源。

这里的资源包括金钱、知识、权力、威望以及社会支持、社会网络等，因为它们可以应用于非常不同的情况，林克和费兰（2010）称之为灵活资源。

而本研究的结论呼应了根本原因理论的观点。当我们将慢性疾病作为健康的测量指标时，随着时间的推移，我们可能看到如图7-8和图7-9所示的美好图景，即随着我国社会经济的发展、物质生活水平的提高、医疗保障体系的完善等，越晚出生的队列中，不同社会经济地位的老年人的慢性疾病患病数量的差距在逐渐缩小，但这可能只是我国老年人从一种形式的健康不平等过渡到另一种形式的健康不平等的前奏。但是我们也不能因此变得悲观，社会发展是必然的，风险因素的变迁也不可避免。我们只需投身时代的洪流，顺势而为做出多方努力，进一步缩小不同社会经济地位的老年人甚至其他年龄人群之间健康不平等的差距。

第八章　总结与展望

21世纪是人口老龄化的时代，目前几乎每个国家和地区都即将或已经迎来老龄型社会，老龄化已经成为一个全球性且不可逆转的现象（WHO，2015；陆杰华、郭冉，2016）。我国的人口老龄化正加速到来，根据全国第七次人口普查数据，截至2020年底，我国65岁及以上老年人口数量为1.91亿，占总人口的比例为13.5%，我国即将整体跨入中度老龄化时代。随着年龄的增长，老年人在社会中获取资源的多少取决于其健康状况，健康老年人是社会的宝贵财富，是创造第二次人口红利的基石（Lee and Mason，2006），而老年人如果健康受损，将给自己、家庭和社会带来沉重的负担（WHO，2015）。因此"健康老龄化"已成为我国甚至世界范围内应对人口老龄化的重要发展战略，而健康老龄化的顺利实现离不开对老年疾病的积极应对。随着社会经济的发展及人口结构的巨变，疾病模式正在从以传染病和营养不良为主向慢性退行性疾病以及人为疾病转变（Omran，2005）。目前老年人的多数健康问题都是由慢性疾病导致的（WHO，2015），而老年人患有慢性疾病所带来的疾病负担已位居我国疾病负担首位（Yang et al.，2013）。

随着年龄的增长，老年人更可能出现多种慢性疾病共存的现象，即共患疾病（WHO，2015）。调查显示，中国老年人群中超过50%的人患有共患疾病（Wang et al.，2014；张可可 等，2016；王姣锋 等，2016），且随着年龄的增长，共患疾病呈现出疾病种类数增加、病情复杂化的态势（刘俊含、闫论、施红，2017）。共患疾病不仅对个人产生影响，也给家庭以及社会带来较大的疾病负担（Rice and Laplanta，1988；Incalzi et al.，1992；Picco et al.，2016）。因此，对共患疾病进行研究，有助于真正理解老龄化及其对社会造成的影响（周峰、宋桂香、许慧慧，2004；Elisa et al.，2015；常峰 等，2018）。普遍健康影响模型认为，以往多采用单一疾病视角对影响疾病的社会因素进行探究，对于理解特定疾病的决定因素以及制定针对该疾病的有效干预措施是有用和适当的；但是将单一疾病作为研究结果时，其研究视角较为局限，可能低估了社会因素对健康和疾病的影响程度（White et al., 2013）。因此，我们需要从研究社会因素对单一疾病影响的框架之中跨出，认识到社会因素可能对健康和幸福产生普遍影响（Aneshensel, Rutter, and Lachenbruch, 1991; Lynch, Kaplan, and Shema, 1997）。社会经济地位是一个描述个体、家庭、邻里或一些其他集合体创造或消费社会认为具有价值的商品的能力的概念（Hauser and Warren, 1997），可以在生命历程的不同时期，在多维度的测量水平，并通过多样的因果路径影响健康（王甫勤，2012；黄洁萍、尹秋菊，2013；艾斌、王硕、星旦二，2014）。根据根本原因理论，社会经济地位对健康造成的影响不能通过研究似乎将其与疾病联系起来的机制来消除，被认为是疾病的根本原因之一（Link and Phelan, 1995；焦开山，2014）。

鉴于以上理论和实践背景，本研究以根本原因理论为基础，结合普遍健康影响模型、社会生态学理论、生命历程视角以及应变稳态负荷框架，从个体和社区两个层面、社会和生物两方机制，探究社会经济地位对共患疾病的双维度、多途径的作用。通过将研究视角聚焦于共患疾病，对多种疾病结局进行多层次和多时点的同步关注，在此基础上探究社会经济地位和共患疾病之间的关联，一方面有助于我们充分认识共患疾病的模式特点和发展趋势，真正理解我国人口老龄化及其对人口健康造成的影响，另一方面有助于我们实现对社会经济地位普遍健康影响的全面理解，从而有助于探究社会决定因素在实现我国人口健康老龄化进程中的关键作用。

第一节　主要结论

本研究使用中国健康与养老追踪调查（CHARLS）2011—2018 年的横截面数据和纵向追踪数据，采用多种统计方法，从社区和个体双重视角，探究我国老年人的社会经济地位对共患疾病的影响机理，并结合纵向视角分析社会经济地位对共患疾病发展轨迹的动态影响。首先对老年人共患疾病模式特点和发展趋势进行探究，接着在个体层面上探究老年人社会经济地位对共患疾病的影响及其部分中介机制，随后在社区层面上探究社区社会经济环境对老年人共患疾病的影响，最后通过纵向数据探究老年人共患疾病的发展轨迹以及社会经济地位对发展轨迹的动态影响。通过以上分析，得出以下主要研究结论。

第一，我国老年人慢性疾病患病数量和共患疾病患病率逐年增长，逐渐表现出"人均共患"的态势，且不同人口社会特征、不同空间地区的老年人慢性疾病患病数量以及共患疾病患病率存在差异。具体而言，我国60岁及以上老年人慢性疾病的平均患病数量逐年增长，越来越多的老年个体同时患有多种慢性疾病，开始表现为"人均共患"。2011年，老年人患有两种及以上慢性疾病的患病率达46.13%，表明接近一半的老年人同时患有两种及以上慢性疾病，且该患病率随着时间的推移呈现上升趋势，2013年后均超过50%，2018年接近60%，且不同人口社会特征的老年人慢性疾病患病数量以及共病患病率存在差异，表现为：慢性疾病患病数量随着年龄变化的倒"U"形模式越加明显，低龄老年人和高龄老年人共患疾病患病数量以及共病患病率较中龄老年人低；女性老年人的慢性疾病患病数量和共病患病率均高于男性老年人；城镇老年人的慢性疾病患病数量和共病患病率均高于农村老年人；老年人的社会经济地位与慢性疾病患病数量和共病患病率的关系最初表现为社会经济地位越高，老年人慢性疾病患病数量和共病患病率越高，而随着时间的推移，二者的关系从正相关逐渐逆转为负相关，预示着我国老年人口慢性疾病发展格局的转变态势。以上结果与国内一些同样采用CHARLS数据进行共患疾病研究的结果类似（闫伟等，2019；邱士娟，2020），且与后续进行影响因素探究的模型回归结果基本一致。

前述提到，国内外的共患疾病研究由于定义及操作化、数据来源、研究对象等存在差异，以致各研究所得到的共患疾病患病率、患病模式差异较大，存在不可比性（Van Den Akker et al.，2001；Fortin et al.，2012）。本研究通过对比我国多种数据来源的共患疾病研究的操作化方法和结果，并结合国内外其他学者的研究经验（Van Den Akker et al.，1998；Fortin et al.，2012；Harrison et al.，2014），对未来共患疾病研究的操作化提出两点建议：一是阈值的选择，即研究者可以根据研究对象的年龄和患病情况更加灵活地进行选择，原则在于如何更有效地识别具有严重风险的人群，以判断卫生资源利用的有效方向；二是疾病数量和类型的选择，至少应包括目标人群中患病率较高的、疾病负担较重的10种及以上疾病类型，然后在此基础上纳入数据所能涵盖的尽可能多的疾病类型进行分析。

第二，老年人的社会经济地位对共患疾病具有显著影响，该影响对不同的二元共病组合具有差异性，且在社会经济地位影响慢性疾病患病数量的关系中存在着社会因素和生物因素的多重中介作用。具体而言，老年人的社会经济地位对共患疾病具有显著影响，总体表现为：老年人社会经济地位越高，患有慢性疾病的数量越多，患有共患疾病的可能性越大，但二者的关系随着时间的推移逐渐发生转变，社会经济地位对老年人慢性疾病患病数量或是否患有共患疾病的正向影响逐渐消失甚至发生逆转。对于本研究所得出的社会经济地位对共患疾病存在正向影响的结论，可能的解释主要有三个方面，即生活方式疾病的主体性、获取医疗服务的公平性以及慢性疾病的死亡选择性。以上研究结果与国内外部分共患疾病相关研究结果一致（Khanam et al.，2011；Alaba and Chola，2013；唐艳明，2018；刘帅帅 等，2021），但与另一些国内外研究结论相反（钱焰森、马爱霞，2017；Schiøtz et al.，2017；Zhang et al.，2020；Hudon et al.，2012）。通过对比相关研究可以发现，针对中国、南非、孟加拉国、巴西等国人群的共患疾病研究表明，社会经济地位较高的人群患有慢性疾病的数量较多或者共患疾病的可能性更大，而欧美等发达国家的相关研究表明，处于社会经济地位劣势的人群更有可能患有共患疾病，其他关于单一慢性疾病的研究也发现了这个现象（Vlismas，Stavrinos，and Panagiotakos，2009；谢春艳 等，2014；陈进星、周斌、刘斌，2017）。总体而言，国家的社会发展阶段不同，社会经济地位对人口健康的影响可能存在差异（Mackenbach et al.，2008），发展中国家正在经历发达国家所经历过的生活方式和疾病转型（吕敏，2002），本研究采用中国人群的相关数据，发现我国可能正在经历这样的转变。虽然发达国家的研究经验和结果并不完全适用于我国，但发达国家社会经济地位与慢性疾病二者关系的转变过程，对发展中国家的疾病转型过程仍具有预测和借鉴意义（吕敏，2002；王甫勤，2017；李建新、夏翠，2019）。

同时，本研究发现社会经济地位变量对老年人是否患有共患疾病的影响的显著性水平和作用程度与因变量为是否患有慢性疾病的情况存在差异：第一份工作和家庭人均年收入水平对于老年人是否患有慢性疾病可能更加敏感，而受教育水平可能对慢性疾病的综合性指标更加敏感，在考虑多种疾病的情况下，更容易体现出不同受教育水平老年人的患病差异。因此，当我们只关注老年人是否患有慢性疾病或者某一种特定慢性疾病时，这可能导致我们对社会经济地位影响慢性疾病的作用情况判断不够全面。此时我们回顾根本原因理论和普遍健康影响模型的观点，即社会经济地位作为疾病的根本原因之一，对多种疾病产生作用；如果只关注单一结果，可能使我们无法全面了解社会因素对健康或疾病所造成的影响（Aneshensel，Rutter，and Lachenbruch，1991；Link and Phelan，1995；Aneshensel，2005）。此外，根据根本原因理论，疾病的根本原因将通过多种途径影响疾病，这些影响机制涉及多个变量，无法用某个单一变量来完全解释二者之间的关系（Link and Phelan，1995）。本研究结合社会因果论和应变稳态负荷框架，采用多个中介变量，探索并明确了社会机制和生物机制在社会经济地位影响共患疾病过程中的作用位置，即在社会经济地位影响慢性疾病患病数量的关系中，存在着社会因素和生物因素的多重中介作用，具体表现为社会经济地位通过居住条件和抑郁得分（社会因素）影响慢性疾病患病数量，同时抑郁得分影响慢性疾病患病数量的路径受到 AL指数（生物因素）的微弱中介作用。

第三，社区社会经济环境对共患疾病具有显著的独立影响（即环境效应），个体社会经济地位和社区环境特征在该关系中存在着一定程度的作用。社会生态学强调对人和环境需保持平等的、共同的关注（Hawley，1986），因此在探究了个体社会经济地位对共患疾病的影响后，本研究进一步对社区社会经济环境对共患疾病的影响情况给予了关注。本研究发现，在控制了基本人口社会特征后，社区高中文化成年人占比和人均年纯收入水平越高，老年人患有慢性疾病的数量增加，患有共患疾病的可能性加大。同时，社区社会经济环境对老年人患有共患疾病的影响同时存在环境效应和组成效应，即社区社会经济环境对老年人患有共患疾病的影响部分是由社区内部个体社会经济地位的差异导致的（组成效应），但是在控制了个体社会经济地位后，社区社会经济环境对共患疾病仍然存在独立影响（环境效应），社区的物理环境、服务环境和社会环境特征作为社区环境效应的重要方面对居住于社区的个体的健康产生显著影响。

而有的研究者认为，由于缺乏引导变量设置的理论基础，要明确区分环境效应和组成效应存在困难，因此难以确保环境效应的存在（Macintyre，Ellaway，and Cummins，2002），而本研究在进一步分析了社区社会经济环境对个体健康影响的社区层面的解释机制后，我们可以初步认为，虽然不知道程度如何，但环境效应是存在的，因为存在一些无法用个体层面特征来描述的社区特征，它们可以对个体健康产生作用，例如本研究中的社区物理环境、生活服务或医疗服务特征等，以及其他研究中所提到的社区空气和水的质量、垃圾处理方式等（Bullard，1990；Smith，Tian，and Zhao，2013）。此外，本研究发现社区社会经济环境对老年人慢性疾病患病数量以及是否患有共患疾病的影响与年龄存在显著的交互作用，即随着年龄的增长，老年人受到社区社会经济环境的作用的程度增大。原因可能在于：随着年龄的增长，老年人的活动能力下降，对所居住社区以外的活动参与较少，对社区的依赖程度增加，因此受到社区环境的影响更大（Lawton and Simon，1968；Robert and House，1996）。

第四，我国老年人慢性疾病患病数量的发展轨迹存在异质性，社会经济地位对老年人慢性疾病患病数量发展轨迹的初始水平和增长率存在显著影响，且队列效应显著。老年人共患疾病的流行率较高，但疾病累积并非遵循相同的轨迹，存在相当大的异质性（Strauss et al.，2014）。本研究发现我国老年人慢性疾病患病数量的发展轨迹存在异质性，可以划分为三个潜在类别，分别为"高起缓升组""低起缓升组""低起速升组"。而出生队列对于老年人慢性疾病患病数量随年龄变化的初始水平和增长率均存在显著影响，表现为越晚出生的队列，其慢性疾病患病数量的初始水平和增长率越高。其他研究中有关队列效应的研究结论与本研究一致（Katikireddi et al.，2017；Canizares et al.，2018），原因可能在于：近年来医疗卫生技术进步和社会经济发展导致疾病增加，即预期寿命延长和生存率提高带来的收益导致了慢性疾病患病率的增加，较晚出生的人群患有多种疾病的人数逐渐增加（Yang，2008；Boyd and Fortin，2011；Crimmins and Beltran-Sanchez，2011；Bloom et al.，2015），这与"疾病扩张假说"的观点一致（Gruenberg，1977；曾毅 等，2017）。

在控制其他变量的情况下，社会经济地位对老年人慢性疾病患病数量发展轨迹的初始水平和增长率存在显著影响，表现为社会经济地位越高的老年人，其慢性疾病患病数量的初始水平和增长率均显著高于社会经济地位较低的老年人，且随着年龄的增大，不同社会经济地位的老年人慢性疾病患病数量的差距逐渐增大。同时，与较晚出生的老年人相比，较早出生的老年人因其不同的社会经济地位而患慢性疾病的数量的差距更大。结合第五章社会经济地位对共患疾病的正向影响的解释，较晚出生的老年人成长于新中国成立前后以及中国经济复苏发展的时期，人民物质生活得到改善，生活水平逐步提高，各种不健康的饮食和生活习惯在社会经济地位较高的人群中出现，并逐渐向社会经济地位较低的人群普及（杨功焕 等，2005；Steyn and Damasceno，2006；王甫勤，2017），伴随此过程的还有我国医疗保障体系的不断完善（齐良书、李子奈，2011），这导致不同社会经济地位的群体之间的慢性疾病患病数量的差距逐渐缩小。但需要警惕的是，这也可能反映了前面所提到的老年人社会经济地位与共患疾病二者关系的逆转过程，换句话说，越晚出生的队列中，不同社会经济地位的老年人的慢性疾病患病数量的差距在逐渐缩小，这可能只是我国老年人从一种形式的健康不平等过渡到另一种形式的健康不平等的前奏。

第二节　研究创新与不足

一、主要创新

与以往研究相比，本研究的创新之处主要体现在以下四个方面。

其一，从时空维度系统探究我国老年人共患疾病的主要特征及发展趋势。在人口老龄化背景下，目前我国虽然有较多研究者进行有关健康和疾病的研究，但是社会学和人口学重点关注老年人的自评健康、日常生活能力、心理健康等领域，较少对疾病进行关注。即使在以研究慢性疾病为学科传统的流行病学领域，研究者们也主要采用单一年份数据进行横截面分析，并且忽视我国广阔的地域对慢性疾病可能造成的影响，从而无法得知共患疾病的长期发展趋势和空间分布情况。针对以上不足，本研究从时空维度系统探究了我国老年人共患疾病的主要特征及发展趋势。在时间维度上，本研究采用了四期全国性追踪调查数据，对我国老年人的慢性疾病从单一疾病、二元共病组合、共患疾病进行了多层次和多时点的全貌分析；在空间维度上，本研究根据疾病地理学的理念，结合我国七大自然地理分区，对我国不同地区老年人共患疾病的患病情况进行了分析和对比。从以上研究结果出发，本研究一方面充分认识了我国老年人共患疾病的模式特点、空间分布以及发展趋势，另一方面对厘清共患疾病概念的操作化争议进行了分析，对未来共患疾病研究的操作化提出有关"阈值的选择"和"疾病数量和类型的选择"的两点建议，供未来研究者参考。

其二，采用多期数据追踪社会经济地位与共患疾病二者关联的动态变化情况。本研究将社会经济地位放在首要关注位置，通过探究社会经济地位对共患疾病的影响情况，从多种疾病结局出发全面探究社会决定因素对健康或疾病的普遍影响。在分析过程中，本研究在描述性分析阶段、个体社会经济地位与共患疾病关系的分析阶段均采用了 CHARLS 四期横截面数据，通过趋势分析对比社会经济地位与共患疾病的关联随时间推移的变化情况。在社会经济地位对共患疾病发展轨迹的动态影响分析阶段，本研究采用 CHARLS 四期纵向追踪数据，充分考虑出生队列效应，并结合国内外研究中有关生活方式和疾病转型等相关发展经验，考察了社会经济地位与共患疾病二者关系随着宏观时代发展的变迁趋势，并部分识别了共患疾病视角下我国老年人健康不平等形式的发展转变过程。

其三，重点关注老龄健康研究中个体因素和社区因素的独立作用及双层互动。本研究以社会生态学理论为基础，将个体嵌入更大的社区环境之中，重视对个体和环境的双重关注：一方面分别探究个体社会经济地位和社区社会经济环境对共患疾病的影响情况；另一方面将两个层次的社会经济因素结合起来，既重视控制个体社会经济地位情况下社区社会经济环境对共患疾病的独立影响（环境效应和组成效应的区分），又关注个体社会经济地位与社区社会经济环境在影响共患疾病过程中的交互作用，最终呼应了社会生态学中强调对人和环境保持平等共同关注的核心思想。

其四，尝试将多学科理论在老龄健康研究中进行跨学科融合。本研究对多学科理论应用与融合的尝试主要体现在以下两个方面：其一，以根本原因理论为基础，将普遍健康影响的思想贯穿全书。普遍健康影响模型最初于 20 世纪 90 年代由心理学家提出，在社会学、人口学和流行病学等学科还未得到较多的应用，因此本研究尝试结合社会学、人口学和流行病学的相关理论，将普遍健康影响的理念应用于影响健康的社会因素的研究之中，以扩展该模型的应用领域。其二，将社会因果论以及应变稳态负荷框架理论结合起来，对个体社会经济地位影响共患疾病的社会和生物多重中介机制进行探究，明确社会经济地位等社会因素如何进入人体的分子、细胞和组织对健康产生作用，从跨学科的视角对社会因素影响健康和疾病的中介路径建立新的认知，从而创建一座健康研究的跨学科桥梁。

二、研究不足

虽然存在前述创新，但由于数据、测量方式和统计方法等存在局限，本研究仍然存在以下三个方面的不足。

其一，探究共患疾病发展过程的时间跨度有限。有研究者将流行病转变分为四个阶段，并总结了各国流行病转变历程：发达国家从第一阶段进入第二阶段用了 40~60 年时间，而中国等发展中国家受益于医疗卫生技术的进步，流行病转变较发达国家更快，从第二阶段发展到第四阶段也用了约 40 年时间（Santosa et al.，2014）。前述提到，慢性疾病为起病缓慢且病程迁延的疾病，观察人群慢性疾病总体模式的发展变化可能需要较个体慢性疾病发生和发展更长的时间。因此，慢性疾病的发生和发展无论对于个体还是群体而言都是缓慢的，需要足够的时间才能发现变化的蛛丝马迹。而本研究所采用 CHARLS 数据从 2011 年进行全国基线调查，2013 年、2015 年和 2018 年分别进行了三次追访，调查的时间总跨度仅 8 年。8 年的时间跨度或许可以幸运地发现我国人群中共患疾病模式及其与社会经济地位关联的发展变化情况，但这种发展变化或许缺乏稳定性，因此需要更长时间的持续观察。

其二，共患疾病的测量方法有待进一步改进。综述部分提到，简单疾病计数法不考虑疾病之间的差异，将各种疾病同等对待，相对于简单疾病计数，通过权重计算的共患疾病测量方法无疑更有优势，可以提供更多的疾病信息（Hanley，Morgan，and Reid，2010）。因此有研究者建议在有条件的情况下，使用对结果进行加权测量的综合指标（Johnston et al.，2019）。但本研究由于调查数据中缺乏有关疾病严重程度等可以对疾病进行加权的相关信息，因此选择使用简单疾病计数作为共患疾病的测量方法。因此未来如果能够在人群调查的健康模块中增加慢性疾病严重程度相关项目（由受访者自报严重程度、疾病导致日常生活功能受损程度或者由调查者通过问卷测量受访者的疾病严重程度等），或者获取医疗机构患者就诊信息，就能够通过对列表中的慢性疾病进行加权获取具有丰富信息的、更加准确的共患疾病综合测量指标。

其三，对因果推断中的内生性问题考虑不足。在统计分析中，内生性问题主要源于遗漏变量偏误、自选择偏误、样本选择偏误以及联立性偏误（陈云松、范晓光，2010）。而本研究可能存在以下两个方面的问题：其一，虽然本研究在选择关键自变量时尽量避免了自变量与因变量的反向因果问题（详见第 3 章），但在社会经济地位与共患疾病关系的分析过程中，受限于数据和变量的可得性，虽然已经根据相关理论纳入了部分控制变量，但可能无法完全考虑到所有可能影响二者关系的重要变量，因此可能存在遗漏变量偏误。其二，对样本选择性偏误考虑不够。由于疾病存在"需要被诊断"的特征，因此人群健康调查数据中由受访者自报是否患病可能存在样本选择偏误，因为受访者只有就诊才能发现自己是否患有某种慢性疾病，而没有就诊不代表未患该种疾病。同时，由于部分受访者未进行血检，以致分析生物机制时会缺失大量没有检测生物指标的受访者数据，如果检测生物指标的受访者并非在所有受访者中随机分布，分析的结果可能不能推广到总体中去。此外，随着时间的推移，有部分受访者退出或死亡，可能也会对结果产生影响。本研究对消除上述可能出现的样本选择性偏误做出了努力，如纳入了是否常规体检以及是否有医疗保险变量控制就医情况，采用了结构方程模型的全信息似然估计法以及多重插补法以弥补生物数据的大量缺失，同时在追踪数据部分纳入了下一次退出和下一次死亡这两个指标控制老年人死亡或者退出调查对研究所造成的偏倚。但以上努力可能无法完全解决样本选择偏误所导致的内生性问题。

第三节　研究展望

有学者认为，研究者们逐渐对共患疾病越来越感兴趣，主要原因在于研究者们假设共患疾病已经成为个体的一种差异性的特质（a different quality），而不仅仅是单一疾病的综合。换句话说，当疾病聚集在了一起，就不再是"1+1＝2"的问题，疾病与疾病之间、疾病与个体之间、个体和社会环境之间，已经产生与其他状态下具有差异性的互动特征。而本研究对社会经济地位与共患疾病关系的探究仅仅是个开始，既有创新之处，也存在诸多问题，有待未来研究进一步深挖。在此对未来研究提出以下三个方面的展望。

其一，进一步扩展共患疾病的数据来源、分析内容和研究对象。首先，扩展数据来源及分享渠道。共患疾病研究的数据来源广泛，包括医疗记录、健康调查、行政数据、临床评估等。当研究者采用不同来源的数据，囿于数据来源的特点和缺陷，对共患疾病的研究也主要集中于自身学科范围内。如果能够打破学科壁垒进行数据分享，就可以从多学科视角对多种来源的数据进行分析，将产生更加可靠和有效的研究结果。其次，扩充疾病的纳入类型。有关研究表明，老年人共患疾病不应只包括临床上明确诊断的慢性疾病，还应纳入老年病症候群，如谵妄、头晕、尿失禁、抑郁状态、跌倒、衰弱等，这些症状"难以归病"，无法用单一器官或系统疾病来解释的症状群，但这些症状严重影响老年人的身体功能及生活质量（詹鼎正，2012）。同时由于症状代表了老年人的真实感知，因此受访者自报症状比自报疾病更加准确。最后，扩大研究的年龄范围。有关研究显示，尽管老年人共患疾病患病率高于中年人和青年人，但由于各年龄结构的人口数量差异，中年人和青年人患有共患疾病的总人数高于老年人（Zou et al.，2020）。因此，共患疾病不仅与老年人有关，随着社会的发展、工作和生活方式的变迁，预防和管理年轻人群的共患疾病也同等重要（Taylor et al.，2010；Barnett et al.，2012），因此未来的共患疾病研究应该扩展到更年轻的人群之中。

其二，进一步挖掘社会经济地位对共患疾病的深入影响。本研究发现，社会经济地位对我国老年人的共患疾病产生正向影响，其可能原因之一为获取医疗服务的公平性，即社会经济地位较高的老年人有更多的机会前往医院就诊，因此可能获得更及时的诊断，从而表现出慢性疾病的患病数量更多。但是换个思路，正是由于早发现早治疗，社会经济地位较高的老年人虽然共患疾病的患病率较高，但其疾病的严重程度可能是较轻的，而社会经济地位较低的老年人由于没有及时前往医院治疗，因此发现患有某种慢性疾病的时候情况可能已经较为严重。因此未来如果能够获取受访者患有慢性疾病的严重程度的指标，甚至进一步考虑社会经济地位对共患疾病患者预后情况或疾病结局的影响，就能够对社会经济地位影响共患疾病的情况进行更加深入、细致的分析。

其三，进一步促进人口健康研究中多学科理论的融合。本研究以根本原因理论为指导，结合社会因果论以及应变稳态负荷框架理论，探究了社会因素影响疾病过程中的社会和生物多重中介机制，对跨学科的理论融合进行了初步尝试。任何学科的理论均存在局限，无法包罗万象、以一概全，因此在解释社会现象或进行社会研究时，或许可以以一个理论为主导。正如林克和费兰（2002）所说，根本原因理论只是一个中层理论，并非唯一的或最具有解释力的理论，因此在研究中需要整合根本原因理论与其他中层理论（如压力理论、生活方式理论等）来解释健康差异问题。所以，在未来的人口健康研究之中，需要进一步促进多学科理论的融合，以对研究问题给予充分的理论指引。

参考文献

艾斌，王硕，星旦二，2014. 老年人社会经济地位影响健康的作用机制 [J]. 人口与经济 (2)：48-56.

曹裴娅，吴侃，钱佳慧，等，2017. 中国中老年关节炎患病现状及其影响因素分析 [J]. 四川大学学报（医学版），48 (2)：268-271.

常峰，张舟，路云，等，2018. 共病概念体系研究分析与设计 [J]. 中国全科医学，21 (3)：256-260.

陈传康，1994. 中国饮食文化的区域分化和发展趋势 [J]. 地理学报，49 (3)：226-235.

陈定湾，何凡，2010. 不同社会经济地位人群三种常见健康相关行为差异研究 [J]. 中华预防医学杂志，44 (9)：841-844.

陈建，杨晓虹，曾莉萍，等，2018. 成都新都区社区居民老年慢性病患病现状及其患共病模式分析 [J]. 中国卫生事业管理，8：573-575，613.

陈进星，周斌，刘斌，2017. 不同社会经济状况与中老年人群心血管疾病的关系 [J]. 海南医学，28 (4)：662-665.

陈静，刘海燕，李建中，等，2018. 老年住院病人慢性病共病模式分析 [J]. 实用老年医学，32 (8)：766-769.

陈璐，陈兴宝，夏妤，2007. 上海郊区居民健康状况和医疗服务利用公平性研究 [J]. 中国初级卫生保健，21 (11)：23-26.

陈强，2014. 高级计量经济学及 Stata 应用 [M]. 2 版. 北京：高等教育出版社.

陈卫，2016. 国际视野下的中国人口老龄化 [J]. 北京大学学报（哲学社会科学版），53 (6)：82-92.

陈云松，范晓光，2010. 社会学定量分析中的内生性问题：测估社会互动的因果效应研究综述 [J]. 社会，30 (4)：91-117.

陈中和，1991. 农民上消化道出血 177 例病因分析 [J]. 实用医学杂志，7（2）：67-68.

崔娟，毛凡，王志会，2016. 中国老年居民多种慢性病共存状况分析[J]. 中国公共卫生，32（1）：66-69.

戴璟，杨云娟，2014. 地区经济发展不平衡对高血压患病、知晓及治疗的影响研究[J]. 中国卫生经济，33（12）：70-72.

邓应梅，汤哲，吴晓光，2009. 北京市社区老年患者疾病谱的变化研究[J]. 中国老年学杂志，29（7）：867-870.

杜鹏，2013. 中国老年人口健康状况分析[J]. 人口与经济（6）：3-9.

范涛，曹乾，蒋露露，等，2012. 老年人慢性病影响因素的健康生态学模型解释[J]. 中国全科医学（1）：33-36，40.

范宇新，陈鹤，郭帅，2019. 疾病扩张、疾病压缩和动态平衡假说：国际经验及思考[J]. 医学与哲学，40（2）：28-31.

方杰，温忠麟，张敏强，等，2014a. 基于结构方程模型的多重中介效应分析[J]. 心理科学，37（3）：735-741.

方杰，温忠麟，张敏强，等，2014b. 基于结构方程模型的多层中介效应分析[J]. 心理科学进展，22（3）：530-539.

付丽英，2019. 社区老年人慢性病共病及其对卫生服务利用的影响[D]. 郑州：河南大学.

付闻津，1987. 疾病地理（一）[J]. 哈尔滨师范大学自然科学学报，3（1）：74-77.

傅利平，丁丽曼，陈琴，2021. 共病对中老年人医疗服务利用和费用影响及城乡差异研究：基于中国CHARLS（2015）数据的实证分析[J]. 中国农村卫生事业管理，41（1）：49-54.

顾杏元，龚幼龙，1990. 社会医学[M]. 上海：上海医科大学出版社：124.

韩蕊，汤哲，马丽娜，等，2016. 北京市城乡老年人慢性病状况及相关因素分析[J]. 北京医学，38（10）：994-998.

韩婷婷，2017. 社会经济地位对我国中年人和老年人健康的影响分析[D]. 济南：山东大学.

何宏海，2015. 中国成人社会经济地位与代谢综合征发病的关系[D]. 北京：北京协和医学院.

何晓群，闵素芹，2009. 分层线性模型层-1自变量中心化问题研究综述［J］. 统计与信息论坛, 24 (9)：48-52.

洪岩壁, 刘精明, 2019. 早期健康与阶层再生产［J］. 社会学研究
(1)：156-182.

侯宜坦, 江冬冬, 刘晓君, 等, 2020. 武汉市社区老年人慢性病共病现
状及相关因素分析［J］. 中国公共卫生, 36 (11)：1604-1607.

扈丽萍, 王德惠, 李晋宏, 2018. 社会经济地位与糖尿病相关性的认识
现状［J］. 光明中医, 33 (9)：1361-1363.

郇建立, 2009. 慢性病与人生进程的破坏：评迈克尔·伯里的一个核
心概念［J］. 社会学研究 (5)：233-245.

黄洁萍, 尹秋菊, 2013. 社会经济地位对人口健康的影响：以生活方式
为中介机制［J］. 人口与经济, 4：26-34.

贾勇, 梅祎祎, 盛楚乔, 等, 2016. 55 岁及以上城市居民慢性病共病现
状调查及相关性分析［J］. 中国全科医学, 19 (6)：683-687.

焦开山, 包智明, 2020. 社会变革、生命历程与老年健康［J］. 社会学
研究 (1)：149-169.

焦开山, 2014. 健康不平等影响因素研究［J］. 社会学研究, 5：24-
46.

金琇泽, 路云, 2019. 中国老年人共病状况及其对医疗卫生支出的影响
研究［J］. 中国全科医学杂志, 22 (34)：1-7.

考克汉姆, 2012. 医学社会学［M］. 高永平, 杨搏彦, 译. 北京：中国
人民大学出版社.

孔芸, 王蕾, 杨光红, 等, 2021. 贵州省建档立卡老年人慢性病现状及
共病模式分析［J］. 现代预防医学, 48 (17)：3216-3219.

赖妙华, 2017. 何时方休?：中国老年人就业参与的队列分析［J］. 北
京社会科学 (3)：102-110.

劳登布什, 布里克, 2016. 分层线性模型：应用于数据分析方法（第2
版）［M］. 郭志刚, 译. 北京：社会科学文献出版社.

黎艳娜, 王艺桥, 2021. 我国老年人慢性病共病现状及模式研究［J］.
中国全科医学, 24 (31)：1-10.

李长平, 马骏, 2003. 社会经济地位与冠心病发病的关系［J］. 天津医
科大学学报, 9 (2)：198-200.

李春玲, 2005. 当代中国社会的声望分层：职业声望与社会经济地位

指数测量 [J]. 社会学研究 (2)：74-102.

李东明，李圣轩，吴跃峰，2011. 应变稳态：稳态理论的完善 [J]. 生物学通报，46 (6)：8-11.

李国瑞，钟欣益，杜芳，等，2020. 社会经济地位对老年人抑郁的影响分析 [J]. 中国健康教育，36 (5)：431-435.

李慧宇，2021. 生命历程视角下早期状况与中老年人共病的关系及路径机制研究 [D]. 北京：中央民族大学.

李建新，夏翠翠，2019. 中国老年人口疾病转型：传统与现代 [J]. 人口与发展，25 (4)：94-105.

李建新，2000. 世界人口格局中的中国人口转变及其特点 [J]. 人口学刊，5：3-8.

李礼，陈思月，2018. 居住条件对健康的影响研究：基于 CFPS 2016 年数据的实证分析 [J]. 经济问题 (9)：81-86.

李强，张震，2018. 老年人独立生活能力变化轨迹的个体和总体差异研究 [J]. 人口研究，42 (5)：45-55.

李圣瑜，2015. 调查数据缺失值的多重插补研究 [D]. 石家庄：河北经贸大学.

李婷，张闰龙，2014. 出生队列效应下老年人健康指标的生长曲线及其城乡差异 [J]. 人口研究，38 (2)：18-35.

李伟，张俊权，王生，2007. 稳态应变负荷评价慢性应激效应的研究进展 [J]. 中华劳动卫生职业病杂志，25 (8)：500-502.

李晓兰，张亚美，李超，等，2005. 风湿病病人关节疼痛与天气变化的相关性研究 [J]. 护理研究，19 (9)：1895-1896.

李英华，毛群安，石琦，等，2015. 2012 年中国居民健康素养监测结果 [J]. 中国健康教育，31 (2)：99-103.

梁浩材，2005. 新公共卫生与后医学时代 [J]. 中国公共卫生，21 (1)：125-127.

梁樱，2018. 社区特征与中国农村老人的抑郁症状 [J]. 北京社会科学 (5)：105-116.

林红，张拓红，杨辉，等，2002. 北京市 895 名老年人慢性病现状及其影响因素分析 [J]. 中国慢性病预防与控制，10 (6)：270-272.

林伟权，2016. 珠三角地区老年人慢性病共病现状与共病模式研究

[D]. 广州：广州医科大学.

刘国栋，王桦，乐佳，等，2018. 高龄老年住院患者1 004例慢性病共病特点分析 [J]. 中华老年多器官疾病杂志，17（2）：101-105.

刘俊含，闫论，施红，2017. 老年群体共存疾病的现况调查 [J]. 保健医学研究与实践，14（6）：39-42.

刘陆雪，2019. 上海老年人口就医行为的性别差异研究 [D]. 上海：华东师范大学.

刘茂伟，2007. 贫困农村地区社会性别与卫生公平性研究 [D]. 武汉：华中科技大学.

刘敏，赵芳红，李英华，等，2011. 北京市3类职业人群健康状况与生活方式调查 [J]. 中国健康教育，27（3）：171-173.

刘帅帅，张露文，陆翘楚，等，2021. 中国中老年人多重慢性病现状调查与健康损失因素探究：基于CHARLS 2018数据 [J]. 实用医学杂志，37（4）：518-524.

刘维英，余勤，岳红梅，等，2017. 兰州地区慢性咳嗽患者就医行为及性别差异 [J]. 中国初级卫生保健，31（10）：37-40.

柳剑，蓝绍颖，2006. 2型糖尿病危险因素的流行病学研究进展 [J]. 南通大学学报（医学版）（3）：230-232.

柳士顺，凌文辁，2009. 多重中介模型及其应用 [J]. 心理科学，32（2）：433-435.

陆杰华，郭冉，2016. 从新国情到新国策：积极应对人口老龄化的战略思考 [J]. 国家行政学院学报，5：27-34，141-142.

吕敏，2002. 社会经济状况与心血管病及其危险因素的关系 [J]. 国外医学（心血管疾病分册）（6）：326-328.

吕宪玉，刘森，李嘉琦，等，2016. 80岁以上高龄老年人主要慢性病的疾病谱调查与分析 [J]. 中华老年心血管病杂志，18（9）：917-919.

马永辉，刘宇赤，钟磊，等，2013. 吉林省成年居民关节炎患病现况及其影响因素分析 [J]. 吉林大学学报（医学版），39（5）：1057-1062.

苗艳青，2008. 卫生资源可及性与农民的健康问题：来自中国农村的经验分析 [J]. 中国人口科学（3）：47-55.

倪国华，郑风田，2014. 健康的阶层差异：肥胖流行背景下富贵病成因研究 [J]. 中国软科学（10）：71-82.

庞静，魏南方，杜维婧，等，2012. 2008 年中国居民慢性病预防知识和行为抽样调查结果［J］. 卫生研究，41（2）：29-31.

裴浩，敖艳红，2000. 天气气候与人类健康［J］. 内蒙古气象（2）：38-43.

裴晓梅，王浩伟，罗昊，2014. 社会资本与晚年健康：老年人健康不平等的实证研究［J］. 广西民族大学学报（哲学社会科学版），36（1）：17-24.

齐良书，李子奈，2011. 与收入相关的健康和医疗服务利用流动性［J］. 经济研究（6）：83-95.

齐良书，王诚炜，2010. 健康状况与社会经济地位：基于多种指标的研究［J］. 中国卫生经济，29（8）：47-50.

钱焊森，马爱霞，2017. 我国中老年人共病现状及其影响因素分析［J］. 中国药物评价，34（6）：476-480.

邱皓政，林碧芳，2019. 结构方程模型的原理与应用［M］. 2 版. 北京：中国轻工业出版社.

邱士娟，2020. 我国中老年人共病问题的实证探究［J］. 未来与发展（6）：26-31.

任仙龙，2014. 关联规则在社区居民慢性病患病率分析中的应用［D］. 大连：大连医科大学.

任远，2020. 新中国人口发展的特点和历史经验［J］. 复旦学报（社会科学版）（2）：156-163.

沈可，2008. 儿童时期的社会经济地位对中国高龄老人死亡风险的影响［J］. 中国人口科学（3）：56-63.

盛帅，2017. 中老年城乡居民医疗服务利用差异研究：基于 CHARLS 的实证研究［D］. 南京：南京大学.

石智雷，吴志明，2018. 早年不幸对健康不平等的长远影响：生命历程与双重累积劣势［J］. 社会学研究（3）：166-192.

石智雷，杨雨萱，2019. 生命历程视角下早年受虐经历对中老年人心理健康的影响［J］. 人口与发展，25（3）：94-105.

孙丹丹，黄蓉，索靖东，等，2021. 中国老年人慢性病共病对其健康状况的影响［J］. 武汉大学学报（医学版），43（2）：1-5.

孙慧波，赵霞，2018. 居住条件对城市老年人健康的影响［J］. 大连理工大学学报（社会科学版），39（2）：121-128.

孙至佳，樊俊宁，余灿清，等，2021. 中国 10 个地区成年人共病流行特征分析 [J]. 中华流行病学杂志，42（5）：755-762.

汤淑女，简伟研，2012. 社会经济地位与慢性病患病的关联：基于北京和上海工作群体的实证研究 [J]. 中国卫生政策研究，5（1）：51-55.

汤淑女，简伟研，2013. 中国就业人群慢性病的社会决定因素 [J]. 北京大学学报（医学版），45（3）：433-447.

唐艳明，2018. 中国共病老年人认知功能现状及其影响因素研究 [D]. 衡阳：南华大学.

涂丽萍，吴莎，2011. 社会性别分层本土化研究的哲学阐释 [J]. 求索（3）：99-100，109.

托马斯，兹纳涅茨基，2000. 身处欧美的波兰农民 [M]. 张友云，译. 南京：译林出版社.

王甫勤，2017. 地位束缚与生活方式转型：中国各社会阶层健康生活方式潜在类别研究 [J]. 社会学研究（6）：117-140.

王甫勤，2012. 社会经济地位、生活方式与健康不平等 [J]. 社会，32（2）：125-143.

王甫勤，2011. 社会流动有助于降低健康不平等吗 [J]. 社会学研究（2）：78-101.

王海涛，范向华，2005. 住房与健康 [J]. 环境与健康杂志，22（4）：309-311.

王济川，王小倩，姜宝法，2011. 结构方程模型：方法与应用 [M]. 北京：高等教育出版社.

王姣锋，王一倩，保志军，等，2016. 上海地区中老年体检人群慢性病及共病流行病学分析 [J]. 老年医学与保健，22（2）：116-120.

王晶晶，2014. 中国七省（市）老年人高脂血症患病率、治疗率及影响因素研究 [D]. 合肥：安徽医科大学.

王龙，宫晓，乔成栋，等，2016. 我国中老年居民心血管系统慢性病患病情况及影响因素研究 [J]. 临床心血管病杂志，32（7）：715-718.

王梅杰，周翔，李亚杰，等，2021. 2010—2019 年中国中老年人慢性病共病患病率的 Meta 分析 [J]. 中国全科医学，24（16）：2085-2091.

王孟成，毕向阳，叶浩生，2014. 增长混合模型：分析不同类别个体发展趋势［J］.社会学研究（4）：220-241.

王孟成，毕向阳，2018.潜变量建模与 Mplus 应用·进阶篇［M］.重庆：重庆大学出版社.

王萍，毛群安，陶茂萱，等，2010.2008 年中国居民健康素养现状调查［J］.中国健康教育，26（4）：243-246.

王伟进，曾毅，陆杰华，2014.中国老年人的被动吸烟状况与其健康风险：基于个人生命历程的视角［J］.人口研究，38（1）：98-112.

王萧萧，2018.社区老年人慢性病共病及其对功能状态影响的研究［D］.郑州：河南大学.

威赫，袁国恩，刘万君，1984.气候与健康［J］.气象科技（4）：57-60.

邬沧萍，姜向群，1996."健康老龄化"战略刍议［J］.中国社会科学（5）：52-63.

巫锡炜，刘慧，2019.中国老年人虚弱变化轨迹及其分化：基于虚弱指数的考察［J］.人口研究，43（4）：70-84.

毋雪雁，王水花，张煜东，2017.K 最近邻算法理论与应用综述［J］.计算机工程与应用，53（21）：1-7.

吴炳义，董惠玲，于奇，等，2019.生命历程视角下老年人口高血压患病的年龄-时期-队列效应分析［J］.人口与发展，25（3）：13，76-84.

伍小兰，李晶，王莉莉，2010.中国老年人口抑郁症状分析［J］.人口学刊（5）：43-47.

夏翠翠，李建新，2018.社会经济地位对中老年人口慢性疾病患病的影响分析：以心脑血管疾病和慢性呼吸系统疾病为例［J］.人口学刊，40（3）：82-92.

夏翠翠，2016.社会经济地位对中老年人慢性病患病状况的影响［D］.北京：北京大学.

肖敏慧，王邃遂，彭浩然，2019.迁移压力、社会资本与流动人口心理健康：基于压力过程理论的研究［J］.当代财经（3）：14-24.

解垩，2009.与收入相关的健康及医疗服务利用不平等研究［J］.经济研究（2）：92-105.

谢春艳，秦晨曦，王耕，等，2014.上海市社区退休人群社会经济地位与心血管疾病患病关系研究［J］.中华流行病学杂志，35（5）：500-504.

谢红梅，潘杰，2016. 医疗卫生服务空间可及性的衡量方法概述 ［J］. 中国卫生统计，33（2）：353-356.

熊春林，2013. 高血压病的危险因素分析与社区预防对策 ［J］. 安徽医药，17（5）：785.

许东霞，秦江梅，唐景霞，等，2012. 新疆生产建设兵团门诊和住院服务公平性分析 ［J］. 中国卫生经济，31（3）：55-56.

闫伟，路云，张冉，等，2019. 基于 CHARLS 数据分析的我国老年人共病现状研究 ［J］. 中华疾病控制杂志，23（4）：426-430.

晏月平，王楠，2019. 中国人口转变的进程、趋势与问题 ［J］. 东岳论丛，40（1）：179-190.

杨功焕，马杰民，刘娜，等，2005. 中国人群 2002 年饮食、体力活动和体重指数的现状调查 ［J］. 中华流行病学杂志，26（4）：246-251.

杨慧康，2015. 个体医疗资源及其可及性对老年人健康的影响 ［J］. 人口与社会，31（4）：79-88.

杨菊华，2010. 时间、空间、情境：中国性别平等问题的三维性 ［J］. 妇女研究论丛（6）：5-18.

杨云，陈长香，李建民，等，2009. 日常锻炼与老年人认知功能相关性分析 ［J］. 现代预防医学（12）：2327-2331.

于力超，金勇进，2018. 基于分层模型的缺失数据插补方法研究 ［J］. 统计研究，35（11）：93-104.

袁振龙，2010. 社区认同与社区治安：从社会资本理论视角出发的实证研究 ［J］. 中国人民公安大学学报（社会科学版），4：110-116.

詹鼎正，2012. 老年病症候群 ［M］. 新北：合记图书出版社.

张国珍，田恬，裴华莲，等，2019. 新疆和田地区墨玉县 35~74 岁人群睡眠状况与慢性病共病关系的研究 ［J］. 新疆医科大学学报，42（10）：1244-1254.

张晗，齐士格，李志新，等，2019. 2015 年六省市社区老年人常见慢性病共病现状 ［J］. 首都公共卫生，13（3）：122-125.

张可可，朱鸣雷，刘晓红，等，2016. 北京部分社区老年人共病及老年综合征调查分析 ［J］. 中国实用内科杂志，36（5）：419-421.

张冉，路云，张闪闪，等，2019. 中国老年人慢性病共病患病模式及疾病相关性分析 ［J］. 中国公共卫生，35（8）：1003-1005.

张文娟，李树茁，2004. 代际支持对高龄老人身心健康状况的影响研究 [J]. 中国人口科学（增刊）：37-42，174.

张志勇，2004. 职业习惯与心脑血管病病因探讨：附 300 例病例分析 [J]. 中国实用医刊，33（8）：17.

赵立民，王黎黎，赵秀英，等，2003. 天气、气候变化对消化道疾病影响分析 [J]. 吉林气象（增刊）：10-12.

赵耀辉，Strauss J，杨功焕，等，2013. 中国健康与养老追踪调查：2011—2012 年全国基线调查用户手册 [EB/OL]. (2013-04-07) [2021-12-01]. http://charls.pku.edu.cn/Public/ashelf/public/uploads/document/2011-charls-wave1/application/Chinese_users__guide_20130407_.pdf.

赵郁馨，张毓辉，唐景霞，等，2005. 卫生服务利用公平性案例研究 [J]. 中国卫生经济，24（7）：5-7.

郑莉，曾旭晖，2016. 社会分层与健康不平等的性别差异：基于生命历程的纵向分析 [J]. 社会，36（6）：209-237.

郑晓瑛，2000. 中国老年人口健康评价指标研究 [J]. 北京大学学报（哲学社会科学版），37（4）：144-151.

中国发展研究基金会，2020. 中国发展报告 2020：中国人口老龄化的发展趋势和政策 [M]. 北京：中国发展出版社.

仲亚琴，2014. 儿童期社会经济地位与中老年健康状况的关系研究 [D]. 济南：山东大学.

周峰，宋桂香，许慧慧，2004. 疾病共存研究 [J]. 上海预防医学杂志，16（11）：535-536，544.

周裕良，林亚弟，2017. 吸烟对慢性多共病进展的影响 [J]. 中国卫生产业，14（26）：20-22.

曾宪新，2010. 老年健康综合指标：虚弱指数研究进展 [J]. 中国老年学杂志，30（21）：3220-3223.

曾毅，冯秋石，Hesketh T，等，2017. 中国高龄老人健康状况和死亡率变动趋势 [J]. 人口研究，41（4）：22-32.

周玉刚，王爽，张陆，等，2017. 沈阳市长白社区慢性病共病患病情况及老年患者积极度与健康结局的相关性研究 [J]. 中国全科医学，20（4）：465-471.

周曾同，邹峥嵘，1994. 影响患者就医行为的部分因素调查 [J]. 中国医药管理, 14（2）: 28-31.

卓家同, 2010. 饮酒与健康危害及其干预的研究进展 ［J］. 中国慢性病预防与控制, 18（4）: 431-433.

ADLER N E, BOYCE T, CHESNEY M A, et al., 1994. Socioeconomic status and health: the challenge of the gradient ［J］. American psychology, 49: 15-24.

ADLER N E, NEWMAN K, 2002. Socioeconomic disparities in health: pathways and policies ［J］. Health affairs, 21: 60-76.

AGBORSANGAYA C B, LAU D, LAHTINEN M, et al., 2012. Multimorbidity prevalence and patterns across socioeconomic determinants: a cross-sectional survey ［J］. BMC public health, 12（1）: 201.

AHNQUIST J, WAMALA S P, LINDSTROM M, 2012. Social determinants of health-a question of social or economic capital? Interaction effects of socioeconomic factors on health outcomes ［J］. Social science & medicine, 74: 930-939.

ALABA O, CHOLA L, 2013. The social determinants of multimorbidity in South Africa ［J］. International journal for equity in health, 12（1）: 63.

ALGREN M H, BAK C K, BERG-BECKHOFF G, et al., 2015. Health-risk behaviour in deprived neighborhoods compared with non-deprived neighborhoods: a systematic literature review of quantitative observational studies ［J］. PLoS One, 10（10）: e0139297.

ALWIN D F, 2012. Integrating varieties of life course concepts ［J］. The journals of gerontology, series B: psychological sciences and social sciences, 67（2）: 206-220.

ALWIN D F, 2016. It takes more than one to tango: life course epidemiology and related approaches ［J］. International journal of epidemiology, 45（4）: 988-993.

ANDERS'EN H, KANKAANRANTA H, TUOMISTO L E, et al., 2021. Multimorbidity in Finnish and Swedish speaking Finns; association with daily habits and socioeconomic status-Nordic EpiLung cross-sectional study ［J］. Preventive medicine reports, 22: 101338.

ANDERSEN R M, YU H, WYN R, et al., 2002. Access to medical care for low-income persons: How do communities make a difference? [J]. Medical care research and review, 59: 384−341.

ANDERSON G M, BRONSKILL S E, MUSTARD C A, et al., 2005. Both clinical epidemiology and population health perspectives can define the role of health care in reducing health disparities [J]. Journal of clinical epidemiology, 58 (8): 757−762.

ANDERSON R T, SORLIE P, BACKLUND E, et al., 1997. Mortality effects of community socioeconomic status [J]. Epidemiology, 8 (1): 42−47.

ANDRADE L H, BENSEÑOR I M, VIANA M C, et al., 2010. Clustering of psychiatric and somatic illnesses in the general population: multimorbidity and socioeconomic correlates [J]. Brazilian journal of medical and biological research, 43: 483−491.

ANESHENSEL C S, RUTTER C M, LACHENBRUCH P A, 1991. Social structure, stress and mental health: competing conceptual and analytic models [J]. American sociological review, 56: 166−178.

ANESHENSEL C S, 2002. Commentary: answers and questions in the sociology of mental health [J]. Journal of health sociological behavior, 43: 236−246.

ANESHENSEL C S, 2009. Neighborhood as a social context of the stress process [M]. New York: Springer.

ANESHENSEL C S, 2005. Research in mental health: Social etiology versus social consequences [J]. Journal of health social behaviour, 46 (3): 221−228.

ARBER S, GINN J, 1993. Gender and inequalities in health in later life [J]. Social science & medicine, 36: 33−46.

ARCAYA M C, TUCKER-SEELEY R D, KIM R, et al., 2016. Research on neighborhood effects on health in the United States: a systematic review of study characteristics [J]. Social science & medicine, 168: 16−29.

ASARIA P, CHISHOLM D, MATHERS C, et al., 2007. Chronic disease prevention: health effects and financial costs of strategies to reduce salt intake and control tobacco use [J]. Lancet, 370 (9604): 2044.

BALFOUR J L, KAPLAN G A, 2002. Neighborhood environment and loss of physical function in older adults: evidence from the Alameda County Study [J]. American journal of epidemiology, 155 (6): 507-515.

BANKS J, MARMOT M, OLDFIELD Z, et al., 2006. Disease and disadvantage in the United States and in England [J]. JAMA, 295: 2037-2045.

BARI M D, VIRGILLO A, MATTEUZZI D, et al., 2006. Predictive validity of measures of comorbidity in older community dwellers: the insufficienza Cardiaca negli Anziani Residenti a Dicomano Study [J]. Journal of the American geriatrics society, 54 (2): 210-216.

BARKER R G, 1968. Ecological psychology: concepts and methods for studying the environment of human behavior [M]. Stanford, CA: Stanford University Press.

BARNETT K, MERCER S W, NORBURY M, et al., 2012. Epidemiology of multimorbidity and implications for health care, research, and medical education: a cross-sectional study [J]. Lancet, 380: 37-43.

BARTLEY M, POWER C, BLANE D, et al., 1994. Birth weight and later socioeconomic disadvantage: evidence from the 1958 British cohort study [J]. British medical journal, 309 (6967): 1475-1478.

BECKIE T M, 2012. A systematic review of allostatic load, health, and health disparities [J]. Biological research for nursing, 14 (4): 311-346.

BELL A, 2014. Life-course and cohort trajectories of mental health in the UK, 1991-2008: a multilevel age-period-cohort analysis [J]. Social science & medicine, 120: 21-30.

BENTZEN N, 1995. An international glossary for general/family practice [J]. Family practice, 12 (3): 341.

BERNSTEIN J, MCNICHOL E C, MISHEL L, et al., 2000. Pulling Apart: a state-by-state analysis of income trends [R]. Washington: Center on Budget and Policy Priorities, Economic Policy Institute.

BISQUERA A, GULLIFORD M, DODHIA H, et al., 2021. Identifying longitudinal clusters of multimorbidity in an urban setting: a population-based cross-sectional study [J]. The lancet regional health-Europe, 3: 100047.

BLALOCK H M, 1984. Contextual-effects models: theoretical and methodological issues [J]. Annual review of sociology, 10: 353-372.

BLANE D, BARTLEY M, SMITH G D, et al., 1994. Social patterning of medical mortality in youth and early adulthood [J]. Social science & medicine, 39 (3): 361-366.

BLANE D, DAVEY-SMITH G, BARTLEY M, 1990. Social class differences in years of potential life lost: size, trends, and principal causes [J]. British medical journal, 301 (6749): 429-432.

BLANE D, KELLY-IRVING M, D'ERRICO A, et al., 2013. Social-biological transitions: How does the social become biological? [J]. Longitudinal and life course studies, 4 (2): 136-146.

BLAS E, KURUP A S, 2010. Equity, social determinants and public health programmes [M]. Geneva: WHO Press.

BLOCK M L, CALDERÓN-GARCIDUENAS L, 2009. Air pollution: mechanisms of neuroinflammation & CNS disease [J]. Trends in neurosciences, 32 (9): 506-516.

BLOOM D E, CHATTERJI S, KOWAL P, et al., 2015. Macroeconomic implications of population ageing and selected policy responses [J]. Lancet, 385: 649-657.

BLÜMEL J E, CARRILLO-LARCO R M, VALLEJO M S, et al., 2020. Multimorbidity in a cohort of middle-aged women: risk factors and disease clustering [J]. Maturitas, 137: 45-49.

BORODULIN K, ZIMMER C, SIPPOLA R, et al., 2012. Health behaviours as mediating pathways between socioeconomic position and Body Mass Index [J]. International journal of behavioral medicine, 19 (1): 14-22.

BOYD C M, FORTIN M, 2011. Future of multimorbidity research: How should understanding of multimorbidity inform health system design [J]. Public health reviews, 33: 451-474.

BRAVEMAN P A, CUBBIN C, EGERTER S, et al., 2005. Socioeconomic status in health research: One size does not fit all [J]. JAMA, 294 (22): 2879-2888.

BROCKINGTON C F, 1979. The history of public health [C] //HOBSON W. Theory and practice of public health (5th ed). London: Oxford University Press Inc: 1-8.

BRONFENBRENNER U, 1989. Ecological systems theory [C] // VASTA R. Six theories of child development: annals of child development: a research annual. Greenwich: C T JAI Press: 187-249.

BUBOLZ M M, SONTAG M S, 1993. Human ecology theory [C] //BOSS P G, DOHERTY W J, LAROSSA R, et al., Sourcebook of family theories and methods: a contextual approach. New York: Plenum: 419-447.

BULLARD R D, 1990. Dumping in Dixie: race, class, and environmental quality [M]. Boulder: Westview.

BYLES J E, D'ESTE C, PARKINSON L, et al., 2005. Single index of multimorbidity did not predict multiple outcomes [J]. Journal of clinical epidemiology, 58 (10): 997-1005.

CAGNEY K A, BROWNING C R, WEN M, 2005. Racial disparities in self-rated health at older ages: what difference does the neighborhood make [J]. Journals of gerontology, 60 (B): S181-S190.

CANIZARES M, HOGG - JOHNSON S, GIGNAC M A M, et al., 2018. Increasing trajectories of multimorbidity over time: birth cohort differences and the role of changes in obesity and income [J]. Journals of gerontology: social sciences, 73 (7): 1303-1314.

CARMEL S, 2019. Health and well-being in late life: gender differences worldwide [J]. Frontiers in medicine (Lausanne), 6: 218.

CARSTAIRS V, MORRIS R, 1991. Deprivation and health in Scotland [M]. Aberdeen: Aberdeen University Press.

CASHIN C E, BOROWITZ M, ZUESS O, 2002. The gender gap in primary health care resource utilization in Central Asia [J]. Health policy plan, 17 (3): 264-272.

CASSEL J, 1976. The contribution of the social environment to host resistance: The Fourth Wade Hampton Frost Lecture [J]. American journal of epidemiology, 104 (2): 107-123.

CATALANO R, PICKETT K E, 2000. A taxonomy of research concerned with place and health [C] //ALBRECHT G L, FITZPATRICK R, SCRIMSHAW S C. The handbook of social studies in health and medicine. Thousand Oaks: Sage: 64-83.

CATALANO R, 1979. Health, behavior, and the community: an ecological perspective [M]. New York: Pergamon Press: 87-137.

CHAMBERLAIN A M, RUTTEN L J F, WILSON P M, et al., 2020. Neighborhood socioeconomic disadvantage is associated with multimorbidity in a geographically-defined community [J]. BMC public health, 20: 13.

CHAN C W, LEUNG S F, 2014. Lifestyle health behaviors of Hong Kong Chinese: results of a cluster analysis [J]. Asia-Pacific journal of public health, 27 (3): 293-302.

CHARLSON M E, CHARLSON R E, PETERSON J C, et al., 2008. The Charlson comorbidity index is adapted to predict costs of chronic disease in primary care patients [J]. Journal of clinical epidemiology, 61 (12): 1234-1240.

CHARLSON E, POMPEI P, ALES K L, et al., 1987. A new method of classifying prognostic comorbidity in longitudinal studies: development and validation [J]. Journal of chronic diseases, 40 (5): 373-383.

CLOUGHERTY J E, SOUZA K, CULLEN M R, 2010. Work and its role in shaping the social gradient in health [J]. Annals of the New York Academy of Sciences, 1186: 102-124.

COALE A, 1984. The demographic transition [J]. The Pakistan development review, 1 (4): 531-552.

COCKERHAM W C, HAMBY B W, OATES G R, 2017. The social determinants of chronic disease [J]. American journal of preventive medicine, 52 (1S1): S5-S12.

COHEN S, JANICKI-DEVERTS D, MILLER G E, 2007. Psychological stress and disease [J]. Journal of the American medical association, 298: 1685-1687.

COLEMAN J S, 1988. Social capital in the creation of human capital [J]. American journal of sociology, 94 (Suppl): S95-S120.

CONGDON P, 1995. The impact of area context on long-term illness and premature mortality: an illustration of multilevel analysis [J]. Reginal studies, 29: 327-344.

CORRIGAN J, FISHER E, HEISER S, 2015. Hospital community benefit programs: increasing benefits to communities [J]. JAMA, 313 (12): 1211-1212.

CRABTREE H L, GRAY C S, HILDRETH A J, et al., 2000. The comorbidity symptom scale: a combined disease inventory and assessment of symptom severity [J]. Journal of the American geriatrics society, 48 (12): 1674-1678.

CRANE J, 1991. The epidemic theory of ghettos and neighborhood effects on dropping out and teenage childbearing [J]. American journal of sociology, 96: 1236-1259.

CRIMMINS E M, BELTRAN-SANCHEZ H, 2011. Mortality and morbidity trends: Is there compression of morbidity [J]. The journals of gerontology. Series B: psychological sciences and social sciences, 66: 75-86.

CRIMMINS E M, JOHNSTON M, HAYWARD M, et al., 2003. Age differences in allostatic load: an index of physiological dysregulation [J]. Experimental gerontology, 38: 731-734.

DAHL E, 1996. Social mobility and health: cause or effect [J]. British medicine journal, 13 (3): 55-70.

DAHLGREN G, WHITEHEAD M, 1991. Policies and strategies to promote social equity in health [J]. Background document to WHO-Strategy paper for Europe.

DALSTRA J A, KUNST A E, BORRELL C, et al., 2005. Socioeconomic differences in the prevalence of common chronic diseases: an overview of eight European countries [J]. International journal of epidemiology, 34: 316-326.

DALY M C, DUNCAN G J, MCDONOUGH P, et al., 2002. Optimal indicators of socioeconomic status for health research [J]. American journal of public health, 92: 2252-2257.

DAVEY-SMITH G, HART C, WATT G, et al., 1998. Individual social class, area-based deprivation, cardiovascular disease risk factors, and mortality: the Renfrew and Paisley study [J]. Journal of epidemiology and community health, 52: 399-405.

DE S SANTOS MACHADO V, VALADARES A L, COSTA-PAIVA L H, et al., 2013. Aging, obesity, and multimorbidity in women 50 years or older: a population-based study [J]. Menopause, 20 (8): 818-824.

DEKHTYAR S, VETRANO D L, MARENGONI A, et al., 2019. Association between speed of multimorbidity accumulation in old age and life experiences: a cohort study [J]. American journal of epidemiology, 9: 9.

DIEDERICHS C, BERGER K, BARTELS D B, 2011. The measurement of multiple chronic diseases−a systematic review on existing multimorbidity indices [J]. Journals of gerontology series A−biological sciences and medical sciences, 66 (3): 301−311.

DIEHR P, KOEPSELL T, CHEADLE A, et al., 1993. Do communities differ in health behaviors? [J]. Journal of clinical epidemiology, 46: 1141−1149.

DIEZ-ROUX A V, MAIR C, 2010. Neighborhoods and health [J]. Annals of the New York Academy of Sciences, 1186: 125−145.

DIEZ-ROUX A V, NIETO F J, MUNTANER C, et al., 1997. Neighborhood environments and coronary heart disease: a multilevel analysis [J]. American journal of epidemiology, 146 (1): 48−63.

DIEZ-ROUX A V, STEIN MERKIN S, ARNETT D, et al., 2001. Neighborhood of residence and incidence of coronary heart disease [J]. New England journal of medicine, 345: 99−106.

DIEZ-ROUX A V, 1998. Bringing context back into epidemiology: variables and fallacies in multi-level analysis [J]. American journal of public health, 88: 216−222.

DIEZ-ROUX A V, 2001. Investigating neighborhood and area effects on health [J]. American journal of public health, 91: 1783−1789.

DIVO M J, MARTINEZ C H, MANNINO D M, 2014. Ageing and the epidemiology of multimorbidity [J]. European respiratory journal, 44 (4): 1055−1068.

DOLAN S A, JARMAN B, BAJJEKAL M, et al., 1995. Measuring disadvantage: changes in the underprivileged area, Townsend, and Carstairs scores 1981−1991 [J]. Journal of epidemiology community health, 49 (Suppl 2): 30−33.

DOWD J B, GOLDMAN N, 2006. Do biomarkers of stress mediate the relation between socioeconomic status and health? [J]. Journal of epidemiology community health, 60: 633−639.

DROOMERS M, WESTERT G P, 2004. Do lower socioeconomic groups use more health services, because they suffer from more illnesses [J]. European journal of public health, 14 (3): 311-313.

DUBOWITZ T, HERON M, BIRD C E, et al., 2008. Neighborhood socioeconomic status and fruit and vegetable intake among whites, blacks, and Mexican Americans in the United States [J]. American journal of clinical nutrition, 87: 1883-1891.

DUGRAVOT A, FAYOSSE A, DUMURGIER J, et al., 2020. Social inequalities in multimorbidity, frailty, disability, and transitions to mortality: a 24-year follow-up of the Whitehall II cohort study [J]. Lancet, 5: e42-e50.

DUNCAN C, JONES K, MOON G, 1993. Do places matter: a multilevel analysis of regional variations in health-related behavior in Britain [J]. Social science & medicine, 37 (6): 725-733.

DUNCAN C, JONES K, MOON G, 1996. Health-related behaviour in context: a multilevel modelling approach [J]. Social science & medicine, 42: 817-830.

DUNCAN C, JONES K, MOON G, 1995. Psychiatric morbidity: a multilevel approach to regional variations in the UK [J]. Journal of epidemiology and community health, 49: 290-295.

DUNCAN G J, DALY M C, MCDONOUGH P, et al., 2002. Optimal indicators of socioeconomic status for health research [J]. American journal of public health, 92 (7): 1151-1157.

DUNCAN O D, 1961. A socio-economic index for all occupation-properties and characteristics of the socioeconomic index [C] //REISS A J. Occupations and social status. Glencoe: Free Press.

DUNKEL S C, SCHAFER P, LANZI R G, et al., 2013. Shedding light on the mechanisms underlying health disparities through community participatory methods: the stress pathway [J]. Perspectives on psychological science, 8 (6): 613-633.

ELDER G H, JOHNSON M K, CROSNOE R, 2003b. The emergence and development of life course theory [C] //MORTIMER J T, SHANAHAN M J. Handbook of the life course. New York: Kluwer Academic/Plenum: 3-19.

ELDER G H, JOHNSON M K, 2003a. The life course and aging: challenges, lessons, and new directions [C] //SETTERSTEN R A. Invitation to the life course: toward new understandings of later life. Amityville, NY: Baywood: 49-81.

ELDER G H, 1985. Perspectives on the life course [C] //ELDER G H. Life course dynamics: trajectories and transitions, 1968-1980. Ithaca, NY: Cornell University Press.

ELISA F, MARCO Z, MARTA G F, et al., 2015. Aging and multimorbidity: new tasks, priorities, and frontiers for integrated gerontological and clinical research [J]. Journal of the American medical directors association, 16 (8): 640-647.

ELLAWAY A, MACINTYRE S, BONNEFOY X, 2005. Graffiti, greenery, and obesity in adults: secondary analysis of European cross-sectional survey [J]. British medical journal, 331: 611-612.

ELLEN I G, MIJANOVICH T, DILLMAN K-N, 2001. Neighborhood effects on health: exploring the links and assessing the evidence [J]. Journal of urban affairs, 23: 391-408.

ELSTAD J I, KROKSTAD S, 2003. Social causation, health-selective mobility, and the reproduction of socioeconomic health inequalities over time: panel study of adult men [J]. Social science & medicine, 57 (8): 1475-1489.

ENDERS C K, TOFIGHI D, 2007. Centering predictor variables in cross-sectional multilevel models: a new look at an old issue [J]. Psychological methods, 12 (2): 121-138.

ENROTH L, RAITANEN J, HERVONEN A, et al., 2013. Do socioeconomic health differences persist in nonagenarians [J]. Journals of gerontology, Series B: psychological sciences and social sciences, 68 (5): 837-847.

ERIKSEN H R, OLFF M, MURISON R, et al., 1999. The time dimension in stress responses: relevance for survival and health [J]. Psychiatry research, 85 (1): 39-50.

EVANS R G, BARER M L, MARMOT T R, 1994. Why are some people healthy and others not? The determinants of the health of populations [M]. New

York: Aldine de Gruyter.

EZZATI M, VANDER H S, LAWES C M, et al., 2005. Rethinking the "diseases of affluence" paradigm: global patterns of nutritional risks in relation to economic development [J]. PLoS medicine, 2: e133.

FABBRI E, ZOLI M, GONZALEZ-FREIRE M, et al., 2015b. Aging and multimorbidity: new tasks, priorities, and frontiers for integrated gerontological and clinical research [J]. Journal of the american medical directors association, 16 (8): 640-647.

FABBRI E, ZOLI M, SIMONSICK E M, et al., 2015a. Aging and the burden of multimorbidity: associations with inflammatory and anabolic hormonal biomarkers [J]. Journals of gerontology: Series A-biological sciences and medical sciences, 70 (1): 63-70.

FEINSTEIN A R, 1970. Pre-therapeutic classification of co-morbidity in chronic disease [J]. Journal of chronic disease, 23 (7): 455-468.

FORTIN M, SOUBHI H, HUDON C, et al., 2007. Multimorbidity's many challenges [J]. BMJ, 334: 1016-1017.

FORTIN M, STEWART M, POITRAS M E, et al., 2012. A systematic review of prevalence studies on multimorbidity: toward a more uniform methodology [J]. Annals of family medicine, 10 (2): 142-151.

FOSTER E M, MCLANAHAN S, 1996. An illustration of the use of instrumental variables: Do neighborhood conditions affect a young person's chance of finishing high school? [J]. Psychological methology, 1 (3): 249-260.

GALOBARDES B, SHAW M, LAWLOR D, et al., 2006. Indicators of socioeconomic position (part 1)[J]. Journal of epidemiology and community health, 60: 7-12.

GARIN N, OLAYA B, MONETA M V, et al., 2014. Impact of multimorbidity on disability and quality of life in the Spanish older population [J]. PLoS One, 9 (11): e111498.

GARNER C L, RAUDENBUSH S W, 1991. Neighborhood effects on educational attainment: a multilevel analysis [J]. Sociology of Education, 64: 251-262.

GAYLIN D S, KATES J, 1997. Refocusing the lens: epidemiologic transition theory, mortality differentials, and the AIDS pandemic [J]. Social science & medicine, 44 (5): 609-621.

GELLCI K, MARUSAK H A, PETERS C, et al., 2019. Community and household-level socioeconomic disadvantage and functional organization of the salience and emotion network in children and adolescents [J]. Neuroimage, 184: 729-740.

GILTHORPE M S, 1995. The importance of normalization in the construction of deprivation indices [J]. Journal of epidemiology community health, 49 (Suppl 2): 45-50.

GLASS T A, BALFOUR J L, 2003. Neighborhood, aging, and functional limitations [C] //KAWACHI I, BERKMAN L F. Neighborhoods and health. New York: Oxford University Press: 303-334.

GORDON D, 1995. Census-based deprivation indices: their weighting and validation [J]. Journal of epidemiology community health, 49 (Suppl 2): 39-44.

GORDON-LARSEN P, NELSON M C, PAGE P, et al., 2006. Inequality in the built environment underlies key health disparities in physical activity and obesity [J]. Pediatrics, 117: 417-424.

GOTTFREDSON L S, 2004. Intelligence: Is it the epidemiologists' elusive 'fundamental cause' of social class inequalities in health? [J]. Journal of social and personality psychology, 86: 174-199.

GREEN L W, RICHARD L, POTVIN L, 1996. Ecological foundations of health promotion [J]. American journal of health promotion, 10: 270-281.

GREENFIELD S, APOLONE G, MCNEIL B, et al., 1993. The importance of co-existent disease in the occurrence of postoperative complications and one-year recovery in patients undergoing total hip replacement: comorbidity and outcomes after hip replacement [J]. Medical care, 31 (2): 141-154.

GREENFIELD S, SULLIVAN L, DUKES K A, et al., 1995. Development and testing of a new measure of case mix for use in office practice [J]. Medical care, 33 (Suppl 4): AS47-AS55.

GROER M, MEAGHER M, KENDALL-TACKETT K, 2010. An overview of stress and immunity [C] //KENDALL-TACKETT K. The psychoneuroimmunology of chronic disease: exploring the link between inflammation, stress and illness. Washington, D C: American Psychological Association: 9-22.

GROLL D L, TO T, BOMBARDIER C, et al., 2005. The development of a comorbidity index with physical function as the outcome [J]. Journal of clinical epidemiology, 58 (6): 595-602.

GROSS R, BENTUR N, ELHAYANY A, et al., 1996. The validity of self-reports on chronic disease: characteristics of underreporters and implications for the planning of services [J]. Public health reviews, 24 (2): 167-182.

GROSSMAN M, 1972. On the concept of health capital and the demand for health [J]. Journal of political economy, 80 (2): 223-255.

GRUENBERG E M, 1977. The failures of success [J]. Milbank mere fund quarterly health & society, 55 (1): 3-24.

GRUENEWALD T L, SEEMAN T E, KARLAMANGLA A S, et al., 2009. Allostatic load and frailty in older adults [J]. Journal of the American geriatrics society, 57: 1525-1531.

GRZYWACZ J G, FUQUA J, 2000. The social ecology of health: leverage points and linkages [J]. Behavioral medicine, 26 (3): 101-115.

GUIMARÃES R M, ANDRADE F C D, 2020. Healthy life-expectancy and multimorbidity among older adults: Do inequality and poverty matter [J]. Archives of gerontology and geriatrics, 90: 104157.

HAAN M, KAPLAN G A, CAMACHO T, 1987. Poverty and health: prospective evidence from the Alameda County study [J]. American journal of epidemiology, 125 (6): 989-998.

HAAS S A, 2006. Health selection and the process of social stratification: the effect of childhood health on socioeconomic attainment [J]. Journal of health and social behavior, 47 (4): 339-354.

HANLEY G E, MORGAN S, REID R J, 2010. Explaining prescription drug use and expenditures using the adjusted clinical groups Case-Mix System in the population of British Columbia, Canada [J]. Medical care, 48 (5): 402-408.

HARRISON C, BRITT H, MILLER G, et al., 2014. Examining different measures of multimorbidity, using a large prospective cross-sectional study in Australian general practice [J]. BMJ open, 4 (7): e004694.

HAUSER R M, WARREN J R, 1997. Socioeconomic indexes for occupations: a review, update, and critique [J]. Sociological methodology, 27: 177-298.

HAVEMAN – NIES A, DE GROOT L C, VAN STAVEREN W A., 2003. Relation of dietary quality, physical activity, and smoking habits to 10-year changes in health status in older Europeans in the SENECA study [J]. American journal of public health, 93 (2): 318-323.

HAWLEY A H, 1986. Human ecology: a theoretical essay [M]. Chicago: University of Chicago Press.

HEAD A, FLEMING K, KYPRIDEMOS C, et al., 2021. Inequalities in incident and prevalent multimorbidity in England, 2004 – 2019: a population-based, descriptive study [J]. Lancet healthy longevity, 2: e489-e497.

HECKMAN J J, 2006. Skill formation and the economics of investing in disadvantaged children [J]. Science, 312: 1900-1902.

HOLLINGSHEAD A B, REDLICH F C, 1958. Social class and mental illness: community study [M]. New York: John Wiley.

HOLTZ T J, HOLMES S, STONINGTON S, et al., 2006. Health is still social: contemporary examples in the age of genome [J]. PLoS Medicine, 3 (10): e19-e25.

HOROWITZ C R, COLSON K A, HEBERT P L, et al., 2004. Barriers to buying healthy foods for people with diabetes: evidence of environmental disparities [J]. American journal of public health, 94 (9): 1549-1554.

HORWITZ A V, WHITE H R, HOWELL-WHITE S, 1996. The use of multiple outcomes in stress research: a case study of gender differences in responses to marital dissolution [J]. Journal of health and social behavior, 37 (3): 278-291.

HOWARD D H, THORPE K E, BUSCH S H, 2010. Understanding recent increases in chronic disease treatment rates: more disease or more detection [J]. Health economics, policy, and law, 5: 411-435.

HSIEH CC, PUGH M D, 1993. Poverty, income inequality, and violent crime: a meta-analysis of recent aggregate data studies [J]. Crime justice review, 18: 182-202.

HSU H－C, 2015. Trajectories of multimorbidity and impacts on successful aging [J]. Experimental gerontology (66): 32-38.

HU G, JOUSILAHTI P, BARENGO NC, et al., 2005. Physical activity, cardiovascular risk factors, and mortality among Finnish adults with diabetes [J]. Diabetes care, 28 (4): 799.

HU P, WAGLE N, GOLDMAN N, et al., 2007. The associations between socioeconomic status, allostatic load and measures of health in older Taiwanese persons: Taiwan social environment and biomarkers of aging study [J]. Journal of biosocial science, 39 (4): 545-556.

HUDON C, FORTIN M, POITRAS M－E, et al., 2012. The relationship between literacy and multimorbidity in a primary care setting [J]. BMC family practice, 13: 33.

HUMPHREYS K, CARR－HILL R, 1991. Area variations in health outcomes: artefact or ecology [J]. International journal of epidemiology, 20: 251-258.

HUNTLEY A L, JOHNSON R, PURDY S, et al., 2012. Measures of multimorbidity and morbidity burden for use in primary care and community settings: a systematic review and guide [J]. Annals of family medicine, 10 (2): 134-141.

INCALZI R A, GEMMA A, CAPPARELLA O, et al., 1992. Predicting mortality and length of stay of geriatric patients in an acute care general hospital [J]. Journal of gerontology, 47 (2): 35-39.

INCALZI R, CAPPARELLA O, GEMMA A, et al., 1997. The interaction between age and comorbidity contributes to predicting the mortality of geriatric patients in the acute-care hospital [J]. Journal of internal medicine, 242 (4): 291-298.

JACKSON C A, DOBSON A, TOOTH L, et al., 2015. Body mass index and socioeconomic position are associated with 9-year trajectories of multimorbidity: a population-based study [J]. Preventive medicine, 81: 92-98.

JAKAB Z, MARMOT M, 2012. Social determinants of health in Europe [J]. Lancet, 379: 103-105.

JENCKS C, MAYER S E, 1990. The social consequences of growing up in a poor neighborhood ［C］//LYNN L E JR, MCGEARY M G H. Inner-city poverty in the United States. Washington D. C.: Natl. Acad. Press: 111-186.

JERLIU N, TOÇI E, BURAZERI G, et al., 2013. Prevalence and socioeconomic correlates of chronic morbidity among elderly people in Kosovo: a population-based survey ［J］. BMC geriatrics, 13: 22.

JOHNSTON M C, CRILLY M, BLACK C, et al., 2019. Defining and measuring multimorbidity: a systematic review of systematic reviews ［J］. European journal of public health, 29 （1）: 182-189.

JONES K, DUNCAN C, 1995. Individuals and their ecologies: analysing the geography of chronic illness within a multilevel modelling framework ［J］. Health place, 1: 27-40.

JONKER M F, DONKERS B, CHAIX B, et al., 2015. Estimating the impact of health-related behaviors on geographic variation in cardiovascular mortality: a new approach based on the synthesis of ecological and individual-level data ［J］. Epidemiology, 26 （6）: 888-897.

JUSTER R-P, MCEWEN B S, LUPIEN S J, 2010. Allostatic load biomarkers of chronic stress and impact on health and cognition ［J］. Neuroscience and biobehavioral reviews, 35: 2-16.

KAERLEV L, TEGLJAERG P S, SABROE S, et al., 2002. The importance of smoking and medical history for development of small bowel carcinoid tumor: a European population-based case-control study ［J］. Cancer causes & control, 13 （1）: 27-34.

KAPLAN G A, HAAN M N, 1989. Is there a role for prevention among the elderly? Epidemiological evidence from the Alameda County study ［C］//ORY M G, BOND K. Aging and health care: social science and policy perspectives. New York: Routledge: 27-51.

KAPLAN G A, SEEMAN T E, COHEN R D, et al., 1987. Mortality among the elderly in the Alameda County study: behavior and demographic risk factors ［J］. American journal of public health, 77 （3）: 307-312.

KAPTEYN A, 2010. What can we learn from （and about） global aging ［J］. Demography, 47 （supplement）: S191-S209.

KATIKIREDDI S V, SKIVINGTON K, LEYLAND A H, et al., 2017. The contribution of risk factors to socioeconomic inequalities in multimorbidity across the life course: a longitudinal analysis of the Twenty-07 cohort [J]. BMC medicine, 15: 152.

KATZ J N, CHANG L C, SANGHA O, et al., 1996. Can comorbidity be measured by questionnaire rather than medical record review [J]. Medical care, 34 (1): 73-84.

Kaushik. KNNImputer: 一种可靠的缺失值插补方法 [OL]. (2020-07-28) [2021-07-29]. https://www.analyticsvidhya.com/blog/2020/07/knnimputer-a-robust-way-to-impute-missing-values-using-scikit-learn/https://blog.csdn.net/fendouaini/article/details/107633136.

KAWACHI I, BERKMAN L F, 2003b. Introduction [M] //KAWACHI & BERKMAN. Neighborhoods and health. New York: Oxford University Press: 1-19.

KAWACHI I, BERKMAN L F, 2003a. Neighborhoods and health [M]. New York: Oxford University Press.

KAWACHI I, KENNEDY B P, LOCHNER K, et al., 1997b. Social capital, income inequality, and mortality [J]. American journal of public health, 87 (9): 1491-1498.

KAWACHI I, KENNEDY B P, 1997a. Health and social cohesion: Why care about income inequality? [J]. Journal of British medicine, 314: 1037-1040.

KHANAM M A, STREATFIELD P K, KABIR Z N, et al., 2011. Prevalence and patterns of multimorbidity among elderly people in rural Bangladesh: a cross-sectional study [J]. Journal of health population and nutrition, 29 (4): 406-414.

KICKBUSCH I, 1986. Lifestyles and health [J]. Social science & medicine, 22 (2): 117-124.

KIM D, 2008. Blues from the neighborhood? Neighborhood characteristics and depression [J]. Epidemiological review, 30: 101-117.

KIRK D, 1996. Demographic transition theory [J]. Population studies, 50 (3): 361-387.

KIVIMÄKI M, BATTY G D, PENTTI J, et al., 2020. Association between socioeconomic status and the development of mental and physical health conditions in adulthood: a multi-cohort study [J]. Lancet public health, 5: 140–149.

KIVIMÄKI M, NYBERG S T, BATTY G D, et al., 2012. Job strain as a risk factor for coronary heart disease: a collaborative meta-analysis of individual participant data [J]. Lancet, 380 (9852): 1491–1497.

KLEINSCHMIDT I, HILLS M, ELLIOTT P, 1995. Smoking behavior can be predicted by neighborhood deprivation measures [J]. Journal of epidemiological community health, 49 (2): S72–S77.

KOHLI M, 2007. The institutionalization of the life course: looking back to look ahead [J]. Research in human development, 4: 253–271.

KONDO N, 2012. Socioeconomic disparities and health: impacts and pathways [J]. Journal of epidemiology, 22: 2–6.

KORNHAUSER R, 1978. Social sources of delinquency [M]. Chicago: Univ. Chicago Press.

KRAMER M, 1980. The rising pandemic of mental disorders and associated chronic diseases and disabilities [J]. Acts psychiatrica Scandinavica, 285 (62): 282–297.

KRIEGER N, WILLIAMS D R, MOSS N E, 1997. Measuring social class in US public health research: concepts, methodologies, and guidelines [J]. Annual review of public health, 18 (1): 341–378.

KRIEGER N, 1992. Overcoming the absence of socioeconomic data in medical records: validation and application of a census-based methodology [J]. American journal of public health, 82: 703–710.

KUBZANSKY L D, SUBRAMANIAN S V, KAWACHI I, et al., 2005. Neighborhood contextual influences on depressive symptoms in the elderly [J]. American journal of epidemiology, 162 (3): 253–260.

KUH D, KARUNANANTHAN S, BERGMAN H, et al., 2014. A life-course approach to healthy ageing: maintaining physical capability [J]. Proceedings of the nutrition society, 73: 237–248.

KUH D, 2007. A life course approach to healthy aging, frailty, and capability [J]. Journal of gerontology, 62A (7): 717–721.

KUNST A, MACKENBACH J, 2000. Measuring socioeconomic inequalities in health [M]. Copenhagen: WHO Regional Office for Europe.

KUPPUSWAMY B, 1981. Manual of socioeconomic status (urban) [M]. New Delhi: Manasayan.

LAAKSONEN M, TALALA K, MARTELIN T, et al., 2008. Health behaviors as explanations for educational level differences in cardiovascular and all-cause mortality: a follow-up of 60 000 men and women over 23 years [J]. European journal of public health, 18 (1): 38.

LANE N E, MAXWELL C J, GRUNEIR A, et al., 2015. Absence of a socioeconomic gradient in older adults' survival with multiple chronic conditions [J]. EBioMedicine, 2: 2094-2100.

LANG I A, LLEWELLYN D J, LANGA K M, et al., 2008a. Neighborhood deprivation, individual socioeconomic status, and cognitive function in older people: analyses from the English longitudinal study of ageing [J]. Journal of the American geriatrics society, 56: 191-198.

LANG I A, LLEWELLYN D J, LANGA K M, et al., 2008b. Neighborhood deprivation and incident mobility disability in older adults [J]. Age and ageing, 37: 403-410.

LANGFORD I, BENTHAM G, 1996. Regional variations in mortality rates in England and Wales: an analysis using multilevel modelling [J]. Social science & medicine, 42: 897-908.

LANTZ P, HOUSE J, LEPKOWSKI J, et al., 1998. Socioeconomic factors, health behaviors, and mortality [J]. Journal of the American Medical Association, 279: 1703-1708.

LAWTON M P, SIMON B, 1968. The ecology of social relationships in housing for the elderly [J]. Gerontologist, 8: 108-115.

LAWTON M P, 1982. Competence, environmental press, and the adaptation of older people [J]. Aging and the environment: 33-59.

LE RESTE J Y, NABBE P, MANCEAU B, et al., 2013. The European General Practice Research Network presents a comprehensive definition of multimorbidity in family medicine and long-term care, following a systematic review of relevant literature [J]. Journal of the American medical directors association,

14: 319-325.

LECLERE F, ROGERS R, PETERS K, 1998. Neighborhood social context and racial differences in women's heart disease mortality [J]. Journal of health social behavior, 39: 91-107.

LEE R, MASON A, 2006. What is the demographic dividend [J]. Finance & development, 43 (3): 16-17.

LEITH L M, TAYLIR A H, 1999. Psychological aspect of exercise: a decade literature review [J]. Journal of sport behavior, 13 (4): 219-223.

LENZ R, 1988. Jakarta kampung morbidity variations: some policy implications [J]. Social science & medicine, 26: 641-649.

LI J, GREEN M, KEARNS B, et al., 2016. Patterns of multimorbidity and their association with health outcomes within Yorkshire, England: baseline results from the Yorkshire health study [J]. BMC public health, 16: 649.

LI X H, SHEN J J, LU J, et al., 2013. Household catastrophic medical expenses in eastern China: determinants and policy implications [J]. BMC health service research, 13: 506.

LIEBERSON S, 1985. Making it count: the improvement of social research and theory [M]. Berkeley, CA: University of California Press.

LINK B G, PHELAN J C, 2002. McKeown and the idea that social conditions are fundamental causes of disease [J]. American journal of public health, 92 (5): 730-732.

LINK B G, PHELAN J C, 1995. Social conditions as fundamental causes of diseases [J]. Journal of health and social behavior, 36 (Extra Issue): 80-94.

LINK B G, PHELAN J C, 2010. Social conditions as fundamental causes of health inequalities [C] //BIRD C E, CONRAD P, FREMONT A M, et al. Handbook of medical sociology. Nashville: Vanderbilt University Press.

LINN B S, LINN M W, GURL L, 1968. Cumulative illness rating scale [J]. Journal of the American geriatrics society, 16 (5): 622-626.

LORENZ F O, WICKRAMA K A, CONGER R D, et al., 2006. The short-term and decade-long effects of divorce on women's midlife health [J]. Journal of health & social behavior, 47 (2): 111-125.

LUBKE G H, MUTHÉN B O, 2007. Performance of factor mixture models as a function of covariate effects, model size, and class-specific parameters [J]. Structural equation modeling, 14: 26-47.

LUDWIG J, SANBONMATSU L, GENNETIAN L, et al., 2011. Neighborhoods, obesity, and diabetes - a randomized social experiment [J]. New England journal of medicine, 365: 1509-1519.

LUEPKER R V, ROSAMOND Y S O, MURPHY R, et al., 1993. Socioeconomic status and coronary heart disease risk factor trends [J]. Circulation, 8 (5): 20.

LUNDBERG U, 1999. Stress responses in low-status jobs and their relationship to health risks: musculoskeletal disorders [J]. Annals of the New York Academy of Sciences, 896: 162-172.

LYNCH J W, KAPLAN G A, COHEN R D, et al., 1996. Do known risk factors explain the relationship between socioeconomic status, risk of all-cause mortality, cardiovascular mortality and acute myocardial infarction [J]. American journal of epidemiology, 144: 934-942.

LYNCH J W, KAPLAN G A, SHEMA S J, 1997. Cumulative impact of sustained economic hardship on physical, cognitive, psychological, and social functioning [J]. New England journal of medicine, 337 (26): 1889-1895.

MACINKO J, 2006. Income inequality and health: a critical review of the literature [J]. Medical care research and review, 60 (4): 407-452.

MACINTYRE S, ELLAWAY A, CUMMINS S, 2002. Place effects on health: How can we conceptualise, operationalise and measure them? [J]. Social science and medicine, 55: 125-139.

MACINTYRE S, ELLAWAY A, 2000. Ecological approaches: Rediscovering the role of physical and social environment [C] //BERKMAN L F, KAWACHI I. Social epidemiology. New York: Oxford Press: 332-348.

MACINTYRE S, MACIVER S, SOOMAN A, 1993. Area, class and health: Should we be focusing on places or people? [J]. Journal of social policy, 22: 213-233.

MACKENBACH P J, STIRBU I, ALBERT - JAN R, et al., 2008. Socioeconomic inequalities in health in 22 European countries [J]. The New England journal medicine, 358: 2468-2481.

MACLEOD U, MITCHELL E, BLACK M, et al., 2004. Comorbidity and socioeconomic deprivation: an observational study of the prevalence of comorbidity in general practice [J]. European journal of general practice, 10 (1): 24–26.

MARCHAND A, ANDRÉE D, DURAND P, 2005. Does work really cause distress? The contribution of occupational structure and work organization to the experience of psychological distress [J]. Social science & medicine, 61 (1): 1–14.

MARENGONI A, ANGLEMAN S, MELIS R, et al., 2011. Aging with multimorbidity: a systematic review of the literature [J]. Ageing research review, 10 (4): 430–439.

MARENGONI A, VON STRAUSS E, RIZZUTO D, et al., 2008. The impact of chronic multimorbidity and disability on functional decline and survival in elderly persons: a community-based, longitudinal study [J]. Journal of internal medicine, 265: 288–295.

MARMOT M G, SHIPLEY M J, ROSE G, 1984. Inequalities in Death: specific explanations of a general pattern? [J]. Lancet, 1: 1003–1006.

MARMOT M G, SMITH G D, STANSFELD S, et al., 1991. Health inequalities among British civil servants: the Whitehall II study [J]. Lancet, 337: 1387–1393.

MARMOT M G, 2006. Status syndrome: a challenge to medicine [J]. JAMA, 295: 1304–1307.

MARMOT M G, 2004. The status syndrome: how social standing affects our health and longevity [M]. New York: Henry Holt.

MARMOT M, RYFF C D, BUMPASS LL, et al., 1997. Social inequalities in health: next questions and converging evidence [J]. Social science & medicine, 44 (6): 901–910.

MARTENS P J, FROHLICH N, CARRIERE K C, et al., 2002. Embedding child health within a framework of regional health: population health status and sociodemographic indicators [J]. Canadian journal of public health, 93: S15–S20.

MATHESON F I, DUNN J R, SMITH K L W, et al., 2012. Development of the Canadian marginalization index: a new tool for the study of inequality [J]. Canadian journal of public health, 103: S12−S16.

MATTHEWS S, MANOR O, POWER C, 1999. Social inequalities in health: Are there gender differences [J]. Social science & medicine, 48: 49−60.

MCDERMOTT S, TURK M A, 2019. Community level socioeconomic status (SES) inclusion in disability research [J]. Disability and health journal, 12 (4): 535−536.

MCEWEN B S, GIANAROS P J, 2011. Stress and allostasis induced brain plasticity [J]. Annual review of medicine, 62: 431−445.

MCEWEN B S, STELLAR E, 1993. Stress and the individual. Mechanisms leading to disease [J]. Archives of internal medicine, 153: 2093−2101.

MCEWEN B S, WINGFIELD J C, 2003. The concept of allostasis in biology and biomedicine [J]. Hormones and behavior, 43: 2−15.

MCEWEN B S, 2003. Interacting mediators of allostasis and allostatic load: towards an understanding of resilience in aging [J]. Metabolism: clinical and experimental, 52: 10−16.

MCEWEN B S, 2006. Sleep deprivation as a neurobiologic and physiologic stressor: allostasis and allostatic load [J]. Metabolism: clinical and experimental, 55: S20−S23.

MCGRAIL K, LAVERGNE R, LEWIS S, 2016. The chronic disease explosion: artificial bang or empirical whimper [J]. BMJ, 352: i1312.

MCLEROY K R, BIBEAU D, STECKLER A, et al., 1988. An ecological perspective on health promotion programs [J]. Health education quarterly, 15 (4): 351−377.

MEAD H, WITKOWSKI K, GAULT B, et al., 2001. The influence of income, education, and work status on women's well-being [J]. Womens' health issues, 11: 160−172.

MEIJER M, ROHL J, BLOOMFIELD K, et al., 2012. Do neighborhoods affect individual mortality? A systematic review and meta-analysis of multilevel studies [J]. Social science & medicine, 74 (8): 1204−1212.

MERCER S W, WATT G C, 2007. The inverse care law: clinical primary care encounters in deprived and affluent areas of Scotland [J]. Annual of family medicine, 5 (6): 503-510.

MISKULIN D C, ATHIENITES N V, YAN G, et al., 2001. Comorbidity assessment using the Index of Coexistent Diseases in a multicenter clinical trial [J]. Kidney international, 60 (4): 1498-1510.

MITCHELL R, GLEAVE S, BARTLEY M, et al., 2000. Do attitude and area influence health? A multilevel approach to health inequalities [J]. Health and place, 6: 67-80.

MOORE L V, DIEZ-ROUX A V, 2006. Associations of neighborhood characteristics with the location and type of food stores [J]. American journal of public health, 96: 325-331.

MOOS R H, 1980. Social-ecological perspectives on health [C] //STONE G C, COHEN F, ADLER N E. Health psychology: a handbook. San Francisco: Jossey-Bass: 523-547.

MORGENSTERN H, 1995. Ecologic studies in epidemiology: concepts, principles, and methods [J]. Annual review of public health, 16: 61-81.

MORGENSTERN H, 1985. Socioeconomic factors: concepts, measurement, and health effects [M] //Measuring psychosocial variables in epidemiologic studies of cardiovascular disease: proceedings of a workshop. Washington, DC: National Institutes of Health: 3-35.

MUELLER C W, PARCEL T L, 1981. Measures of socioeconomic status: alternatives and recommendations [J]. Child develoment, 52: 13-30.

MUNTNER P, GU D, WILDMAN R P, et al., 2005. Prevalence of physical activity among Chinese adults: results from the international collaborative study of cardiovascular disease in Asia [J]. American journal of public health, 95: 1631-1636.

NAGEL G, PETER R, BRAIG S, et al., 2008. The impact of education on risk factors and the occurrence of multimorbidity in the EPIC-Heidelberg cohort [J]. BMC public health, 8: 384.

NAVICKAS R, PETRIC V-K, FEIGL A B, et al., 2016. Multimorbidity: What do we know? What should we do? [J]. Journal of comorbidity, 6 (1): 4-11.

NEELEMAN J, ORMEL J, BIJL R V, 2001. The distribution of psychiatric and somatic ill health: associations with personality and socioeconomic status [J]. Psychosomatic medicine, 63: 239-247.

NEXOE J R, HALVORSEN P A, KRISTIANSEN I S, 2007. Critiques of the risk concept-valid or not? [J]. Scandinavian journal of public health, 35 (6): 648-654.

NOCK S L, ROSSI P, 1979. Household types and social standing [J]. Social forces, 57 (4): 1325-1345.

O'CAMPO P, URQUIA M, 2012. Aligning method with theory: a comparison of two approaches to modeling the social determinants of health [J]. Maternal and child health journal, 16: 1870-1878.

O'CAMPO P, XUE X, WANG M-C, et al., 1997. Neighborhood risk factors for low birthweight in Baltimore: a multilevel analysis [J]. American journal of public health, 87 (7): 1113-1118.

O'CAMPO P, 2003. Advancing theory and methods for multilevel models of residential neighborhoods and health [J]. American journal of epidemiology, 157: 9-13.

OAKES J M, ROSSI P H, 2003. The measurement of SES in health research: current practice and steps toward a new approach [J]. Social science & medicine, 56 (4): 769-784.

OISHI S, GRAHAM J, 2010. Social ecology: lost and found in psychological science [J]. Perspectives on psychological science, 5 (4): 356-377.

OMRAN A R, 2005. The epidemiologic transition: a theory of the epidemiology of population change [J]. Milbank quarterly, 83 (4): 731-757.

ORUETA J F, NUÑO-SOLINÍS R, GARCÍA-ALVAREZ A, et al., 2013. Prevalence of multimorbidity according to the deprivation level among the elderly in the Basque Country [J]. BMC public health, 13: 918.

PAHL J, 1990. Household spending, personal spending, and the control of money in marriage [J]. Sociology, 24: 119-138.

PAMPALON R, RAYMOND G, 2000. A deprivation index for health and welfare planning in Quebec [J]. Chronic diseases in Canada, 21 (3): 104-113.

Pan American Health Organization, 2019. Just societies: health equity and dignified lives. Report of the Commission of the Pan American Health Organization on equity and health inequalities in the Americas [R]. Washington, D. C.: PAHO.

PAPPAS G, HADDEN W C, KOZAK L J, et al., 1997. Potentially avoidable hospitalizations: inequalities in rates between US socioeconomic groups [J]. American journal of public health, 87 (5): 811–816.

PAPPAS G, SUSAN Q, WILBUR H, et al., 1993. The increasing disparity in mortality between socioeconomic groups in the United States [J]. The New England journal of medicine, 329: 103–109.

PARK R, 1916. Suggestions for the investigations of human behavior in the urban environment [J]. American journal of sociology, 20 (5): 577–612.

PARKERSON G R, BROADHEAD W E, CHIU-KIT J, et al., 1993. The Duke severity of illness checklist (DUSOI) for measurement of severity and comorbidity [J]. Journal of clinical epidemiology, 46 (4): 379–393.

PATEL A B, PRABHU A S, DIBLEY M J, et al., 2007. A tool for rapid socioeconomic assessment [J]. The Indian journal of pediatrics, 74 (4): 349–352.

PAVELA G, LATHAM K, 2015. Childhood conditions and multimorbidity among older adults [J]. Journals of gerontology, Series B: psychological sciences and social sciences, 71 (5): 1–11.

PEARCE N, 2000. The ecological fallacy strikes back [J]. Journal of Epidemiology and community health, 54: 326–327.

PEARLIN L I, MENAGHAN E G, LIEBERMAN M A, et al., 1981. The stress process [J]. Journal of health and social behavior, 22 (4): 337–356.

PERKINS A J, KROENKE K, UNÜTZER J, et al., 2004. Common comorbidity scales were similar in their ability to predict health care costs and mortality [J]. Journal of clinical epidemiology, 57 (10): 1040–1048.

PETERSEN K L, BLEIL M E, MCCAFFERY J, et al., 2006. Community socioeconomic status is associated with carotid artery atherosclerosis in untreated, hypertensive men [J]. American journal of hypertension, 19 (6): 560–566.

PHELAN J C, LINK B G, DIEZ-ROUX A, et al., 2004. "Fundamental causes" of social inequalities in mortality: a test of the theory [J]. Journal of health social behavior, 45 (3): 265-285.

PHELAN J C, LINK B G, TEHRANIFAR P, 2010. Social conditions as fundamental causes of health inequalities: theory, evidence, and policy implications [J]. Journal of health and social behavior, 51 (Extra Issue): S28-S40.

PHELAN J C, LINK B G, 2013. Fundamental cause theory [C] //COCKERHAM W C. Medical sociology on the move: new directions in theory. Dordrecht: Springer: 105-126.

PICCO L, ACHILLA E, ABDIN E, et al., 2016. Economic burden of multimorbidity among older adults: impact on healthcare and societal costs [J]. BMC health services research, 16 (1): 173.

PICKETT K E, PEARL M, 2001. Multilevel analyses of neighborhood socioeconomic context and health outcomes: a critical review [J]. Journal of epidemiology & community health, 55 (2): 111-122.

PIROZYNSKI M, 2006. 100 years of lung cancer [J]. Respiratory medicine, 100 (12): 2073-2084.

POPKIN B M, 2003. The nutrition transition in the developing world [J]. Development policy review, 21: 5-6.

POWELL L M, SLATER S, CHALOUPKA F J, et al., 2006. Availability of physical activity-related facilities and neighborhood demographic and socioeconomic characteristics: a national study [J]. American journal of public health, 96 (9): 1676-1680.

POWELL L M, SLATER S, MIRTCHEVA D, et al., 2007. Food store availability and neighborhood characteristics in the United States [J]. Preventive medicine, 44 (3): 189-195.

PRAZERES F, SANTIAGO L, 2015. Prevalence of multimorbidity in the adult population attending primary care in Portugal: a cross-sectional study [J]. BMJ Open, 5 (9): e009287.

PRESTON S H, 1975. The changing relation between mortality and level of economic development [J]. Population studies, 29: 231-248.

PUTH M T, WECKBECKER K, SCHMID M, et al., 2017. Prevalence of multimorbidity in Germany: impact of age and educational level in a cross-sectional study on 19, 294 adults [J]. BMC public health, 17 (1): 826.

PUTNAM J, ALLSHOUSE J, KANTOR L S, 2002. US per capita food supply trends: more calories, refined carbohydrates, and fats [J]. Food review, 25 (3): 2-15.

PUTNAM R, 1993. The prosperous community: social capital and public life [J]. American prospect, 25 (March/April): 26-28.

QUIÑONES A R, LIANG J, BENNETT J M, et al., 2011. How does the trajectory of multimorbidity vary across Black, White, and Mexican Americans in middle and old age [J]. The journals of gerontology, Series B: psychological sciences and social sciences, 66 (6): 739-749.

REDDY K K, RAO A P, REDDY T P, 2002. Socioeconomic status and the prevalence of coronary heart disease risk factors [J]. Asia Pacific journal of clinical nutrition, 11 (2): 98.

REY G, JOUGLA E, FOUILLET A, et al., 2009. Ecological association between a deprivation index and mortality in France over the period 1997-2001: variations with spatial scale, degree of urbanicity, age, gender and cause of death [J]. BMC public health, 9: 33.

RICE D P, LAPLANTA M P, 1988. Chronic illness, disability, and increasing longevity [C] //SULLIVAN S, EINLEWIN M. Ethics and economics of long-term care. Washingron: American Interprise Institute.

RIVA M, GAUVIN L, BARNETT T A, 2007. Toward the next generation of research into small area effects on health: a synthesis of multilevel investigations published since July 1998 [J]. Journal of epidemiological community health, 61 (10): 853-861.

ROBERT S A, HOUSE J S, 1996. SES differentials in health by age and alternative indicators of SES [J]. Journal of aging health, 8 (3): 359-388.

ROBERT S A, HOUSE J S, 2000. Socioeconomic inequalities in health: integrating individual-, community-, and societal-level theory and research [C] //ALBRECHT G L, FITZPATRICK R, SCRIMSHAW S C. The handbook of social studies in health and medicine. Thousand Oaks, CA: Sage, 115-135.

ROBERT S A, 1998. Community-level socioeconomic status effects on adult health [J]. Journal of health & social behavior, 1: 18-37.

ROBERT S A, 1999. Socioeconomic position and health: the independent contribution of community socioeconomic context [J]. Annual review of sociology, 25: 489-516.

ROBERTSON T, BENZEVAL M, WHITLEY E, 2015. The role of material, psychosocial and behavioral factors in mediating the association between socioeconomic position and allostatic load (measured by cardiovascular, metabolic and inflammatory markers) [J]. Brain behavior immunity, 45: 41-49.

ROGOSA D R, 1988. Myths about longitudinal research [C] //SCHAIE K W, CAMPBELL R T, MEREDITH W, et al. Methodological issues in aging research. New York: Springer Publishing Company: 171-210.

ROMERO M L, DICHENS M J, CYR N E, 2009. The reactive scope model -a new model integrating homesatsis, allostasis, and stress [J]. Hormones and behavior, 55: 375-389.

ROOM R, BABOR T, REHM J, 2005. Alcohol and public health [J]. Lancet, 365: 519-530.

ROSENGREN A, HAWKEN S, OUNPUU S, et al., 2004. Association of psychosocial risk factors with risk of acute myocardial infarction in 11 119 cases and 13 648 controls from 52 countries (the INTERHEART study): case-control study [J]. Lancet, 364 (9438): 953-962.

ROSS C E, MIROWSKY J, 1995. Does unemployment affect health? [J]. Journal of health and social behavior, 36: 230-243.

ROSS C E, MIROWSKY J, 2001. Neighborhood disadvantage, disorder, and health [J]. Journal of health and social behavior, 42: 258-276.

Ryder N B, 1965. The cohort as a concept in the study of social change [J]. American sociological review, 30 (6): 843-861.

SALISBURY C, JOHNSON L, PURDY S, et al., 2011. Epidemiology and impact of multimorbidity in primary care: a retrospective cohort study [J]. British journal of general practice, 61 (582): e12-e21.

SAMPSON R J, GROVES W B, 1989. Community structure and crime: testing social disorganization theory [J]. American journal of sociology, 9 (4): 774-802.

SAMPSON R J, MORENOFF J D, 2002. Assessing neighborhood effects:

social processes and new directions in research [J]. Annual review of sociology, 28: 443-478.

SAMPSON R J, MORENOFF J D, 1997. Ecological perspectives on the neighborhood context of urban poverty: past and present [C] //BROOKS-GUNN J, DUNCAN G J, ABER J L. Neighborhood poverty: policy implications in studying neighborhoods. New York: Russell Sage: 1-22.

SANGHA O, STUCKI G, LIANG M H, et al., 2003. The self-administered comorbidity questionnaire: a new method to assess comorbidity for clinical and health services research [J]. Arthritis & rheumatology, 49 (2): 156-163.

SANTOSA A, WALL S, FOTTRELL E, et al., 2014. The development and experience of epidemiological transition theory over four decades: a systematic review [J]. Global health action, 7: 23574.

SCHÄFER I, HANSEN H, SCHÖN G, et al., 2012. The influence of age, gender and socio-economic status on multimorbidity patterns in primary care. First results from the multicare cohort study [J]. BMC health services research, 12: 89.

SCHELLEVIS F G, VAN DER VELDEN J, VAN DE LISDONK E, et al., 1993. Comorbidity of chronic diseases in general practice [J]. Journal of clinical epidemiology, 46 (5): 469-473.

SCHIØTZ M L, STOCKMARR A, HØST D, et al., 2017. Social disparities in the prevalence of multimorbidity-A register-based population study [J]. BMC public health, 17: 422.

SCHOENI R F, OFSTEDAL M B, 2010. Key themes in research on the demography of aging [J]. Demography, 47 (supplement): S5-S15.

SCHRAM M T, FRIJTERS D, LISDONK E H V D, et al., 2008. Setting and registry characteristics affect the prevalence and nature of multimorbidity in the elderly [J]. Journal of clinical epidemiology, 61 (11): 1104-1112.

SCHULE S A, BOLTE G, 2015. Interactive and independent associations between the socioeconomic and objective built environment on the neighbourhood level and individual health: a systematic review of multilevel studies [J]. PLoS One, 10 (4): e0123456.

SCHWARTZ S, 1994. The fallacy of the ecological fallacy-the potential misuse of a concept and the consequences [J]. American journal of public health, 84 (5): 819-824.

SEEMAN T E, CRIMMINS E, HUANG M-H, et al., 2004. Cumulative biological risk and socio-economic differences in mortality: MacArthur Studies of successful aging [J]. Social science & medicine, 58: 1985-1997.

SEEMAN T E, MCAVAY G, MERRILL S, et al., 1996. Self-efficacy beliefs and changes in cognitive performance: MacArthur Studies of successful aging [J]. Psychology and aging, 11: 538-551.

SEEMAN T E, SINGER B H, ROWE J W, et al., 1997. Price of adaption-allostatic load and its health consequences. MacArthur studies of successful aging [J]. Archives of internal medicine, 157: 2259-2268.

SEPLAKI C L, GOLDMAN N, GLEI D, et al., 2005. A comparative analysis of measurement approaches for physiological dysregulation in an older population [J]. Experimental gerontology, 40: 438-449.

SHAVERS V L, 2007. Measurement of socioeconomic status in health disparities research [J]. Journal of the National Medical Association, 99 (9): 1013-1023.

SHISHEHBOR M H, GORDON-LARSEN P, KIEFE C I, et al., 2008. Association of neighborhood socioeconomic status with physical fitness in healthy young adults: the coronary artery risk development in young adults (CARDIA) study [J]. American heart journal, 155 (4): 699-705.

SHWARTZ M, IEZZONI L I, MOSKOWITZ M A, et al., 1996. The importance of comorbidities in explaining differences in patient costs [J]. Medical care, 34 (8): 767-782.

SIERKSMA A S R. HOVE D L A V D, STEINBUSCH H W M, et al., 2010. Major depression, cognitive dysfunction and Alzheimer's disease: Is there a link [J]. European journal of pharmacology, 626 (1): 72-82.

SINGH G K, 2003. Area deprivation and widening inequalities in US mortality, 1969-1998 [J]. American journal of public health, 93 (7): 1137-1143.

SLOGGETT A, JOSHI H, 1998. Deprivation indicators as predictors of life events 1981-1992 based on the UK ONS longitudinal study [J]. Journal of epidemiology and community health, 52: 228-233.

SMITH J P, TIAN M, ZHAO Y, 2013. Community effects on elderly health: evidence from CHARLS national baseline [J]. The journal of the economics of ageing, 1-2: 50-59.

SOLAR O, IRWIN A, 2010. A conceptual framework for action on the social determinants of health [R]. Social Determinants of Health Discussion Paper 2 (Policy and Practice) Geneva: WHO.

SOOMAN A, MACINTYRE S, 1995. Health and perceptions of the local environment in socially contrasting neighborhoods in Glasgow [J]. Health & place, 1 (1): 15-26.

SOOWON K, MICHAEL S, POPKIN B M, 2004. Contrasting socioeconomic profiles related to healthier lifestyles in China and the United States [J]. American journal of epidemiology, 159 (2): 184-191.

STARFIELD B, KINDER K, 2011. Multimorbidity and its measurement [J]. Health policy, 103 (1): 3-8.

STERLING P, EYER J, 1988. Allostasis: a new paradigm to explain arousal pathology [C] //FISHER S, REASON J. Handbook of life stress, cognition, and health. New York: Wiley: 629-649.

STEYN K, DAMASCENO A, 2006. Lifestyle and related risk factors for chronic diseases [C] //2nd. JAMISON D T, FEACHEM R G, Makgoba M W, et al. Disease and mortality in Sub-Saharan Africa. Washington, DC: World Bank.

STOKOLS D, GRZYWACZ J G, MCMAHAN S, et al., 2003. Increasing the health promotive capacity of human environments [J]. American journal of health promotion, 18 (1): 4-13.

STOKOLS D, 1992. Establishing and maintaining healthy environments: towards a social ecology of health promotion [J]. American psychologist, 47 (1): 6-22.

STOKOLS D, 1996. Translating social ecological theory into guidelines for community health promotion [J]. American journal of health promotion, 10: 282-298.

STRAUSS V Y, JONES P W, KADAM U T, et al., 2014. Distinct trajectories of multimorbidity in primary care were identified using latent class growth analysis [J]. Journal of clinical epidemiology, 67 (10): 1163-1171.

STRINGHINI S, CARMELI C, JOKELA M, et al., 2018. Socioeconomic status, non-communicable disease risk factors, and walking speed in older a-dults: multi-cohort population-based study [J]. BMJ, 360: k1046.

SUBRAMANIAN S V, LAURA K, LISA B, et al., 2006. Neighborhood effects on the self-rated health of elders: uncovering the relative importance of structural and service-related neighborhood environments [J]. Journal of Geron-tology, 61B (3): S153-S160.

SUSSER M, SUSSER E, 1996a. Choosing a future for epidemiology: I. Eras and paradigms [J]. American journal of public health, 86: 668-673.

SUSSER M, SUSSER E, 1996b. Choosing a future for epidemiology: II. From black box to Chinese boxes and eco-epidemiology [J]. American journal of public health, 86: 674-677.

SUTTLES G D, 1972. The social construction of communities [M]. Chica-go: The University of Chicago Press.

SWOPE C B, HERNÁNDEZ D, 2019. Housing as a determinant of health equity: a conceptual model [J]. Social science & medicine, 243: 112571.

TAKEUCHI K, AIDA J, MORITA M, et al., 2012. Community-level socio-economic status and parental smoking in Japan [J]. Social science & medicine, 75 (4): 747-751.

TALBOT R J, 1991. Underprivileged areas and health care planning: impli-cations of use of Jarman indicators of urban deprivation [J]. BMJ, 302: 383-386.

TANG S, TAO J, BEKEDAM H, 2012. Controlling cost escalation of healthcare: making universal health coverage sustainable in China [J]. BMC Public Health, 12: S8.

TAYLOR A W, PRICE K, GILL T K, et al., 2010. Multimorbidity – not just an older person's issue. Results from an Australian biomedical study [J]. BMC public health, 10: 718.

TINETTI M E, MCAVAY G J, CHANG SS, et al., 2011. Contribution of multiple chronic conditions to universal health outcomes [J]. Journal of the A-merican geriatrics society, 59 (9): 1686-1691.

TOWNSEND P, PHILLIMORE P, BEATTIE A, 1988. Health and deprivation: inequality and the North [M]. London: Routledge.

TROUTT D D, 1993. The thin red line: How the poor still pay more [M]. San Francisco: Consumers Union of US, Inc.

TUCKER-SEELEY R D, LI Y, SORENSEN G, et al., 2011. Life course socioeconomic circumstances and multimorbidity among older adults [J]. BMC public health, 11 (1): 313-313.

TURNER A, SMYTH N, HALL S, et al., 2019. How strong is the evidence linking stress reactivity with future health and disease outcomes? A systematic review of prospective evidence [J]. Psychoneuroendocrinology, 100: S52-S53.

UIJEN A A, VAN DE LISDONK E H, 2008. Multimorbidity in primary care: prevalence and trend over the last 20 years [J]. The European journal of general practice, 14 (Suppl): 28-32.

United Nations, 2015. Transforming our world: the 2030 agenda for sustainable development [M]. New York: United Nations.

United Nations, 2002. Report of the second world assembly on ageing [EB/OL]. (2002-4-12) [2020-10-02]. https://documents-dds-ny.un.org/doc/UNDOC/GEN/N02/397/50/PDF/N0239750. pdf? OpenElement.

United Nations, 2002. World population ageing, 1950-2050 [M]. New York, NY: United Nations.

VALDERAS J M, STARFIELD B, SIBBALD B, et al., 2009. Defining comorbidity: implications for understanding health and health services [J]. Annals of family medicine, 7: 357-363.

VAN DEN AKKER M, BUNTINX F, KNOTTNERUS J A, 1996. Comorbidity or multimorbidity: What's in a name? A review of literature [J]. European journal of general practice, 2 (2): 65-70.

VAN DEN AKKER M, BUNTINX F, METSEMAKERS J F M, et al., 1998. Multimorbidity in general practice: prevalence, incidence, and determinants of co-occurring chronic and recurrent diseases [J]. Journal of clinical epidemiology, 51 (5): 367-375.

VAN DEN AKKER M, BUNTINX F, ROOS S, et al., 2000. Marginal impact of psychosocial factors on multimorbidity: results of an explorative nested case-control study [J]. Journal of clinical epidemiology, 50: 1679-1693.

VAN DEN AKKER M, BUNTINX F, ROOS S, et al., 2001. Problems in determining occurrence rates of multimorbidity [J]. Journal of clinical epidemiology, 54 (7): 675-679.

VAN DEN BUSSCHE H, KOLLER D, KOLONKO T, et al., 2011. Which chronic diseases and disease combinations are specific to multimorbidity in the elderly? Results of a claims data based cross-sectional study in Germany [J]. BMC public health, 11: 101.

VAUPEL J W, MANTON K G, STALLARD E, 1979. The impact of heterogeneity in individual frailty on the dynamics of mortality [J]. Demography, 3: 439-454.

VIOLAN C, FOGUET-BOREU Q, HERMOSILLA-PEREZ E, et al., 2013. Comparison of the information provided by electronic health records data and a population health survey to estimate prevalence of selected health conditions and multimorbidity [J]. BMC public health, 13: 251.

VLISMAS K, STAVRINOS V, PANAGIOTAKOS D B, 2009. Socio-economic status, dietary habits and health-related outcomes in various parts of the world: a review [J]. Center European journal of public health, 17 (2): 55-63.

VOLGER C, PAHL J, 1994. Money, power and inequality within marriage [J]. The sociological review, 42: 263-288.

VON KORFF M, KOEPSELL T, CURRY S, et al., 1992a. Multi-level analysis in epidemiologic research on health behaviors and outcomes [J]. American journal of epidemiology, 135: 1077-1082.

VON KORFF M, WAGNER E H, SAUNDERS K, 1992b. A chronic disease score from automated pharmacy data [J]. Journal of clinical epidemiology, 45 (2): 197-203.

WAITZMAN N J, SMITH K R, 1998a. Phantom of the area: poverty-area residence and mortality in the United States [J]. American journal of public health, 88 (6): 973-976.

WAITZMAN N J, SMITH K R, 1998b. Separate but lethal: the effects of economic segregation on mortality in metropolitan America [J]. Milbank Q, 76

（3）：341-373.

WALKER A E, 2007. Multiple chronic diseases and quality of life：patterns emerging from a large national sample, Australia ［J］. Chronic illness, 3 （3）：202-218.

WALKER V, PERRET-GUILLAUME C, KESSE-GUYOT E, et al., 2016. Effect of multimorbidity on health-related quality of life in adults aged 55 years or older：results from the SU. VI. MAX 2 cohort ［J］. Plos One, 11 （12）：e0169282.

WALLACE R, WALLACE D, 1990. Origins of public health collapse in New York City：the dynamics of planned shrinkage, contagious urban decay and social disintegration ［J］. Bulletin New York academic medicine, 66 （5）：391 -434.

WANG H H, WANG J J, WONG S Y, et al., 2014. Epidemiology of multi-morbidity in China and implications for the healthcare system：cross-sectional survey among 162,464 community household residents in southern China ［J］. BMC medicine, 12 （1）：188.

WANG Y, CHANG F S, LI X H, et al., 2011. To eliminate the phenome-non of "seeing a doctor is expensive" and misgivings of the public ［J］. Chinese Health Research, 1：16-17.

WANG Z H, ZHAI F Y, DU S F, et al., 2008. Dynamic shifts in Chinese eating behaviors ［J］. Asia pacific journal of clinical nutrition, 17 （1）：123-130.

WEIDNER G, 2001. Cardiovascular relativity to mental stress in the stock-holm female coronary risk study ［J］. Psychosomatic medicine, 63 （6）：917.

WEN M, CAGNEY K C, CHRISTAKIS N A, 2005. Effect of specific as-pects of community social environment on the mortality of individuals diagnosed with serious illness ［J］. Social science & medicine, 61：1119-1134.

WEN M, GU D N, 2011. The effects of childhood, adult, and community socioeconomic conditions on health and mortality among older adults in China ［J］. Demography, 48 （1）：153-181.

WEN M, HAWKLEY L C, CACIOPPO J T, 2006. Objective and perceived neighborhood environment, individual SES and psychosocial factors, and self-rated health: an analysis of older adults in Cook County, Illinois [J]. Social science & medicine, 63: 2575-2590.

WEN M, ZHANG X, 2009. The contextual effects of the built and the social environment neighborhoods on physical activity: a multilevel study in Chicago [J]. American journal of promotion, 99: 885-892.

WEST P, 1991. Rethinking the health selection explanation for health inequalities [J]. Social science & medicine, 32 (4): 373-384.

WHITE H L, O'CAMPO P, MOINEDDIN R, et al., 2013. Modeling the cumulative effects of social exposures on health: moving beyond disease-specific models [J]. International journal of environmental research and public health, 10: 1186-1201.

WILLADSEN T G, BEBE A, KØSTER-RASMUSSEN R, et al., 2016. The role of diseases, risk factors and symptoms in the definition of multimorbidity-a systematic review [J]. Scandinavian journal of primary health care, 34 (2): 112-121.

WINKLEBY M, JATULIS D, FRANK E, et al., 1992. Socioeconomic status and health: how education, income and occupation contribute to risk factors for cardiovascular disease [J]. American journal of public health, 82: 816-820.

World Health Organization, 2012. Rio Political Declaration at the World Conference on Social Determinants of Health [EB/OL]. (2012-10-21) [2020-08-05]. https: //www. who. int/sdhconference/declaration/en/.

World Health Organization, 2002. The world health report 2002: risk to health [R]. Geneva: WHO: 3-6.

World Health Organization, 2003. The world health report 2003-shaping the future [R]. Geneva: WHO: 1.

World Health Organization, 1997. Tobacco or health: a global status report [R]. Geneva: WHO.

World Health Organization, 2015. World report on aging and health 2015 [R]. Geneva: WHO.

WYKE S, CAMPBELL G, MCLVER S, 1992. The provision of primary care services in a working class and middle class locality in Glasgow [J]. British journal of general practice, 42: 271-275.

XIE S, HUBBARD R A, HIMES B E, 2020. Neighborhood-level measures of socioeconomic status are more correlated with individual-level measures in urban areas compared to less urban areas [J]. Annals of epidemiology, 43: 37-43.

YANG C, 2006. Evaluating latent class analysis in qualitative phenotype identification [J]. Computational statistics & data analysis, 50: 1090-1104.

YANG G, WANG Y, ZENG Y, et al., 2013. Rapid health transition in China, 1990-2010: findings from the Global Burden of Disease Study [J]. Lancet, 381 (9882): 1987-2015.

YANG Y, 2008. Trends in U.S. adult chronic disease mortality, 1960-1999: age, period, and cohort variations [J]. Demography, 45: 387-416.

YAO L, ROBERT S A, 2008. The contributions of race, individual socioeconomic status, and neighborhood socioeconomic context on the self-rated health trajectories and mortality of older adults [J]. Research on aging, 30: 251-273.

YEN I H, KAPLAN G, 1999. Neighborhood social environment and risk of death: multilevel evidence from the Alameda County study [J]. American journal of epidemiology, 149 (10): 898-907.

YEN I H, MICHAEL Y L, PERDUE L, 2009. Neighborhood environment in studies of health of older adults: a systematic review [J]. American journal of preventive medicine, 37 (5): 455-463.

YEN I H, MOSS N, 1991a. Unbundling education: a critical discussion of what education confers and how it lowers risk for disease and death [J]. Annals of the New York Academy of Science, 896: 350-351.

ZACARÍAS-PONS L, VILALTA-FRANCH J, TURRO-GARRIGA O, et al., 2021. Multimorbidity patterns and their related characteristics in European older adults: a longitudinal perspective [J]. Archives of gerontology and geriatrics, 95: 104428.

ZHAI F Y, WANG H J, DU S F, et al., 2009. Prospective study on nutrition transition in China [J]. Nutrition reviews, 67 (suppl. 1): S56-S61.

ZHANG Y, ZHOU L, LIU S, et al., 2020. Prevalence, correlates and outcomes of multimorbidity among the middle-aged and elderly: findings from the

China Health and Retirement Longitudinal Study [J]. Archives of gerontology and geriatrics, 90: 104135.

ZOU S Y, WANG Z C, BHURA M, et al., 2020. Prevalence and associated socioeconomic factors of multimorbidity in 10 regions of China: an analysis of 0.5 million adults [J]. Journal of Public Health: 1-15.

附　录

附录 A　社会经济地位对老年人就医行为影响的回归分析

表 A1　社会经济地位对老年人是否进行常规体检
和拥有医疗保险的 Logistic 回归分析结果（$N = 7049$）

变量	是否进行常规体检（否＝0）		是否拥有医疗保险（否＝0）
受教育水平(文盲＝0)			
小学	1.354(0.129)**	1.346(0.128)**	1.310(0.178)*
初中及以上	1.791(0.240)***	1.759(0.236)***	2.714(0.676)***
第一份工作(农民＝0)			
政府/事业单位	1.450(0.276)	1.449(0.277)	1.067(0.325)
企业/机构	1.249(0.221)	1.247(0.220)	1.077(0.294)
个体户/其他	1.049(0.158)	1.072(0.162)	0.523(0.109)**
收入水平(低收入＝0)			
中低收入	1.085(0.105)	1.082(0.104)	1.150(0.214)
中高收入	1.132(0.119)	1.134(0.119)	0.987(0.188)
高收入	1.421(0.176)**	1.411(0.174)**	1.405(0.331)
医疗保险(否＝0)		1.436(0.178)**	

注：① *** $p < 0.001$，** $p < 0.01$，* $p < 0.05$；②模型中控制年龄、性别、城乡、是否有配偶；③表中系数为 OR（odds ratio），即优势比，括号中数据为稳健标准误（Robust S. E.）。

社会经济地位影响下中国老年人口的健康变迁——基于共患疾病的视角

附录 B 社会经济地位对老年人是否患有慢性疾病影响的回归分析

表 B1 社会经济地位对老年人是否患有慢性疾病

影响的 Logistic 回归分析结果（$N = 7\ 049$）

变量	模型一	模型二	模型三	模型四	模型五	模型六
受教育水平（文盲＝0）						
小学		1.220*			1.188*	1.147
		(0.106)			(0.101)	(0.099)
初中及以上		1.299*			1.102	1.026
		(0.157)			(0.134)	(0.128)
第一份工作（农民＝0）						
政府/事业单位			1.526**		1.444*	1.400*
			(0.218)		(0.219)	(0.215)
企业/机构			1.292		1.208	1.171
			(0.185)		(0.179)	(0.169)
个体户/其他			0.985		0.975	0.972
			(0.124)		(0.119)	(0.119)
收入水平（低收入＝0）						
中低收入				1.085	1.091	1.075
				(0.100)	(0.099)	(0.100)
中高收入				1.091	1.070	1.054
				(0.105)	(0.102)	(0.100)
高收入				1.304*	1.200	1.153
				(0.145)	(0.137)	(0.133)
控制变量						
年龄	1.037**	1.040**	1.033*	1.037**	1.036**	1.030*
	(0.013)	(0.013)	(0.013)	(0.013)	(0.013)	(0.013)
年龄^2	0.999**	0.999**	0.999*	0.999**	0.999*	0.999*
	(0.001)	(0.001)	(0.001)	(0.001)	(0.001)	(0.001)
男性（女性＝0）	0.847**	0.783***	0.822**	0.841**	0.783***	0.792***
	(0.052)	(0.054)	(0.051)	(0.052)	(0.054)	(0.055)
有配偶（无＝0）	1.189	1.175	1.172	1.175	1.158	1.115
	(0.119)	(0.119)	(0.117)	(0.117)	(0.116)	(0.112)
城镇（农村＝0）	1.155	1.091	1.035	1.069	0.992	1.008
	(0.104)	(0.109)	(0.105)	(0.102)	(0.106)	(0.108)

变量	模型一	模型二	模型三	模型四	模型五	模型六
常规体检（无=0）						1.423***
						(0.106)
医疗保险（无=0）						1.375*
						(0.182)
常数项	2.379***	2.162***	2.441***	2.215***	2.122***	1.415*
	(0.272)	(0.258)	(0.279)	(0.282)	(0.282)	(0.240)

注：①年龄以60岁为基准进行对中处理；②*** $p<0.001$，** $p<0.01$，* $p<0.05$；③表中系数为OR（odds ratio），即优势比；括号中数据为稳健标准误（Robust S. E.）。

附录 C 多重插补法下社会经济地位对慢性疾病数量影响的中介效应检验

表 C1 社会经济地位对慢性疾病数量影响的生物中介效应检验

作用类型 & 具体路径		标准化中介效应估计值（标准误）	95%置信区间
直接作用	社会经济地位→慢病数量	0.169（0.030）***	[0.109, 0.228]
间接作用	社会经济地位→AL 指数→慢病数量	−0.021（0.008）*	[−0.038, −0.005]
总作用	社会经济地位→慢病数量	0.147（0.030）***	[0.089, 0.206]

注：①*** $p<0.001$，** $p<0.01$，* $p<0.05$；②模型中控制了年龄、性别、城乡、是否有配偶、是否常规体检以及是否有医疗保险变量；③ $N=7\,049$。

表 C2 社会经济地位对慢性疾病数量影响的社会和生物多重中介效应检验

作用类型 & 具体路径		标准化中介效应估计值（标准误）	95%置信区间
直接作用	社会经济地位→慢病数量	0.332（0.042）***	[0.134, 0.232]
间接作用	社会经济地位→居住条件→慢病数量	−0.061（0.013）***	[−0.048, −0.020]
	社会经济地位→非健康行为→慢病数量	0.002（0.001）	[0.000, 0.003]
	社会经济地位→抑郁得分→慢病数量	−0.109（0.012）***	[−0.075, −0.046]
	社会经济地位→居住条件→AL 指数→慢病数量	0.000（0.002）	[−0.002, 0.002]
	社会经济地位→非健康行为→AL 指数→慢病数量	0.000（0.000）	[0.000, 0.000]
	社会经济地位→抑郁得分→AL 指数→慢病数量	−0.003（0.001）***	[−0.003, −0.001]
	总间接作用	−0.153（0.022）***	[−0.118, −0.071]
总作用	社会经济地位→慢病数量	0.155（0.033）***	[0.052, 0.126]

注：①*** $p<0.001$，** $p<0.01$，* $p<0.05$；②模型中控制了年龄、性别、城乡、是否有配偶、是否常规体检以及是否有医疗保险变量；③ $N=7\,049$。

附录 D 中介机制示意图集合

表 D1 个体社会经济地位影响患慢性疾病数量的社会
和生物中介机制示意图集合

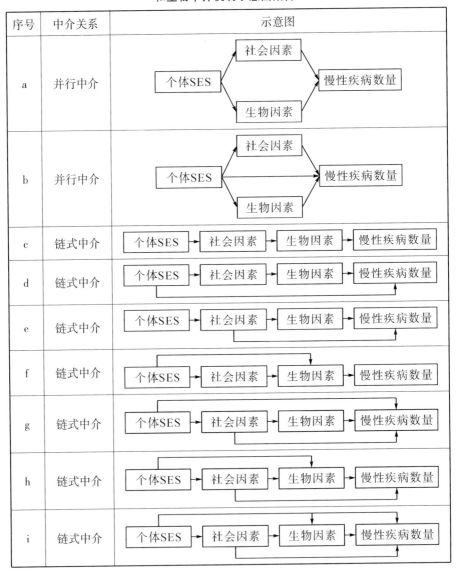

序号	中介关系	示意图
a	并行中介	个体SES → 社会因素 → 慢性疾病数量；个体SES → 生物因素 → 慢性疾病数量
b	并行中介	个体SES → 社会因素 → 慢性疾病数量；个体SES → 生物因素 → 慢性疾病数量
c	链式中介	个体SES → 社会因素 → 生物因素 → 慢性疾病数量
d	链式中介	个体SES → 社会因素 → 生物因素 → 慢性疾病数量
e	链式中介	个体SES → 社会因素 → 生物因素 → 慢性疾病数量
f	链式中介	个体SES → 社会因素 → 生物因素 → 慢性疾病数量
g	链式中介	个体SES → 社会因素 → 生物因素 → 慢性疾病数量
h	链式中介	个体SES → 社会因素 → 生物因素 → 慢性疾病数量
i	链式中介	个体SES → 社会因素 → 生物因素 → 慢性疾病数量

附录 E 多重中介效应分析中结构方程模型拟合情况

表 E1 多重中介效应分析中结构方程模型拟合情况表

		SRMR	GFI	RMSEA	OFV for WLSE
仅社会中介效应		0.112	—	—	2.576
仅生物中介效应	FIML	0.137	—	2.871	—
	多重插补	0.137	0.867	0.062	—
社会＆生物中介效应	FIML	0.103	—	—	3.653
	多重插补	0.103	0.913	0.057	—

注：FIML 为全信息最大似然法（full information maximum likelihood），SRMR 为标准化残差均方根（standardized root mean-square residual），OFV for WLSE 为加权最小二乘估计的最优函数值（optimum function value for weighted least-squares estimator），GFI 为拟合优度指数（goodness-of-fit index），RMSEA 为近似误差均方根（root mean square error of approximation）。